# 瘙 痒

## 临床实践中的治疗与管理

主　编　［波］贾切克·塞皮托夫斯基
　　　　［德］艾尔克·魏斯哈尔

主　译　伍冠一　陈　曦　唐宗湘

U0380233

东南大学出版社
SOUTHEAST UNIVERSITY PRESS
·南京·

**图书在版编目(CIP)数据**

瘙痒：临床实践中的治疗与管理 /（波）贾切克·塞皮托夫斯基(Jacek. Szepietowski)，（德）艾尔克·魏斯哈尔(Elke. Weisshaar) 主编；伍冠一，陈曦，唐宗湘主译. — 南京：东南大学出版社，2022.5
书名原文：Itch-Management in Clinical Practice
ISBN 978 - 7 - 5641 - 9885 - 5

Ⅰ. ①瘙… Ⅱ. ①贾… ②艾… ③伍… ④陈… ⑤唐… Ⅲ. ①瘙痒-治疗 Ⅳ. ①R758.305

中国版本图书馆 CIP 数据核字(2021)第 254590 号

图字：10 - 2021 - 530 号

**责任编辑**：郭 吉 夏莉莉 **责任校对**：子雪莲 **封面设计**：王 玥 **责任印制**：周荣虎

**瘙痒：临床实践中的治疗与管理**
Saoyang：Linchuang Shijian Zhong De Zhiliao Yu Guanli

| | |
|---|---|
| **主 译** | 伍冠一 陈 曦 唐宗湘 |
| **出版发行** | 东南大学出版社 |
| **社 址** | 南京四牌楼 2 号 邮编：210096 电话：025 - 83793330 |
| **网 址** | http://www. seupress. com |
| **电子邮件** | press@seupress. com |
| **经 销** | 全国各地新华书店 |
| **印 刷** | 南京玉河印刷厂 |
| **开 本** | 787 mm×1 092 mm 1/16 |
| **印 张** | 14 |
| **字 数** | 345 千字 |
| **版 次** | 2022 年 5 月第 1 版 |
| **印 次** | 2022 年 5 月第 1 次印刷 |
| **书 号** | ISBN 978 - 7 - 5641 - 9885 - 5 |
| **定 价** | 62.00 元 |

\* 本社图书若有印装质量问题，请直接与营销部调换。电话(传真)：025 - 83791830。

# 本书翻译人员

**主　译**　伍冠一　陈　曦　唐宗湘

**参　译**　陈永欣　黄德伦　韩丝银　梁坚强

　　　　　李康良　马　静　马远征　侍　昊

　　　　　王长明　王中立　于　光　杨　雁

　　　　　杨妞妞　袁晓琳　朱　婵　钟　静

# 序　言

　　瘙痒是一种非常常见的症状,常见于皮肤学和其他医学领域,包括内科、心身医学、神经病学和肿瘤学等。对于瘙痒研究而言,尽管数百年来一直处于停滞状态,但在过去的 15 年里,瘙痒研究人员可以自豪地宣称瘙痒的研究已经取得了长足的进步。研究者在急性和慢性瘙痒的临床研究中获得了大量知识和研究成果。也因为如此,瘙痒研究领域出版了多部相关的著作。这些著作不仅可读性强,还大大促进瘙痒研究从业人员的交流。

　　本书的主要目标是关注慢性瘙痒是如何进行治疗与管理的,尤其在皮肤科,这也是一个日常临床实践中常常需要面对的重要问题。其他瘙痒的书籍更多地关注瘙痒的实验研究进展以及如何进行诊断,例如关注瘙痒新的受体,神经影像学、细胞因子、趋化因子等(都是瘙痒研究很重要的内容),但是本书与它们不同,主要关注不同条件下(例如特殊的年龄段、身体特别区域和特定的疾病等)瘙痒的治疗与管理。通过本书,我们希望总结一下最近在瘙痒治疗与管理方面的研究进展与相关知识。很多正在接受专业训练的皮肤科医生非常希望了解治疗瘙痒的各种方法,包括局部治疗以及全身性治疗,本书也会对他们有所帮助。我们必须提醒各位读者,对于瘙痒这种非常顽固容易反复的症状,在大多数的病例中,都是多种手段方法联合进行治疗,例如局部,或者全身性药物治疗,以及光疗等。此外,瘙痒的心理因素也应该考虑。我们的目标就是让读者读了此书后意识到,治疗与管理慢性瘙痒应该是一种可变的、多种手段多种方法综合运用的策略,其中不仅包含皮肤学科的专业知识,而且也有和其他不同学科的合作。

我们十分感谢为本书作出贡献的所有专家与教授。没有这些身处世界各地的专家和朋友的努力和帮助,也不会有这本书。我们还要感谢豪斯曼夫人(Frau Hausmann)、布劳恩夫人(Frau Braun)以及卡格·弗拉格(Karger Verlag),感谢她们一直以来对本书的出版给予的长期而又迅速的支持。此外,还要特别感谢我们所有的瘙痒患者,是他们与我们分享了关于瘙痒的病史、疾病和痛苦的经历,这让我们有机会积累关于瘙痒的丰富经验和知识。但愿这本书能启发和帮助读者找到治疗瘙痒最好的方法。

Jacek C. Szepietowski,Wrocław
Elke Weisshaar,Heidelberg

(伍冠一　唐宗湘　译)

# 目  录

# 第 1 章 瘙痒的分类

Sonja Ständer

Department of Dermatology and Center for Chronic Pruritus,
University Hospital Münster, Münster, Germany

**摘要** 慢性瘙痒的种类繁多、表现形式多样。不仅正常的皮肤会出现慢性瘙痒症状(瘙痒研究国际论坛 IFSI 的分类标准第Ⅱ类),各种皮肤病也可能伴随慢性瘙痒症状(IFSI 分类标准第Ⅰ类)。当人或者动物产生痒觉就会本能地引起抓挠反射,抓挠如果造成皮肤足够的损伤,就会导致临床的主要症状发生变化;另一类慢性瘙痒的临床表现就是由慢性抓挠损伤继发性发展引起的(IFSI 分类标准第Ⅲ类)。IFSI 构建了一套国际认可的、标准化的瘙痒分类系统。这一分类系统不仅帮助厘清瘙痒相关的术语与定义,而且统一全球不同地区对瘙痒的命名。

## 引言

慢性瘙痒(Chronic pruritus)被定义为一种持续 6 周以上甚至更长时间的不愉快感觉。作为一种日常医疗实践中常见的症状,慢性瘙痒现在已经被认为是一种跨专科的症状,因此需要有区别地进行诊断与治疗。在深入诊断之前,医生必须意识到每一位病人的慢性瘙痒的状况都是不一样的,很多疾病都可能导致瘙痒。但是,在临床上,如果慢性瘙痒没有分类,那么在进一步诊断的时候,就会可能因为过于详尽的诊断而耗费过多的时间。临床上相同的瘙痒类别是可以通过皮肤病学检查进行确定的。虽然诊断皮肤病源性的瘙痒并不困难,但是,一些普通的瘙痒、皮肤没有损伤的瘙痒以及慢性抓挠损伤继发引起的瘙痒可能并不能很好地反映潜在的真正疾病。因此,这些疾病可能需要特殊的实验方法进行检测或者影像学检查。为了帮助准确诊断慢性瘙痒以及促进同行的交流,瘙痒研究国际论坛(IFSI)在2007 年成立,该论坛构建了一套临床瘙痒分类系统。此外,为了纠正一些陈旧的术语以及常用术语在应用中的错误或者混乱,该论坛重新定义了瘙痒相关的术语。

## 1 瘙痒的临床分类:按照临床特征分类

为了区分瘙痒有没有伴随原发性或者继发性皮肤损伤,瘙痒分类系统主要注重病人的临床表现。瘙痒分类系统的第一部分内容是根据病人的皮肤现状以及瘙痒病史,将瘙痒分成三个类别。

第一类别(IFSI 第Ⅰ类):皮肤疾病引起的瘙痒

这一类别的特征是患者患有瘙痒性的皮肤病,包括炎症、感染、自身免疫类皮肤病、基因相关的皮肤病、皮疹性的药物不良反应、孕期皮肤病、皮肤淋巴瘤等。这些疾病都会导致特殊的皮肤病变。

第二类别(IFSI 第Ⅱ类):非皮肤疾病引起的瘙痒

这一类别的瘙痒都是因特殊病因引发系统性疾病所引起的。这些疾病包括内分泌和代谢紊乱疾病、血液和淋巴增生疾病、感染、实体肿瘤、精神疾病、药物引起的瘙痒以及神经性疾病。曾经有一个术语"病因不明的瘙痒"（Pruritus sine materia）用来描述这一类别，但是由于不同研究者混乱地使用因此很快被停止使用。

第三类别（IFSI 第Ⅲ类）：慢性抓挠损伤引起的瘙痒

这一类别最典型的代表就是结节性痒疹（Prurigo nodularis）以及神经性皮炎（慢性单纯性苔藓，Lichen simplex chronicus）。慢性瘙痒会引起掐、摩擦、抓挠等机械性反应。这一类别的特征就是持续的抓挠并导致皮肤损伤。严重的皮肤损伤包括表皮脱落、丘疹和结节、苔藓样变和结痂。甚至，皮肤损伤愈合后，皮肤会出现萎缩性疤痕和色素异常沉着。此外，在慢性瘙痒的不同阶段可能会有多种损伤同时出现。造成这种状况的潜在原因可能是系统性疾病或者皮肤病。很多这一类别的慢性瘙痒患者长期遭受瘙痒的痛苦困扰，皮肤也很难再恢复到原来的状态。

## 2　瘙痒临床分类：按照潜在疾病分类

在进行初步临床检查之后，我们可以通过进一步的实验室检查和放射学检查帮助查明任何潜在的瘙痒性疾病。在这种诊断的过程中，为了提供一套鉴别诊断方法，我们建议按照以下疾病分类方式进行分类（表 1.1）：第一类，皮肤性疾病类；第二类，全身性疾病类，包括肝、肾、血液以及药物引起的瘙痒；第三类，神经性疾病类；第四类，心理性/身心性疾病类。有一些病人的瘙痒可能是因为多种疾病造成，所以第五类是混合性疾病[例如干皮症（Xerosis），肾病]。还有，第六类，由于引起瘙痒的疾病不能确诊，我们把这类尚不清楚病因的类别称为其他类。这些疾病（不包含单一疾病）引起慢性瘙痒的流行病学数据目前非常缺乏，而来自经验的数据则大多数过分地强调被高估的瘙痒病人患病率。因此，目前还没有关于瘙痒症的流行情况与患病率的精确数据。

表 1.1　按照潜在疾病分类[1]

| 分类 | 疾病 |
| --- | --- |
| Ⅰ. 皮肤性 | 皮肤病，例如银屑病、干皮症、特应性皮炎、疥疮、荨麻疹 |
| Ⅱ. 全身性 | 全身性疾病，包括肝（如原发性胆汁性肝硬化）、肾（如慢性肾衰）、血液（如霍奇金病）和某些药物造成 |
| Ⅲ. 神经性 | 中枢或外周神经系统的疾病或紊乱，例如神经损伤、神经压迫、神经异常刺激 |
| Ⅳ. 心理性/身心性 | 与心理性、精神性或者身心疾病相关的瘙痒 |
| Ⅴ. 混合性 | 多种疾病共同作用或者同时作用造成的瘙痒 |
| Ⅵ. 其他 | 瘙痒起源未知 |

## 3　瘙痒通用名词释义

IFSI 会定期讨论并重新定义瘙痒的名词[1-2]。下列是对一些名词和概念的重新修订：

- "瘙痒"（Pruritus）被描述为急性（持续 6 周之内）以及慢性（持续 6 周以上）两种。
- 一般情况下，痒觉（Itch）和瘙痒（Pruritus）两个通用，属于同义词。

## 4　与瘙痒起源相关的术语[1]

- 特应性瘙痒(Atopic pruritus):特应性皮炎导致的瘙痒。
- 糖尿病瘙痒(Diabetogenic pruritus):1 型或者 2 型糖尿病引起的瘙痒。
- 肝病瘙痒(Hepatic pruritus)以及胆汁淤积性瘙痒(Cholestatic pruritus):肝脏疾病引起的瘙痒。
- 神经病理性瘙痒(Neuropathic pruritus):指因神经纤维末梢损伤引起的瘙痒。比如肱桡肌瘙痒和感觉异常性背部疼痛引起的瘙痒。
- 副肿瘤性瘙痒(Paraneoplastic pruritus):恶性肿瘤疾病造成的瘙痒。
- 不知病因或者病因不明确的瘙痒(Pruritus of unknown origin and pruritus of undetermined origin):这两个术语描述不知病因的慢性瘙痒患者。这两个术语也可以交互使用,可以用来描述:还没有诊断的患者或者发病史是没有病因的患者,或者是诊断不出瘙痒病因的患者。病因不明瘙痒(Pruritus sine materia)是一个容易造成混乱的术语,最初在应用它的时候是与不相关的条件相联系的(例如全身性疾病瘙痒,非皮肤病瘙痒),因此,最好避免使用这个术语。
- 老年性瘙痒(Senile pruritus):这个术语可以替换高龄瘙痒、老人瘙痒。
- 身心性瘙痒(Somatoform pruritus):这个术语用来分辨身心性的瘙痒还是精神性的瘙痒。
- 尿毒症瘙痒(Uremic pruritus)、慢性肾脏疾病相关的慢性瘙痒症(Chronic pruritus associatedwith CKD)和肾源性瘙痒(Nephrogenic itch)可用于鉴别与区分慢性肾衰竭过程中的瘙痒。

## 5　与瘙痒促发因子相关的术语

- 触觉异常瘙痒(Alloknesis):常规非致痒物质刺激引起的瘙痒(比如棉签轻微划过诱发的瘙痒)。
- 触觉超敏瘙痒(Hyperknesis):常规非致痒物质刺激引起的强烈瘙痒(比如针刺引起的感觉)。
- 水源性瘙痒(Aquagenic):接触水造成的瘙痒。
- 水源性痛觉异常(Aquadynia):接触水引起的疼痛与瘙痒。

## 6　瘙痒的神经生理学分类

2003 年,Twycross 等提出了基于神经生理学的瘙痒分类系统[3]。根据瘙痒的起源分为以下几类:

- 神经源性瘙痒(Neurogenic itch):这种瘙痒是指中枢神经系统中某些物质引起的瘙痒,与神经损伤无关。
- 神经病理性瘙痒(Neuropathic itch):这一类瘙痒包括痒觉神经元疾病或者神经损伤造成的瘙痒。
- 痒觉感受性瘙痒(Pruritoceptive itch):致痒物质激活痒觉神经末梢造成的瘙痒。
- 心因性瘙痒(Psychogenic itch):这类包含身心异常或者纯心理性造成的瘙痒。

　　这种分类系统的重要性不仅体现在它对神经生物学研究的意义,更重要的是它被用来描述瘙痒的神经解剖学机制。尽管这样,在临床上这个分类系统还是不提倡应用,因为很多疾病引起的瘙痒可归类到不同的分类里面,容易造成混乱而不好进行诊断治疗,比如特应性皮炎和胆汁淤积引起的瘙痒等。

（伍冠一　译,陈曦　校）

**参考文献**

［1］Ständer S, Weisshaar E, Mettang T, Szepietowski J C, Carstens E, Ikoma A, et al: Clinical classification of itch: a position paper of the International Forum for the Study of Itch. Acta Derm Venereol 2007;87:291 - 294.

［2］Weisshaar E, Szepietowski J C, Darsow U, Misery L, Wallengren J, Mettang T, et al: European guideline on chronic pruritus. Acta Derm Venereol 2012;92:563 - 581.

［3］Twycross R, Greaves M W, Handwerker H, Jones E A, Libretto S E, Szepietowski J C, et al: Itch: scratching more than the surface. QJM 2003;96:7 - 26.

# 第 2 章　瘙痒的流行病学

Elke Weisshaar

Department of Clinical Social Medicine, Occupational and Environmental Dermatology,
Heidelberg University Hospital, Ruprecht Karls University, Heidelberg, Germany

**摘要**　流行病学是一门研究疾病患病率以及危险因素与人群之间关系的学科。临床发病的人群具有高度选择性,并且取决于人群对症状严重程度的感知能力以及获得健康保健服务的水平。评估某种疾病在特定人群以及社区发病的情况是健康计划的重要目标,也是理解疾病与危险因素之间关系的重要手段。瘙痒是一个最明确且常见的皮肤症状,它可见于急性或者慢性皮肤疾病以及晚期肾病、胆汁淤积、血液病、神经疾病或者心理疾病等。病因的多样性导致瘙痒流行病学的研究在很长一段时间内被忽视。最近,欧洲的一项研究表明皮肤病患者瘙痒患病率为 54.4%。急性瘙痒在普通人群的患病率为 8.4%,慢性瘙痒患病率为 13.5%。然而对于这种持续时间较长而且反复发作的症状而言,我们应考虑不同时间长度的患病率情况(某个时间点,12 个月,终生)。普通人群终生慢性瘙痒的患病率为 22%,也就是超过 1/5 的人在其一生当中都有慢性瘙痒发病的经历。这提示我们,在这一领域的研究不应只停留在患者身上。本章将简要总结瘙痒在普通人群以及某些疾病人群中流行病学的一些研究进展与主要的研究结果。

## 引言

　　皮肤流行病学(Dermatoepidemiology)是皮肤学研究中新的且具有重要前景的领域。尽管瘙痒是皮肤最常见的症状,但是过往皮肤瘙痒的流行病学研究却一直被人们所忽视,真正针对瘙痒流行病学的研究数量极其有限。瘙痒的患病率以及原因很大程度上取决于年龄、种族、个性、基础疾病以及所在地区的健康医疗保健系统[1]。此外,尽管有不错的诊断方法,但是慢性瘙痒(大于 6 周)可能是多因素造成的,或者虽经过严谨的诊断但是依然无法判断病因[1]。由于方法学上存在差异以及缺乏评价的统一标准,因此目前依然很难去比较不同研究的研究结果。然而,测量慢性瘙痒患病率的调查问卷已经被研究者设计出来,并对其进行了评估与改进,与此同时,它已经在基于人群的许多研究中应用[2-7]。对于瘙痒这种经常复发的病症,我们要重点考虑不同时间长度,如某个时间点(当下的瘙痒)、12 个月、终生(瘙痒出现在人一生中)的患病率。在过去的数年里,瘙痒流行病学不断有新的研究涌现。越来越多的研究表明:瘙痒是一种具有高患病率的疾病或症状[6-22]。

## 1　普通人群的瘙痒

　　挪威奥斯陆一项始于 2004 年的瘙痒患病率调查研究报道,在包括男性与女性的 40 888 个成年人中,急性瘙痒(小于 6 周)的患病率为 8.4%[9]。这项研究指出,瘙痒发病的人群主要是年轻人,以及低收入人群[9]。研究还认为瘙痒是皮肤出现的各种症状中最常见的症状。青少年瘙痒的患病率为 8.8%,造成青少年瘙痒最主要的原因是精神压力和湿疹[10]。

此外,一项皮肤癌症检测项目披露,在 11 730 个皮肤癌症调查志愿者中,有 16.7% 的患者也患有慢性瘙痒(大于 6 周)[16]。而在德国海德堡,用之前验证过的调查问卷对普通人群进行瘙痒患病率调查研究显示(n=2 540),仅在调查期间发病的患病率是 13.5%,12 个月内出现过瘙痒的患病率是 16.4%,终生都受到慢性瘙痒困扰的患病率是 22%。随后,德国也进行了后续的研究,12 个月内出现慢性瘙痒的患病率是 7%,终生的患病率是 25.5%。在这项研究中,女性的患病率要比男性高,但是仅仅在终生的患病率上存在性别显著性差异。在 12 个月的患病率的调查中,虽然女性的患病率要比男性高,但是没有显著性差异[5]。

## 2  皮肤病瘙痒

欧洲 13 个国家曾联合在皮肤临床门诊对皮肤病患者的皮肤状况进行一项大型的调查,在 4 994 个样本中,皮肤病患者瘙痒患病率是 54.4%,普通人群仅为 8%。痒疹患者的瘙痒程度最为强烈(7.4±2.3)[11]。德国针对瘙痒发病持续一周时间的患病率进行了调查,结果显示患病率为 36.2%(其中 87.6% 的人患有慢性瘙痒)[15]。

目前,没有关于儿童瘙痒患病率的流行病学调查。但是,西方国家的儿童瘙痒主要是由特应性皮炎引起的。特应性皮炎是儿童最常见的皮肤病之一,它的患病率可以作为瘙痒患病率的参考。在特应性皮炎发病比较严重的国家,患病率存在一定差异,例如日本、美国、丹麦等患病率在 17%～29%,而在坦桑尼亚的患病率是 7%。上述研究也说明世界各地的儿童瘙痒患病率也不尽相同[1]。

大约 18% 的孕妇声称她们在怀孕过程中曾经出现瘙痒症状,瘙痒也被认为是妊娠过程中出现的最主要的皮肤症状[1]。妊娠过程中,与皮肤病相关或者不相关的瘙痒患病率目前还没有任何的研究报道。妊娠过程中的瘙痒主要与皮肤病相关,特应性皮炎是妊娠过程中最常见的皮肤病[23]。法国一项针对 3 192 名妊娠妇女的前瞻性研究显示,大约 1.6% 的孕妇有过瘙痒,这些妇女在妊娠过程中大多患有妊娠特有的皮肤疾病[24]。印度对 500 名妊娠妇女的调查发现,瘙痒患病率大约是 4.6%。除了 4 例以外,其他妊娠妇女都患有妊娠特有的皮肤疾病[25]。在智利,孕妇的胆汁淤积患病率比较高,这可能与民族的易感性与饮食习惯有关。智利的妇女妊娠瘙痒患病率大约为 13.2%,妊娠胆汁淤积性黄疸大约为 2.4%[26]。

美国银屑病基金会通过调查问卷调查了 17 000 多名银屑病患者,79% 的受访者个人经验认为瘙痒在银屑病最主要的症状中排第二位[27]。新加坡对 101 名银屑病患者进行调查,84% 的患者认为患病时出现全身性瘙痒,77% 的患者认为每天都会发生瘙痒[21]。银屑病瘙痒过去往往被低估,主要基于瘙痒频率与其他皮肤病相比没有那么严重。此外,银屑病患者都比较低调,但是,万幸的是银屑病瘙痒已经成为这个研究领域的热点[28]。

13.8%～70% 的患有痤疮的青少年(在痤疮发作的急性期中)存在瘙痒。研究表明痤疮的严重程度与瘙痒有直接的关系。严重的痤疮患者瘙痒的患病率会增加[29-31]。

土耳其一项研究对 4 099 位老人进行了调查,发现其中 11.5% 患有瘙痒症,瘙痒症是老人皮肤病中排在第一位的疾病。女性(12%)患病率要比男性高(11.2%)[20]。如果考虑年龄因素的话,大于 85 岁的老人患病率较高。如果考虑季节因素,瘙痒是在各个季节都发生的常见的五个疾病之一,但是在冬天(12.8%)和秋天(12.7%)发病更频繁[18,20]。在泰国,瘙痒性疾病也是常见的疾病(41%),其中针对 149 位老人的统计发现,干皮症(研究者认为是一种老年性瘙痒疾病)的患病率为 38%[32]。最近,西班牙的一项针对慢性瘙痒的调查表明

($n = 301$),25%的老人伴有老年瘙痒[18]。在慢性瘙痒的患者中,69%的患者有干皮的症状,28%的患者患有与瘙痒相关的其他皮肤疾病。老年人慢性瘙痒大多与干皮症、糖尿病以及静脉功能不全有显著的相关性。但是,我们仍需要针对老年瘙痒的流行病学进行调查研究,为确定瘙痒高发与老年人的相关性提供更多证据[33]。

有研究报道皮肤瘙痒在深肤色人群中的患病率较高[34],而且不同肤色、不同民族在瘙痒患病率、临床特征以及痒觉通路存在差异。虽然目前的知识很难解释这种差异,但是研究认为认知、文化以及生活方式都可能对其产生影响[34-35]。例如目前还没有任何关于非洲国家乌干达的瘙痒流行病研究数据,但是我们可以根据艾滋病患者皮肤病高患病率推测瘙痒的患病率也可能非常高。一项只有84位患者的流行病学调查发现,81%的患者因皮肤病而存在瘙痒症状,而且这些患者都没有其他潜在的系统性疾病[18]。

## 3　特殊疾病的瘙痒

不同地区的人平均寿命以及老年人群体数量的不同,导致系统性疾病瘙痒的患病率在世界各地存在巨大差异[1]。一些针对临床皮肤病患者的研究发现,系统性疾病引起的瘙痒要比皮肤疾病引起的瘙痒相对患病率要低一些,这可能与不同的比较方式有关,例如内科中就很少关注瘙痒[19],在这个领域的研究非常少,因为很少有研究关注系统性疾病导致的慢性瘙痒。

在10%~50%的瘙痒患者中,系统性疾病可能是一个潜在的病因[1,19]。8%~35%的瘙痒患者,尽管进行了深入详细的临床诊断与检查,但是仍然不能查明瘙痒病因[1]。美国的研究表明22%~30%普通瘙痒患者都有潜在的系统性疾病[1]。在德国,大约36%的瘙痒患者患有潜在的系统性疾病[19],但是,在乌干达则没有因系统性疾病而瘙痒的患者。乌干达没有这方面的相关数据,可能与乌干达的医疗保健水平弱以及人均预期寿命较短有关[19]。最近,两项重要的研究可以帮助我们加深对系统性疾病瘙痒的理解[36,37]。一项基于8 744名慢性瘙痒病患的队列研究表明:没有伴有皮肤变化的慢性瘙痒很可能是未确诊的血液肿瘤以及胆管恶性肿瘤的危险因素。研究者认为上述两种肿瘤筛查应该仅局限于血液肿瘤以及胆管恶性肿瘤中进行[36]。在丹麦,一项基于全国范围内住院和门诊病人在册数据的队列研究调查了瘙痒与癌症患病率之间的关系。一年绝对癌症风险(The 1 - year absolute cancer risk)概率是1.63%。对出现瘙痒症状的癌症患者调查发现,血液癌症以及其他实体瘤的患者发生瘙痒的概率要比预期高约13%[37],尤其是血液癌症患者,其中包括所有的霍奇金淋巴瘤患者[37]。但是,这项研究难以区分急性与慢性的瘙痒。

胆汁淤积患者100%都会瘙痒。原发性胆汁性肝硬化的患者25%~70%会出现瘙痒症状,丙肝患者出现瘙痒的比例大约是15%[1]。但是,针对肝胆疾病急性与慢性瘙痒不同的流行病学研究目前还没有。

肾病晚期的患者也常伴有慢性瘙痒,而且是一个令人比较头疼的问题。20世纪70~80年代,做血液透析的患者高达85%都会出现慢性瘙痒症状。但是,近年来这个患病的比例有所下降,这主要与血液透析的技术改进有关。根据最新的研究表明,我们应该把不同地区的差异都考虑在内[1,14,17,22],但是不同地区的比较研究相对困难,原因在于瘙痒发生时断时续起伏不定,它暴发的模式是不一样的。对于瘙痒的定义以及发病的时期,不同地区的看法也都不一致。此外,不同国家透析的质量与标准也不一样。这造成了不同地区透析患者慢性瘙痒的患病率差异巨大[1]。为了弥补上述不足,德国 GEHIS(German Epidemiological Hemodialysis Itch Study)启动了一项针对慢性瘙痒的有代表性的横断面前瞻性流行病学调查,860 名透析慢性瘙痒患者参与其中[6]。大约 25.2% 的血液透析患者曾出现过瘙痒(时点患病率)(Point prevalence),过去一年中出现瘙痒的大约占 27.2%,慢性瘙痒终生患病率是 35.2%。血液透析患者出现慢性瘙痒与患者的家庭出身、教育程度以及婚配关系不大[6],但是与年龄有重要的相关性,70 岁以下的患者出现瘙痒的概率要比 70 岁以上的患者高。患有湿疹或者干皮症的血液透析患者一年患病率、终生患病率以及时点患病率都比较高。接受血液透析开始的时间与慢性瘙痒的发病有非常显著的相关性[6]。但是,透析的质量例如 Kt/V 测量值与慢性瘙痒的发病关系不大[7]。在血液透析慢性瘙痒患者中,43% 皮肤正常,37% 有因抓挠产生的皮肤继发损伤,18.6% 有皮肤疾病[2]。GEHIS 研究还发现,遭受慢性瘙痒困扰的血液透析患者得到治疗与护理非常少,仅有 32.4% 的患者曾经接受过瘙痒治疗[2]。

糖尿病的患者也会出现瘙痒,但是这种瘙痒发病位置比较局部,常常出现在生殖器以及肛周区,妇女尤其常见。出现糖尿病瘙痒与糖尿病的控制有密切的关系[38]。很多相关的研究没有对照组,因此不能明确糖尿病的患者瘙痒发生的频率是否比正常人高。糖尿病出现外阴瘙痒的概率(18.4%)比正常人(5.6%)高。在以色列,2% 的糖尿病患者有瘙痒症状[39]。有趣的是,糖尿病与血液透析患者都会出现慢性瘙痒,但是瘙痒的患病率反而低[7],这个结果需要进一步的研究,但可以推测血液透析患者的慢性瘙痒可能是多种原因造成的。与正常肾功能的人相比较,这些原因可能扮演比较重要的角色。在西班牙裔美国中老年人中,慢性瘙痒与糖尿病也有非常密切的关系[18]。

此外,也有报告指出艾滋病病毒感染者也常常会出现慢性瘙痒。在非洲的艾滋病患者中,慢性瘙痒与结节性痒疹有密切关系[1,19]。一项在美国东南部对艾滋病患者的大范围临床调查研究显示,45% 的患者声称有瘙痒症状,而且他们认为瘙痒是最主要的一个症状之一[12]。

慢性瘙痒还可能出现在其他一些疾病中,如神经性皮肤病、强迫症、妄想症、焦虑以及抑郁症[1]。一项针对 109 位住院慢性瘙痒患者的研究表明,超过 70% 患者有精神疾病[40]。另一项研究也显示,111 名精神疾病患者中 32% 的患者会出现瘙痒症状[13]。此外,17.5% 的抑郁患者在抑郁发病期间会出现瘙痒[41]。

# 4 药物与瘙痒

药物引起的急性瘙痒往往伴随着特殊的皮肤损伤(例如荨麻疹暴发)。药物引起的慢性瘙痒则没有皮肤损伤,这可能是其他还不明确的原因造成的[42]。美国一项前瞻性的针对住院患者的调查显示,大约 5% 患者皮肤存在药物副作用,但是只有瘙痒没有皮肤损伤[43]。应用羟乙基淀粉治疗的患者中有 50% 会出现瘙痒。一些新的治疗方法,例如酪氨酸抑制等,需要注意它们的副作用之一可能就是慢性瘙痒[1,42]。根据人口统计状况,由于服用多种药物的患者越来越多,因此药物引起瘙痒的患者也会越来越多,尤其是老年人人群[42]。

(伍冠一　译,陈曦　校)

## 参考文献

[1] Weisshaar E, Dalg ard F: The epidemiology of itch: adding to the burden of skin morbidity. Acta Derm Venereol 2009; 89:339 – 350.

[2] Hayani K, Weiss M, Weisshaar E: Clinical findings and provision of care in haemodialysis patients with chronic itch: new results from the German Epidemiological Haemodialysis Itch Study. Acta Derm Venereol 2016; 96:361 – 366.

[3] Matterne U, Strassner T, Apfelbacher C J, Diepgen T L, Weisshaar E: Measuring the prevalence of chronic itch in the general population: development and validation of a questionnaire for use in large-scale studies. Acta Derm Venereol 2009; 89:250 – 256.

[4] Matterne U, Apfelbacher C J, Loerbroks A, Schwarzer T, Büttner M, Ofenloch R, Diepgen T L, Weisshaar E: Prevalence, correlates and characteristics of chronic pruritus: a population-based cross-sec tional study. Acta Derm Venereol 2011; 91:674 – 679.

[5] Matterne U, Apfelbacher C J, Vogelg sang L, Loerbroks A, Weisshaar E: Incidence and determinants of chronic pruritus: a population-based cohort study. Acta Derm Venereol 2013; 93:532 – 537.

[6] Weiss M, Mettan g T, Tschulena U, Passlick-Deetjen J, Weisshaar E: Prevalence of chronic itch and associated factors in hemodialysis patients: a representative cross-sec tional study. Acta Derm Venereol 2015; 98:816 – 821.

[7] Weisshaar E, Weiss M, Passlick-Deetjen J, Tschulena U, Maleki K, Mettang T: Laboratory and dialysis characteristics in hemodialysis patients suffering from chronic itch-results from a representative cross-sec tional study. BMC Nephrol 2015; 16:184.

[8] Dalg ard F, Svensson A, Holm JØ, Sundby J: Self-reported skin complaints: validation of a questionnaire for population surveys. Br J Dermatol 2003; 149:794 – 800.

[9] Dalg ard F, Svensson Å, Holm JØ, Sundby J: Self-reported skin morbidity in Oslo: associations itch socio-demographic factors among adults in a cross sec tional study. Br J Dermatol 2004; 151:452 – 457.

[10] Halvorsen J A, Dalg ard F, Thoresen M, Thoresen M, Bjertness E, Lien L: Itch and mental distress: a cross-sec tional study among late adolescents. Acta Derm Venereol 2009; 89:39 – 44.

[11] Halvorsen J A, Kupfer J, Dalg ard F: The prevalence and intensity of itch among dermatological patients in 13 European countries (abstract). Acta Derm Venereol 2013; 91:620 – 621.

[12] Kaushik S B, Cerci F B, Miracle J, Pokharel A, Chen S C, Chan Y H, Wilkin A, Yosipovitch G: Chronic pruritus in HIV-positive patients in the southeastern United States: its prevalence and effect on quality of life. J Am Acad Dermatol 2014; 70:659 – 664.

[13] Mazeh D, Melamed Y, Cholostoy A, Aharonovitzch V, Weizman A, Yosipovitch G: Itching in the psychiatric ward. Acta Derm Venereol 2008; 88:128 – 131.

[14] Mistik S, Utas S, Ferahbas A, Tokgoz B, Unsal G, Sahan H, Ozturk A, Utas C: An epidemiology study of patients with uremic pruritus. J Eur Acad Dermatol Venereol 2006; 20:672 – 678.

[15] Kopyciok M E, Ständer H F, Osada N, Steinke S, Ständer S: Prevalence and characteristics of pruritus: a one-week cross-sec tional study in a German dermatology practice. Acta Derm Venereol 2016; 96: 50 – 55.

[16] Ständer S, Schäfer I, Phan N Q, Blome C, Herberger K, Heigel H, Augustin M: Prevalence of chronic pruritus in Germany: results of a cross-sec tional study in a sample working population of 11, 730. Dermatology 2010; 221:229 – 235.

[17] Suse l J, Batycka-Baran A, Reich A, Szepietowski J C: Uraemic pruritus markedly affects the quality of life and depressive symptoms in haemodialysis patients with end-stage renal disease. Acta Derm

Venereol 2014;94:276 - 281.

[18] Valdes-Rodriguez R, Mollanazar N K, González-Muro J, Nattkemper L, Torres-Alvarez B, López-Esqueda F J, Chan Y H, Yosipovitch G: Itch prevalence and characteristics in a Hispanic geriatric population: a comprehensive study usin g a stan dardized itch questionnaire. Acta Derm Venereol 2015; 95:417 - 421.

[19] Weisshaar E, Apfelbacher C J, Jäger G, Zi mmermann E, Bruckner T, Diepgen T L, Golln ick H: Pruritus as a leading symptom-clinical characteristics and quality of life in German and Ugandan patients. Br J Dermatol 2006;155:957 - 964.

[20] Yalçin B, Tamer E, Toy G G, Oztaş P, Hayran M, Alli N: The prevalence of skin diseases in the elderly: analysis of 4,099 geriatric patients. Int J Dermatol 2006;45:672 - 676.

[21] Yosipovitch G, Goon A, Wee J, Chan Y H, Goh C L: The prevalence and clinical characteristics of pruritus among patients with extensive psoriasis. Br J Dermatol 2000;143:969 - 973.

[22] Zucker I, Yosipovitch G, David M, Gafter U, Boner G: Prevalence and characterization of uremic pruritus in patients undergoing hemodialysis: uremic pruritus is still a major problem for patients with end-stage renal disease. J Am Acad Dermatol 2003;49:842 - 846.

[23] Vaughan Jones S, Ambros-Rudolph C, Nelson-Piercy C: Skin disease in pregnancy. BMJ 2014; 348:g3489.

[24] Roger D, Vaillant L, Fignon A, Pierre F, Bacq Y, Brechot J F, Grangeponte M C, Lorette G: Specific pruritic dermatoses of pregnancy. A prospective study of 3,192 pregnant women. Arch Dermatol 1994;130:734 - 739.

[25] Shanmugam S, Thappa D M, Habeebullah S: Pruritus gravidarum: a clinical and laboratory study. J Dermatol 1998; 25:582 - 586.

[26] Reyes H, Gonzalez M C, Ribalta J, Aburto H, Matus C, Schra mm G, Katz R, Medina E: Prevalence or intrahepatic cholestasis of pregnancy in Chile. Ann Int Med 1978;88:487 - 493.

[27] Krueger G, Koo J, Lebwohl M, Menter A, Stern R S, Rolstad T: The impact of psoriasis on quality of life. Results of a 1998 National Psoriasis Foundation patient membership survey. Arch Dermatol 2001; 137:280 - 284.

[28] Szepietowski J C, Reich A: Pruritus in psoriasis: an update. Eur J Pain 2016;20:41 - 46.

[29] Lim Y L, Chan Y H, Yosipovitch G, Greaves M W: Pruritus is a co mmon and significant symptom of acne. J Eur Acad Dermatol Venereol 2008;22:1332 - 1336.

[30] Reich A, Trybucka K, Tracinska A, Samotij D, Jasiuk B, Srama M, Szepietowski J C Acne itch: do acne patients suffer from itching? Acta Derm Venereol 2008; 88:38 - 42.

[31] Dalg ard F, Halvorsen J A, Kwatra S G, Yosipovitch G: Acne severity and itch are associated: results from a Norwegian survey of 3775 adolescents. Br J Dermatol 2013;169:215 - 216.

[32] Thaipisuttikul Y: Pruritic skin diseases in the elderly. J Dermatol 1998;25:153 - 157.

[33] Weisshaar E, Matterne U: Epidemiology of itch; in Carstens E, Akiyama T(eds): Itch: Mechanisms and Treatment. Boca Raton, CRC Press, 2014.

[34] Hajdarbegovic E, Thio H B: Itch pathophysiology may differ among ethnic groups. Int J Dermatol 2012;51:771 - 776.

[35] Tey H L, Yosipovitch G: Itch in ethnic populations. Acta Derm Venereol 2010; 90:227 - 234.

[36] Fett N, Haynes K, Propert K J, Margolis D J: Five-year malignancy incidence in patients with chronic pruritus: a population-based cohort study aimed at limiting unnecessary screening practices. J Am Acad Dermatol 2014;70:651 - 658.

[37] Johannesdottir S A, Farkas D K, Vinding G R, Pedersen L, Lamberg A, Lamberg A, Sørensen H T, Olesen A B: Cancer incidence among patients with a hospital diagnosis of pruritus: a nationwide Danish cohort study. Br J Dermatol 2014; 171: 839 – 846.

[38] Neilly J B, Martin A, Simpson N, MacCuish A C: Pruritus in diabetes mellitus: investigation of prevalence and correlation with diabetes control. Diabetes Care 1986; 9: 273 – 275.

[39] Yosipovitch G, Hodak E, Vardi P, Shraga I, Karp M, Sprecher E, David M: The prevalence of cutan eous manifestations in IDDM patients and their association with diabetes risk factors and microvasculature complications. Diabetes Care 1998; 21: 506 – 509.

[40] Schneider G, Driesch G, Heuft G, Evers S, Luger T A, Ständer S: Psychosomatic cofactors and psychiatric comorbidity in patients with chronic itch. Clin Exp Dermatol 2006; 31: 762 – 767.

[41] Pacan P, Grzesiak M, Reich A, Szepietowski J C: Is pruritus in depression a rare phenomenon? Acta Derm Venereol 2009; 89: 109 – 110.

[42] Maleki K, Weisshaar E. Drug-induced pruritus. Hautarzt 2014; 65: 436 – 442.

[43] Bigby M, Jick S, Jick H, Arndt K: Druginduced reactions. A report from the Boston Collaborative Drug Surveillance Program on 15, 438 consec utive inpatients, 1975 to 1982. JAMA 1986; 256: 3358 – 3363.

# 第3章　瘙痒的中枢机制

Earl Carstens[a]　Tasuku Akiyama[b]

[a]Department of Neurobiology, Physiology and Behavior, University of
California, Davis, Davis, Calif, and

[b]Temple Itch Center, Departments of Dermatology and Anatomy and Cell
Biology, Temple University, Philadelphia, Pa, USA

**摘要**　本章总结近年来急性与慢性瘙痒中枢传递的最新进展。痒觉信号首先由皮肤的痒觉感受器产生并传递到脊髓。在脊髓痒觉信号环路中，多种神经肽参与信号的传递，这些肽类的受体可能是阻止痒觉信号传导的重要靶点。抓挠可减轻痒觉，因为抓挠可以激活脊髓的中间神经元并抑制瘙痒传导神经元的信号。脊髓痒觉的信号传递也可能受到痒觉下行通路的调节。脊髓痒觉通过上行通路传递到中枢，激活不同的脑区，包括与痒觉相关的情绪、感觉分辨以及运动等脑区。尽管慢性瘙痒的病理生理机制我们还知之甚少，但是慢性瘙痒可能与痒觉信号通路的敏化和（或）痒觉抑制环路功能异常有关。对中枢瘙痒机制理解和认识的提高，为止痒治疗策略的进一步发展明确了许多新的方向。

## 引言

　　痒觉被定义为一种不愉快的感觉，并能引起人们抓挠的欲望。慢性瘙痒不仅会降低人们生活的质量[1]，同时也会带来沉重的经济负担[2-3]。本章综述了最近对痒觉中枢传递认识和理解的一些突破性研究进展，以及新出现的治疗手段，包括抑制痒觉信号传递，或者强化外周、脊髓以及脊髓以上不同位点对痒觉的抑制。当然，我们也会涉及缺乏了解的慢性瘙痒病理生理学机制以及它潜在的干预手段与措施。

## 1　痒觉的外周编码

　　目前的研究显示，瘙痒刺激至少会激活两类不同的痒觉神经纤维（图3.1）。组胺通过组胺 $H_1/H_4$ 受体介导以及下游的瞬时受体电位通道 $V_1$（$TRPV_1$）激活非机械敏感C类神经纤维[4-6]。而非组胺依赖的致痒物质则激活多态性的伤害性感受器[7-8]，以及偶联的瞬时受体电位通道 $A_1$（$TRPA_1$）通道[9]。图3.1列举了不同的致痒物质以及它们的受体。局部的小型麻醉剂 QX-314 可以利用参与痒觉的瞬时受体电位通道（TRP）打开的孔道进入痒觉传入神经纤维，并使纤维传导发生阻滞，从而阻碍痒觉信号的传递[10]。关于瘙痒的更多的外周痒觉机制细节参见本书 Azimi 等人编写的第4章。

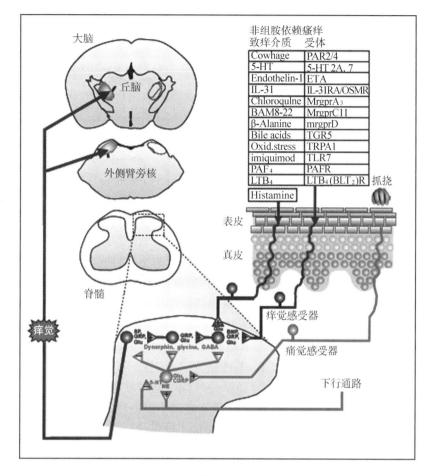

**图 3.1 痒觉神经通路示意图**

5-HT＝5-羟色胺(血清素)；CGRP＝降钙素基因相关肽；ETA＝内皮素-A
受体；Glu＝谷氨酸；IL＝白介素；LTB₄＝白三烯 B₄；Mrgpr＝Mas 相关 G 蛋
白偶联受体；NE＝去甲肾上腺素；OSMR＝抑瘤素 M 受体；Oxid. stress＝氧
化应激；PAF＝血小板活化因子；PAR＝蛋白酶激活受体；PAFR＝血小板活
化因子受体；SP＝P 物质；TGR5＝胆汁酸 G 蛋白偶联受体 5；TLR＝toll 样受
体；Cowhage＝黑藜豆刺；Endothelin＝内皮素；Chloroquine＝氯喹；β-Alanine＝
β-丙氨酸；Bile acids＝胆汁酸；imiquimod＝咪喹莫特；Histamine＝组胺。

## 2 痒觉的脊髓/三叉神经编码

背根痒觉神经元的中枢端神经分支投射到脊髓或者延髓背角浅层,与次级神经元形成
突触。痒觉传入神经终末释放的神经递质包括:谷氨酸[11]、神经肽胃泌素释放肽(GRP)、
P 物质、脑钠素(BNP)[12-15](图 3.1)。痒觉传入神经末梢释放的 BNP 都参与了组胺依赖以
及非组胺依赖的瘙痒[15]。表达 MrgprA₃ 受体的痒觉神经末梢直接与脊髓某些特殊的神经
元形成突触,这些神经元胞体上表达 GRP 受体,说明痒觉神经纤维释放的递质可能包含
GRP[16]。GRP 也可能由脊髓兴奋性中间神经元释放。如果利用神经毒素把表达 NK₁ 受体,
或者 P 物质受体的神经元杀死,那么瘙痒行为就会减轻[14]。几乎所有的脊髓感觉神经元都表

达 NK$_1$ 受体并向上投射到丘脑和臂旁核(见下文)[17]。上述结果提示在脊髓痒觉传导通路中：首先痒觉传入神经末梢投射到脊髓并释放神经递质 BNP；其次，BNP 激活特殊的脊髓中间神经元，脊髓中间神经元释放神经递质 GRP 以及 P 物质；然后 GRP 以及 P 物质激活表达神经激肽 NK$_1$ 受体的神经元，并把痒觉信号传到大脑(图 3.1)。一种包含 NK$_1$、GRP 以及谷氨酸 AMPA 受体的阻断剂混合物可以完全抑制由氯喹(MrgprA$_3$ 的激活剂)引起的瘙痒行为并且这种阻断剂混合物也可以抑制被氯喹激活的脊髓背角神经元的活动，而单独或成对地使用这些阻断剂的效果则较差[11]。相反，单独用 AMPA 受体阻断剂可以阻断组胺依赖的瘙痒且可以抑制组胺引起的脊髓神经元的兴奋。以上的研究提示：① 多种不同脊髓神经肽参与了非组胺依赖的痒觉信号传导。② 谷氨酸是组胺依赖瘙痒的初级脊髓神经递质。③ 联合应用 BNP、GRP、P 物质以及谷氨酸 AMPA 受体阻断剂可能是一种减轻瘙痒的方法。

## 3  抓挠抑制瘙痒

众所周知，抓挠可以减轻瘙痒。如果在脊髓神经元的感受野或者相邻区域抓挠，就会减轻致痒物质引起的瘙痒[18-19]。这一现象是基于抓挠抑制了致痒物质而不是致痛物质引起的神经元放电。抑制性神经递质 γ-氨基丁酸(GABA)以及甘氨酸介导了抓挠的抑制作用[20]。当缺乏脊髓甘氨酸的时候，小鼠的搔痒行为会显著增加[21]。有一类抑制性神经元比较特殊，被认为是抑制痒觉的关键神经元，它表达转录因子 Bhlhb$_5$，并且共表达生长抑素 2A 受体、甘丙肽或者神经元一氧化氮合成酶，基因敲除这类神经元会异常地增加搔痒行为[22]。研究者认为脊髓中间神经元可以释放神经肽-强啡肽，强啡肽会激活痒觉神经元上的阿片 κ 受体[23]。实际上，κ 受体激动，例如纳呋拉啡可抑制小鼠瘙痒[23-24]，研究者还观察到它也可以抑制慢性肾病病人的瘙痒[25]。缺乏 Bhlhb$_5$ 的小鼠虽然会出现瘙痒增加、皮肤损伤等症状，但是如果给这些小鼠再移植入 GABA 能中间神经元，上述症状就会被逆转[26]。上述研究表明，GABA、甘氨酸、强啡肽可以调节脊髓痒觉的信号传递，促进这些抑制性神经递质释放激动剂，可能对我们治疗瘙痒有帮助。

## 4  痒觉的上行传导

脊髓痒觉神经元的轴突上行投射到对侧丘脑腹外侧底部(脊髓丘脑束)以及双侧的臂旁核外侧部(脊髓臂旁束)(图 3.1)。对于灵长类，脊髓丘脑束神经元分成不同亚群，分别对组胺以及黑藜豆响应[27]。黑藜豆是一种豆科植物，它的种子豆荚有针刺，针刺中含有蛋白激酶，蛋白激酶能够引起非组胺依赖的瘙痒[28]。这种神经元分亚群响应的区别在啮齿类没有那么明显，脊髓神经元在啮齿类没有分亚群，这些脊髓神经元对组胺或者非组胺的致痒物质都有响应。此外，啮齿类动物的脊髓丘脑束与脊髓臂旁束投射神经元对各种致痒物质也都有响应[29-31]。有趣的是，这些神经元也对致痛物质例如辣椒素以及芥末油也有响应。这就给科学家们提出了一个问题，神经系统如何区分痛觉与痒觉。一种可能的解释是：对致痒物质响应的神经元只传递痒觉(尽管它们也可以被伤害性刺激激活)，而数量众多的接受伤害性感受刺激的神经元则传递痛觉，但是它们不传递痒觉。最近的一项研究证实这一推测：辣椒素一般引起痛觉，但是，如果把对辣椒素响应的神经上的 TRPV$_1$ 离子通道全部敲除，同时利用基因手段又让 TRPV$_1$ 仅在 MrgprA$_3$ 神经元上表达，当辣椒素激活 MrgprA$_3$ 神经元上的 TRPV$_1$ 时，则只可以诱导痒觉[6]。

## 5 痒觉的下行调节

尽管目前的证据不多,但是有证据表明脊髓的痒觉传递受到大脑下行支配的调控。如果耗竭脊髓水平的去甲肾上腺素就会使抓挠行为增加,这提示来自蓝斑以及相邻区域的下行投射可能通过激活中间神经元的方式抑制痒觉信号的传递[32](图 3.1)。耗竭脊髓以上的 5-羟色胺也会减少抓挠行为,这提示源自延髓嘴侧部腹内侧区域的 5-羟色胺能下行投射也能持续地易化痒觉传递[33](图 3.1)。

## 6 脊髓以上中枢的痒觉信号传递

目前,我们对接受痒觉上行投射的神经元的功能知之甚少,这些神经元位于丘脑腹侧基底以及臂旁核内。但是,大量的功能成像研究表明人有痒觉的时候,大脑多个区域被激活[34]。这些区域包括:① 丘脑、初级本体感觉皮层以及次级本体感觉皮层,这个区域的功能主要是对痒觉信号的识别、跟随、定位以及强度判别。② 扣带皮层、岛叶皮层,这些皮层与认知、抓挠动机、情感以及身体感受有关。③ 内侧顶叶皮层、后扣带皮层、楔前叶,这些脑区与痒觉的主观感受有关。④ 运动皮层、次级运动皮层、辅助运动皮层、纹状体、小脑,这些区域与搔痒运动计划以及抓挠欲望有关。

抓挠既可以抑制瘙痒,它的行为也是令人愉悦的。非常有趣的是,在抓挠的过程中也会激活与奖赏相关的大脑区域(中脑纹状体、内侧前额叶皮层、前扣带皮层和眶额叶皮质)[34]。

当看到别人抓挠的时候,也会令人感觉到痒并引起抓挠欲望,这就是所谓的传染性瘙痒[35],在猴子的实验中人们也观察到类似的现象[36]。有趣的是:这种传染性瘙痒与组胺引起的瘙痒相比,它们激活的脑区居然是相同的[37]。

## 7 慢性瘙痒

慢性瘙痒可能会发生在不同类型的病变皮肤上,比如特应性皮炎、银屑病、系统性肝肾疾病、神经损伤以及其他疾病。抗组胺药物对慢性瘙痒治疗效果差,这提示慢性瘙痒可能是非组胺依赖瘙痒通路功能异常导致的。慢性瘙痒的原因可能是:① 皮肤正常生理功能的改变或者皮肤损伤导致痒觉敏化。② 脊髓或者三叉神经信号传递的敏化。③ 脊髓痒觉抑制功能失常或者痒觉下行调控异常。④ 脊髓以上中枢的痒觉信号传递发生变化以及其他与之相关的情况。慢性瘙痒症状包括:① 自发性瘙痒。② 正常的瘙痒刺激会诱发更强的瘙痒。③ 低阈值的触觉刺激也能引起瘙痒。特应性皮炎,干皮症以及触觉超敏等慢性瘙痒模型小鼠常会表现为自发瘙痒和触觉超敏。非组胺致痒物质氯喹、5-羟色胺、蛋白酶能诱发这些模型小鼠强烈瘙痒,但是组胺不能引起慢性瘙痒模型小鼠瘙痒增加[38-40]。例如干皮症模型下,初级或者次级的感觉神经元对非组胺致痒物质超敏,但是对组胺表现正常[38,41],研究提示干皮症模型可能是由于外周或者中枢的非组胺依赖瘙痒通路神经敏化所致。

脊髓如果缺乏中间抑制神经元,自发性抓挠显著增加以及出现痒觉超敏。研究提示脊髓抑制功能异常是导致模型小鼠神经病理性瘙痒的原因。

患有慢性瘙痒的肾病晚期病人与健康的受试者相比,他们前扣带皮层、岛叶、屏状核、海马、伏核的神经元基础活动水平显著增高,同时,对于能诱发痒觉的黑黎豆刺激,初级本体感觉皮层和其他区域的神经元响应减少[42]。这项研究表明慢性瘙痒可能是由于改变了脊髓以上高位中枢的痒觉信号传递而造成的。

# 8　结论

近年来,我们对痒觉或者瘙痒在中枢传递机制有了许多新的认识,对痒觉认识的理解也有了显著的提高。这对将来在外周、脊髓以及脊髓以上中枢不同位点开发阻断痒觉传递或者增加痒觉抑制的新治疗手段和药物的研发提供了很多具有吸引力的研究目标和方向。但是,慢性瘙痒的病理生理学机制目前尚知之甚少。随着不同种类慢性瘙痒动物模型的建立,我们期望对慢性瘙痒的病理生理学机制有更进一步的了解与认识,为慢性瘙痒的治疗提供新的策略。

（陈曦　译,伍冠一　校）

**参考文献**

[1] Halvorsen J A, Dalg ard F, Thoresen M, Bjertness E, Lien L: Itch and pain in adolescents are associated with suicidal ideation: a population-based cross-sec tional study. Acta Derm Venereol 2012; 92:543 - 546.

[2] Thorpe K E, Florence C S, Joski P: Which medical conditions account for the rise in health spending? Health Aff(Millwood) 2004;Suppl Web Exclusives:W4 - 437 - 445.

[3] Bickers D R, Lim H W, Margolis D, Weinstock M A, Goodman C, Faulkner E, Gould C, Ge mmen E, Dall T: The burden of skin diseases: 2004. A joint project of the American Academy of Dermatology Association and the Society for Investigative Dermatology. J Am Acad Dermatol 2006;55:490 - 500.

[4] Schmelz M, Schmidt R, Bickel A, Handwerker H O, Torebjörk H E: Specific Creceptors for itch in human skin. J Neurosci 1997;17:8003 - 8008.

[5] Namer B, Carr R, Johanek L M, Schmelz M, Handwerker H O, Ringkamp M: Separate peripheral pathways for pruritus in man. J Neurophysiol 2008;100:2062 - 2069.

[6] Shim W S, Tak M H, Lee M H, Kim M, Koo J Y, Lee C H, Kim M, Oh U: $TRPV_1$ mediates histamine-induced itching via〔the activation of phospholipase A2 and 12 - lipoxygenase. J Neurosci 2007;27:2331 - 2337.

[7] Johanek L M, Meyer R A, Friedman R M, Greenquist K W, Shim B, Borzan J, Hartke T, LaMotte R H, Ringkamp M: A role for polymodal C-fiber afferents in nonhistaminergic itch. J Neurosci 2008; 28: 7659 - 7669.

[8] Ringkamp M, Schepers R J, Shimada S G, Johanek L M, Hartke T V, Borzan J, Shim B, LaMotte R H, Meyer R A: A role for nociceptive, myelinated nerve fibers in itch sensation. J Neurosci 2011;31: 14841 - 14849.

[9] Wilson S R, Gerhold K A, Bifolck-Fisher A, Liu Q, Patel K N, Dong X, Bautista D M: $TRPA_1$ is required for histamineindependent, Mas-related G proteincoupled receptor-mediated itch. Nat Neurosci 2011;14:595 - 602.

[10] Roberson D P, Gudes S, Sprague J M, Patoski H A, Robson V K, Blasl F, Duan B, Oh S B, Bean B P, Ma Q, Binshtok A M, Woolf C J: Activity-dependent silencing reveals functionally distinct itch-generating sensory neurons. Nat Neurosci 2013;16:910 - 918.

[11] Akiyama T, Tominaga M, Takamori K, Carstens M I, Carstens E: Roles of glutamate, substan ce P, and gastrin-releasin g peptide as spinal neurotransmitters of histaminergic and nonhistaminergic itch. Pain 2014;155:80 - 92.

［12］ Sun Y G, Chen Z F: A gastrin-releasin g peptide receptor mediates the itch sensation in the spinal cord. Nature 2007; 448:700 - 703.

［13］ Sun Y G, Zhao Z Q, Meng X L, Yin J, Liu X Y, Chen Z F: Cellular basis of itch sensation. Science 2009;325:1531 - 1534.

［14］ Carstens E E, Carstens M I, Simons C T, Jinks S L: Dorsal horn neurons expressin g NK - 1 receptors mediate scratching in rats. Neuroreport 2010;21:303 - 308.

［15］ Mishra S K, Hoon M A: The cells and circuitry for itch responses in mice. Science 2013;340:968 - 971.

［16］ Han L, Ma C, Liu Q, Weng H J, Cui Y, Tang Z, Kim Y, Nie H, Qu L, Patel K N, Li Z, McNeil B, He S, Guan Y, Xiao B, Lamotte R H, Dong X: A subpopulation of nociceptors specifically linked to itch. Nat Neurosci 2013;16:174 - 182.

［17］ Al-Khater K M, Todd A J: Collateral projections of neurons in laminae I, III, and IV of rat spinal cord to thalamus, periaqueductal gray matter, and lateral parabrachial area. J Comp Neurol 2009; 515: 629 - 646.

［18］ Akiyama T, Tominaga M, Carstens M I, Carstens EE: Site-dependent and statedependent inhibition of pruritogen-responsive spinal neurons by scratching. Eur J Neurosci 2012;36:2311 - 2316.

［19］ Davidson S, Zhang X, Khasabov S G, Simone D A, Giesler GJ Jr: Relief of itch by scratching: state-dependent inhibition of primate spinothalamic tract neurons. Nat Neurosci 2009;12:544 - 546.

［20］ Akiyama T, Iodi Carstens M, Carstens E: Transmitters and pathways mediating inhibition of spinal itch-signaling neurons by scratching and other counterstimuli. PLoS One 2011;6:e22665.

［21］ Foster E, Wildner H, Tudeau L, Haueter S, Ralvenius W T, Jegen M, Johannssen H, Hosli L, Haenraets K, Ghanem A, Conzelmann K K, Bosl M, Zeilhofer H U: Targeted ablation, silencing, and activation establish glycinergic dorsal horn neurons as key components of a spinal gate for pain and itch. Neuron 2015;85:1289 - 1304.

［22］ Ross S E, Mardinly A R, McCord A E, Zurawski J, Cohen S, Jung C, Hu L, Mok S I, Shah A, Savner E M, Tolias C, Corfas R, Chen S, Inquimbert P, Xu Y, McInnes R R, Rice F L, Corfas G, Ma Q, Woolf C J, Greenberg M E: Loss of inhibitory interneurons in the dorsal spinal cord and elevated itch in Bhlhb5 mutan t mice. Neuron 2010;65:886 - 898.

［23］ Kardon A P, Polg ár E, Hachisuka J, Snyder L M, Cameron D, Savage S, Cai X, Karnup S, Fan C R, Hemenway G M, Bernard C S, Schwartz E S, Nagase H, Schwarzer C, Watan abe M, Furuta T, Kaneko T, Koerber H R, Todd A J, Ross S E: Dynorphin acts as a neuromodulator to inhibit itch in the dorsal horn of the spinal cord. Neuron 2014;82:573 - 586.

［24］ Akiyama T, Carstens M I, Piecha D, Steppan S, Carstens E: Nalfurafine suppresses pruritogen-and touch-evoked scratching behavior in models of acute and chronic itch in mice. Acta Derm Venereol 2015;95:147 - 150.

［25］ Wikström B, Gellert R, Ladefoged S D, Danda Y, Akai M, Ide K, Ogasawara M, Kawashima Y, Ueno K, Mori A, Ueno Y: Kappa-opioid system in uremic pruritus: multicenter, randomized, doubleblind, placebo-controlled clinical studies. J Am Soc Nephrol 2005;16:3742 - 3747.

［26］ Braz J M, Juarez-Salinas D, Ross S E, Basbaum A I: Transplant restoration of spinal cord inhibitory controls ameliorates neuropathic itch. J Clin Invest 2014;124:3612 - 3616.

［27］ Davidson S, Zhang X, Khasabov S G, Moser H R, Honda C N, Simone D A, Giesler G J Jr: Pruriceptive spinothalamic tract neurons: physiological properties and projection targets in the primate. J Neurophysiol 2012;108:1711 - 1723.

［28］ Johanek L M, Meyer R A, Hartke T, Hobelmann J G, Maine D N, LaMotte R H, Ringkamp M:

Psychophysical and physiological evidence for parallel afferent pathways mediating the sensation of itch. J Neurosci 2007;27:7490 - 7497.

[29] Moser H R, Giesler G J Jr:Characterization of pruriceptive trigeminothalamic tract neurons in rats. J Neurophysiol 2014;111:1574 - 1589.

[30] Jansen N A, Giesler G J Jr:Response characteristics of pruriceptive and nociceptive trigeminoparabrachial tract neurons in the rat. J Neurophysiol 2014;113:58 - 70.

[31] Akiyama T, Curtis E, Nguyen T, Carstens M I, Carstens E: Anatomical evidence of pruriceptive trigeminothalamic and trigeminoparabrachial projection neurons in mice. J Comp Neurol 2015;524:244 - 256.

[32] Gotoh Y, Andoh T, Kuraishi Y: Noradrenergic regulation of itch transmission in the spinal cord mediated by alphaadrenoceptors. Neuropharmacology 2011;61:825 - 831.

[33] Zhao Z Q, Liu X Y, Jeffry J, Karunarathne W K, Li J L, Munanairi A, Zhou X Y, Li H, Sun Y G, Wan L, Wu Z Y, Kim S, Huo F Q, Mo P, Barry D M, Zhang C K, Kim J Y, Gautam N, Renner K J, Li Y Q, Chen Z F:Descending control of itch transmission by the serotonergic system via 5-HT$_1$ Afacilitated GRP-GRPR signaling. Neuron 2014;84:821 - 834.

[34] Mochizuki H, Kakigi R:Central mechanisms of itch. Clin Neurophysiol 2015; 126:1650 - 1660.

[35] Papoiu A D, Wang H, Coghill R C, Chan Y H, Yosipovitch G:Contagious itch in humans:a study of visual 'transmission' of itch in atopic dermatitis and healthy subjects. Br J Dermatol 2011; 164: 1299 - 1303.

[36] Feneran A N, O'Donnell R, Press A, Yosipovitch G, Cline M, Dugan G, Papoiu A D, Nattkemper LA, Chan YH, Shively CA:Monkey see, monkey do:contagious itch in nonhuman primates. Acta Derm Venereol 2013;93:27 - 29.

[37] Holle H, Warne K, Seth A K, Critchley H D, Ward J:Neural basis of contagious itch and why some people are more prone to it. Proc Natl Acad Sci USA 2012;109:19816 - 19821.

[38] Akiyama T, Carstens M I, Carstens E:Enhanced scratching evoked by PAR - 2 agonist and 5-HT but not histamine in a mouse model of chronic dry skin itch. Pain 2010;151:378 - 383.

[39] Akiyama T, Nguyen T, Curtis E, Nishida K, Devireddy J, Carstens M I, Carstens E:A central role for spinal dorsal horn neurons that express neurokinin - 1 receptors in chronic itch. Pain 2015;156: 1240 - 1246.

[40] Fu K, Qu L, Shimada S G, Nie H, LaMotte R H:Enhanced scratching elicited by a pruritogen and an alg ogen in a mouse[model of contact hypersensitivity. Neurosci Lett 2014;579:190 - 194.

[41] Akiyama T, Carstens M I, Carstens E:Enhanced responses of lumbar superficial dorsal horn neurons to intradermal PAR - 2 agonist but not histamine in a mouse hindpaw dry skin itch model. J Neurophysiol 2011;105:2811 - 2817.

[42] Papoiu A D, Emerson N M, Patel T S, Kraft R A, Valdes-Rodriguez R, Nattkemper L A, Coghill R C, Yosipovitch G: Voxel-based morphometry and arterial spin labeling fMRI reveal neuropathic and neuroplastic features of brain processin g of itch in end-stage renal disease. J Neurophysiol 2014;112: 1729 - 1738.

# 第 4 章　瘙痒的外周机制

Ehsan Azimi[a]　Jimmy Xia[b]　Ethan A. Lerner[a]

[a]Cutaneous Biology Research Center, Department of Dermatology, Massachusetts General Hospital and Harvard Medical School, Charlestown, Mass, and [b]Brown University, Providence, R.I, USA

**摘要**　大量的外源性刺激物以及内源性的细胞产物或者小分子可以直接或者间接激活皮肤中游离的神经末梢。环境中的外源性刺激物包括微生物产生的分子或者其他材料物质的成分,例如过敏原以及其他可以接触到皮肤的分子。内源性刺激物包括:皮肤屏障、角化细胞、肥大细胞,以及其他一些分布在皮肤或者迁移到皮肤上的免疫细胞的组成部分或者产生分泌的介质。痒觉基本上是由上述这些瘙痒介质刺激了神经末梢上的痒觉感受器所产生。外周皮肤的神经纤维把激活的信号传至背根神经节或者三叉神经节,再传至脊髓和大脑,最后在大脑通过信息整合产生痒觉。对天然的痒觉刺激物以及外周痒觉受体的探讨是本章的重要基础。以上述痒觉刺激物以及外周痒觉受体作为靶点进行的药物研发,是一场正在进行的、针对瘙痒治疗的变革。

## 引言

针对外周痒觉,简单说来就是刺激在皮肤感觉神经纤维产生动作电位并传递到大脑,大脑把这个信息解读为痒觉信号。本章为了简单明了,并不涉及存在明显争议或者复杂的痒觉机制,仅仅关注外周痒觉已经明确的机制。我们主要聚焦和关注与临床医生实践相关的内容,以便更好地了解痒觉治疗策略的新进展并对它进行合理的评价。

众多的外源性刺激物以及内源性的细胞产物或者小分子可以直接或者间接激活皮肤中游离的神经末梢。外源性刺激物包括适宜温度、湿度、微生物、其他材质、可以接触到皮肤的分子。内源性刺激物包括:皮肤屏障、pH 值(氢离子浓度)、角化细胞、肥大细胞、分布在皮肤上的免疫细胞或者皮肤迁移免疫细胞等的组成成分或者分泌产生的介质。目前,研究者比较赞同神经、刺激、皮肤血管以及基质之间相互的联系并形成一个交互系统,双向或者多向对痒觉进行调节。

## 1　神经纤维与瘙痒

能够感受痒觉的神经纤维,称为痒觉感受器,而能感受痛觉以及伤害性刺激的纤维则称为伤害性感受器。痒觉传入纤维把瘙痒信号传到背根神经节、三叉神经节,并与换元神经元形成突触。随后,瘙痒信号被传递到大脑并整合形成痒觉,大脑把处理后的信息下行传到脊髓运动神经元,运动神经元控制肌肉做出抓挠动作,最后,抓挠减轻了瘙痒。前一章曾讨论了脊髓复杂的神经环路,在脊髓水平不仅可以传递痒觉还可以抑制痒觉。

痒觉与痛觉不同,它至少需要部分皮肤的参与才能形成这种感觉。50 年前,研究就已经发现皮肤中有游离的神经末梢存在[1]。这些神经末梢上有天然的感受器可以探索环境信号并与相邻的皮肤细胞进行信息交流。这些感觉神经纤维可以根据很多不同的特征进行分类与区别。有两类传递痒觉信号的神经纤维已经被确认,包括 A 类神经纤维、C 类神经纤维[2]。A 类神经纤维是一类有髓鞘的传导速度比较快的纤维。它还可以分为两个亚类:Aδ 纤维与 Aβ 纤维。Aδ 纤维具有痒觉感受器与痛觉感受器的功能,而 Aβ 纤维则没有[2]。

另一类,C 类神经纤维是一类无髓鞘纤维,传递速度慢,它们的直径要比 A 类神经纤维小。C 类神经纤维也可以分为两个亚类:一类对机械刺激以及热刺激敏感,称为机械敏感纤维 CM 或者 CMH 纤维。另一类对机械刺激不敏感,称为机械不敏感纤维 CMi 纤维。CMi 纤维对组胺的刺激敏感,它接受刺激后释放神经肽 P 物质以及降钙素基因相关肽(Calcitonin gene-related peptide,CGRP)。这两种递质参与血管扩张与肥大细胞的激活。CMH 纤维虽然对组胺不敏感但是对刺毛黧豆(Cowhage)敏感[3]。刺毛黧豆是一种热带豆科植物,它的豆荚有很多骨针样的针刺,这个针刺也叫做 Cowhage。针刺中含有蛋白激酶,当刺毛黧豆的针刺与皮肤接触,蛋白激酶会激活神经末梢的痒觉受体,引起瘙痒、刺痛、叮咬的感觉。这种刺毛黧豆的针刺引起的瘙痒与其他临床疾病例如特应性皮炎引起的瘙痒很类似[4]。当医生询问病人存在瘙痒状况或者病人自述存在瘙痒的时候,医生应进一步询问是否常会出现其他一些症状,例如较为轻微的刺痛感、钉刺感。因为从目前的研究看起来,大部分的瘙痒由 CMH 纤维介导。

目前,尽管在小鼠的研究中已经观察到只感受痒觉不感受痛觉的特别纤维,但是还不清楚人类是否有类似的神经纤维。已经有很多研究理论阐述痒觉与痛觉这种神经纤维传导的差异性。在我们的研究中,刺激既可以产生痒觉也可以产生痛觉的皮肤感觉神经纤维后,神经纤维产生的信号在脊髓和大脑中经过整合与分析最终导致痒觉的产生。

## 2 急性与慢性瘙痒

急性瘙痒,不管发生在哪个部位,一般都不超过 6 周。急性瘙痒的类型有很多种,例如比较轻微的,仅需要稍微抓挠就能缓解的自发性瘙痒,或者是单纯的抓挠,或者是夜间睡衣不适造成的皮肤瘙痒,或者是毒葛造成的持续 3 周瘙痒等。上述这些例子表明,尽管急性瘙痒大多需要治疗,但是它也只是一种自限性的瘙痒。

慢性瘙痒持续时间超过 6 周甚至更长。慢性瘙痒常与炎症疾病相关,例如特应性皮炎、银屑病,或者持续接触一些未知的过敏原。一些没有炎症的系统性疾病也会出现慢性瘙痒,例如慢性肾病瘙痒和胆汁淤积瘙痒。此外,慢性瘙痒也可能在一些神经源性或者神经病理性疾病出现,例如感觉异常性背痛或者带状疱疹。

有些瘙痒的介质可能会同时激活慢性瘙痒或者急性瘙痒的皮肤痒觉感受器。阻断瘙痒的介质、治疗炎症,或者给瘙痒的肾病病人进行肾移植都能降低上述不同类型的瘙痒。但是,随着时间的推移,外周以及中枢神经系统会对痒觉产生敏化效应。当出现外周或者中枢神经系统痒觉敏化这种情况后,神经系统相关结构会发生改变,因此,即使你把瘙痒的初始刺激去除,痒觉也会一直持续。目前,我们并不知道在敏化过程中瘙痒介质以及痒觉感受器扮演了什么角色,我们也还不清楚如何扭转这种敏化的效应。

## 3 瘙痒介质的来源

在引言中曾经介绍过,环境中外源性刺激物以及内源性细胞的分子产物通过直接或者间接的方式刺激皮肤上痒觉感受器从而产生痒觉(图 4.1)。直接刺激物包括蛋白激酶、微生物群落释放物等。下面我们将详细介绍直接刺激物的作用方式以及作用机制。间接的刺激可能是接触了过敏原,产生过敏,导致免疫细胞释放致痒介质,这些致痒介质刺激感觉神经末梢形成痒觉。以特应性皮炎为例,由多种复杂因素相互作用最终导致痒觉的产生,炎症以及瘙痒-抓挠的恶性循环,导致特应性皮炎瘙痒的因素包括细菌、皮肤屏障、角化细胞、免疫细胞、感觉神经等。随着对特应性皮炎治疗研究的不断深入,这些复杂因素相互作用的谜团正逐步被解开。但是令人觉得奇怪的是,除了一些个别例子,例如,组胺已经明确是荨麻疹的瘙痒介质,其他很多瘙痒介质都不能确定仅出现在单一的临床疾病上。

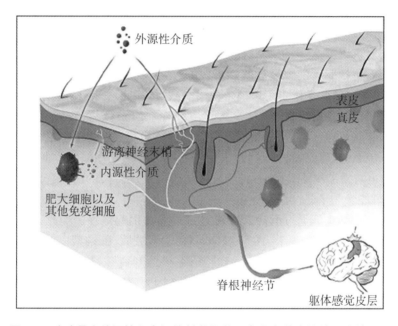

图 4.1　瘙痒是由外源性和内源性刺激物激活表皮内游离的神经末梢而引起的。传递痒觉信号的游离神经末梢分布于皮肤各层,图上白色所示,深灰色显示的则是传递痛觉信号的游离神经末梢。痒觉与痛觉的神经末梢可能都来自相同的背根神经节神经纤维(图 4.1 由 Jimmy Xia 提供)

# 4　痒觉受体、通道以及致痒介质

有三类受体可被致痒介质激活。这三类受体是 G 蛋白偶联受体(G protein-coupled receptor,GPCR)、Toll 样受体(Toll-like receptor,TLR)、细胞因子家族相关受体。有一类离子通道广泛参与了痒觉的传递,这类通道是瞬时受体电位通道(Transient receptor potential,TRP)家族。除此以外,还有钠通道——神经产生动作电位并传导到中枢依赖钠通道的激活。

## 4.1　G 蛋白偶联受体

组胺以及组胺 $H_1$ 受体是世界上最广为大家熟知的致痒介质和 G 蛋白偶联受体。但是,随着研究不断发展,组胺以及它的受体对于痒觉的重要性在逐渐减小。重要性下降的原因主要来自临床的观察,抗组胺药物对很多疾病的瘙痒没有任何效应,例如特应性皮炎瘙痒。组胺对于一些荨麻疹而言是重要的痒觉介质。但是很多其他的痒觉介质以及它们的受体在痒觉中的重要作用也逐渐被发现,这种非组胺痒觉介质与受体重要性逐步改变了原来的经典观念——组胺以及组胺 $H_1$ 受体在痒觉中是最重要的。目前,已经发现了 4 种组胺受体,其中 $H_4$ 受体也参与了痒觉[5]。研究发现 $H_4$ 受体阻断剂可以止痒,但是目前它的副作用限制了它的使用[5]。

很多已知的内源性与外源性痒觉介质都可以激活 GPCR。但是激活 GPCR 不能直接产生动作电位。激活 GPCR 后,首先通过胞内信号转导通路与 TRP 通道偶联。随后,TRP 通道被打开,产生大量的离子流动,最后爆发动作电位。目前,一般认为组胺激活组胺受体与 $TRPV_1$ 偶联,组胺可导致 $TRPV_1$ 敏化与激活,而非组胺依赖的痒觉介质则通过其他的 GPCR 与 $TRPA_1$ 偶联[6-7]。

在痒觉的非组胺 GPCR 受体中,重要的包括:蛋白激酶受体,Max 相关蛋白偶联受体,缓激肽受体,还有可以被 5 -羟色胺、内皮素以及溶血磷脂酸激活的受体。蛋白激酶受体可被蛋白激酶激活,包括肥大细胞释放的胰蛋白酶、角化细胞释放的激肽释放酶、组织蛋白酶 S 等。Max 相关蛋白偶联受体也可以被蛋白激酶激活,除此之外,其他一些物质例如抗菌肽也可以激活 Max 相关蛋白偶联受体[8-9]。神经肽 P 物质,被认为与神经源性的炎症以及特应性皮炎相关,它既可以激活 Max 相关蛋白偶联受体也可以激活神经激肽-1 受体[10]。临床上,已经有研究者尝试运用神经激肽-1 受体的相关药物治疗瘙痒。此外,自分泌运动因子(Autotaxin)也与瘙痒相关,它是一种与溶血磷脂酸生成有关的酶。它以及溶血磷脂酸受体也都被认为可能参与了胆汁淤积性瘙痒[11]。

前列腺素、白三烯也能通过激活人皮肤上的 GPCR 引起瘙痒。但是它们的功能更多的是增强瘙痒而不是直接诱发瘙痒。在脊髓中,胃泌素释放肽、脑钠素以及它们的受体也都参与了痒觉的形成,但是,在皮肤中它们不产生作用[12-13]。吗啡以及某些阿片类物质也能激活某些阿片类受体引起瘙痒,而且抓挠不能减轻痒觉,因为吗啡以及某些阿片类物质的受体不在外周,而是在中枢神经系统。

某些 GPCR 也具有保护的功能。激活这些 GPCR 可以抑制瘙痒。例如大麻素 1 型受体、大麻素 2 型受体的激动剂大麻素、内源性阿片 κ 受体激动剂强啡肽,组胺 $H_3$ 受体激动剂等都能抑制瘙痒[14-15]。这些物质与受体在外周与中枢或者外周中枢两者皆有的作用特点是当前研究比较活跃的领域。

### 4.2　Toll 样受体(Toll-like receptor)

在免疫系统中,Toll 样受体的主要功能是作为一种天然的感受器或者传感器。它们在神经系统中可能也存在类似免疫系统中的功能,但是这种可能性还没有得到研究的完全确证。在小直径的初级感觉神经元上,有 Toll 样受体 3、Toll 样受体 7 表达,Toll 样受体 4 也可能表达在这种神经元上。目前,尚未见有研究报道致痒物质可直接激活 Toll 样受体。虽然,Toll 样受体可以易化痒觉的信息传递,但是它在痒觉中的直接作用与功能尚未得到清晰的阐明[16]。

### 4.3　细胞因子受体:白介素-31 与胸腺基质淋巴细胞生成素受体

白介素-31 由 2 型辅助 T 细胞产生。2 型辅助 T 细胞产生的细胞因子都被确认参与了特应性皮炎[17]。白介素-31 受体表达在各种细胞上,也包括感觉神经元[18]。尽管上述研究表明白介素-31 受体参与了痒觉,但是注射白介素-31 后,引起瘙痒的启动时间却很慢,这一现象说明白介素-31 是一种间接参与痒觉的瘙痒介质,这与最初的推测相一致[19]。研究者正在研发白介素-31 受体的抗体,希望通过它治疗瘙痒症。

胸腺基质淋巴细胞生成素（Thymic stromal lymphopoietin，TSLP）一种类似白介素-7的细胞因子，它由上皮细胞生成。研究表明这种细胞因子与特应性皮炎以及变应性哮喘有关。TSLP通过激活它的受体产生相应的效应，它的受体由TSLP受体链与白介素-7受体α链组成。TSLP通过激活感觉神经上的TSLP受体产生痒觉[20]。研究发现TSLP单克隆抗体对抗原诱发人哮喘反应有非常好的治疗效果[21]。目前，以TSLP以及它的受体作为靶点对特应性皮炎或者普通皮炎瘙痒进行治疗是否有效的相关研究尚未见报道。

### 4.4　瞬时受体电位通道家族

瞬时受体电位通道家族（TRPs）在痒觉传递中的直接作用尚不明确，但是可以肯定的是TRPs可以易化痒觉的传递。截至目前，已经有超过25种TRPs被发现，这些通道又可以分为不同的亚群。TRPs广泛分布于身体各种组织。与痒觉相关的瞬时受体电位通道是$TRPV_1$、$TRPV_3$、$TRPV_4$、$TRPA_1$以及$TRPM_8$[22]。$TRPV_1$是最被人所熟知的一种通道，它可以被辣椒素激活，也是一种热敏感通道。$TRPA_1$是一种化学感受器，很多植物中的天然产物成分可以激活它，例如来自芥末的异硫氰酸烯丙酯、沙姜的肉桂醛以及大蒜的大蒜素等。$TRPM_8$则是冷感受器，它可以被薄荷醇激活。过度的热与冷刺激，可以激活$TRPV_1$与$TRPM_8$，形成热感与冷感并且抑制瘙痒的感觉。虽然，$TRPV_1$与$TRPA_1$并没有直接与临床上的大多瘙痒症相关，但是，它们被激活的阈值依赖于某些信号的调节，而这些信号是由致痒物质激活G蛋白偶联受体后产生的。

## 5　结论与未来的展望

很多受体、离子通道与介质都参与痒觉的形成。临床上，与痒觉相关的受体、离子通道、介质等的机制逐渐被研究者揭示和阐明。治疗瘙痒症的靶点已经不仅仅是传统认为的免疫系统，新的靶点也逐渐浮出水面并进入科学家的视野，那就是神经系统。在未来几年，针对上述若干神经系统靶点的治疗瘙痒的药物可能会上市，它们将会被用来治疗各种瘙痒症。

（伍冠一　译，陈曦　校）

**参考文献**

[1] Shelley W B, Arthur R P: The neurohistology and neurophysiology of the itch sensation in man. AMA Arch Derm 1957;76:296-323.

[2] LaMotte R H, Dong X, Ringkamp M: Sensory neurons and circuits mediating itch. Nat Rev Neurosci 2014;15:19-31.

[3] Namer B, Carr R, Johanek L M, Schmelz M, Handwerker H O, Ringkamp M: Separate peripheral pathways for pruritus in man. J Neurophysiol 2008;100:2062-2069.

[4] Reddy V B, Iuga A O, Shimada S G, LaMotte R H, Lerner E A: Cowhage-evoked itch is mediated by a novel cysteine protease: a ligand of protease-activated receptors. J Neurosci 2008;28:4331-4335.

[5] Thurmond R L, Kazerouni K, Chaplan S R, Greenspan A J: Antihistamines and itch. Handb Exp Pharmacol 2015;226:257-290.

[6] Shim W S, Tak M H, Lee M H, Kim M, Koo J Y, et al: $TRPV_1$ mediates histamine-induced itching via the activation of phospholipase A2 and 12-lipoxygenase. J Neurosci 2007;27:2331-2337.

[7] Wilson S R, Gerhold K A, Bifolck-Fisher A, Liu Q, Patel K N, Dong X, et al: $TRPA_1$ is required for histamine-

independent, Mas-related G protein-coupled receptor-mediated itch. Nat Neurosci 2011;14:595 - 602.

[8] Reddy V B, Sun S, Azimi E, Elmariah S B, Dong X, Lerner E A:Redefining the concept of protease-activated receptors:cathepsin S evokes itch via activation of Mrgprs. Nat Co mmun 2015;6:7864.

[9] Subramanian H, Gupta K, Guo Q, Price R, Ali H:Mas-related gene X2(MrgX2) is a novel G protein-coupled receptor for the antimicrobial peptide LL - 37 in human mast cells:resistan ce to receptor phosphorylation, desensitization, and internalization. J Biol Chem 2011;286:44739 - 44749.

[10] McNeil B D, Pundir P, Meeker S, Han L, Undem B J, Kulka M, et al:Identification of a mast-cell-specific receptor crucial [for pseudo-allergic drug reactions. Nature 2015;519:237 - 241.

[11] Oude Elferink R P, Kremer A E, Martens J J, Beuers U H:The molecular mechanism of cholestatic pruritus. Dig Dis 2011;29:66 - 71.

[12] Sun Y G, Chen Z F:A gastrin-releasin g peptide receptor mediates the itch sensation in the spinal cord. Nature 2007;448:700 - 703.

[13] Mishra S K, Hoon M A:The cells and circuitry for itch responses in mice. Science 2013;340:968 - 971.

[14] Kardon A P, Polg ar E, Hachisuka J, Snyder L M, Cameron D, Savage S, et al:Dynorphin acts as a neuromodulator to inhibit itch in the dorsal horn of the spinal cord. Neuron 2014;82:573 - 586.

[15] Haruna T, Soga M, Morioka Y, Hikita I, Imura K, Furue Y, et al:S - 777469, a novel cannabinoid type 2 receptor agonist, suppresses itch-associated scratching behavior in rodents through inhibition of itch signal transmission. Pharmacology 2015;95:95 - 103.

[16] Taves S, Ji R R:Itch control by Toll-like receptors. Handb Exp Pharmacol 2015; 226:135 - 150.

[17] Sonkoly E, Muller A, Lauerma A I, Pivarcsi A, Soto H, Kemeny L, et al:IL - 31:a new link between T cells and pruritus in atopic skin infla mmation. J Allergy Clin I mmunol 2006;117:411 - 417.

[18] Cevikbas F, Wang X, Akiyama T, Kempkes C, Savinko T, Antal A, et al:A sensory neuron-expressed IL - 31 receptor mediates T helper cell-dependent itch:involvement of $TRPV_1$ and $TRPA_1$. J Allergy Clin I mmunol 2014;133:448 - 460.

[19] Hawro T, Saluja R, Weller K, Altrichter S, Metz M, Maurer M:Interleukin - 31 does not induce i mmediate itch in atopic dermatitis patients and healthy controls after skin challenge. Allergy 2014; 69:113 - 117.

[20] Wilson S R, The L, Batia L M, Beattie K, Katibah G E, McClain S P, et al:The epithelial cell-derived atopic dermatitis cytokine TSLP activates neurons to induce itch. Cell 2013;155:285 - 295.

[21] Gauvreau G M, O'Byrne P M, Boulet L P, Wang Y, Cockcroft D, Bigler J, et al:Effects of an anti-TSLP antibody on allergen-induced asthmatic responses. N Engl J Med 2014;370:2102 - 2110.

[22] Lucaciu O C, Connell G P:Itch sensation through transient receptor potential channels:a systematic review and relevance to manual therapy. J Manipulative Physiol Ther 2013;36:385 - 393.

# 第5章　瘙痒的诊断流程

Adam Reich　Jacek C. Szepietowski

Department of Dermatology, Venereology and Allergology,
Wrocław Medical University, Wrocław, Poland

**摘要**　瘙痒症状的产生是由复杂的、多因素的发病造成的。因此,瘙痒既给临床上准确地诊断潜在的疾病造成困难,也使它成为临床上极具挑战性的问题。瘙痒病患者的检查与诊断应该从准确收集病史资料开始。对于瘙痒既往病史,它发病最开始阶段的数据尤为重要,比如发病症状、发病部位、每天发病进展程度、影响瘙痒感知的因素等。经过病史回顾之后,接下来病人应该接受详细的体格检查,特别是对皮肤要进行细微的检查,观察皮肤是否有损伤。此外,还要更多关注和区分皮肤损伤是疾病原因造成的初级损伤还是因为抓挠造成的次级损伤。如果基础的医学检查无法判断病人瘙痒的病因,那么就需要采样到实验室做进一步的检测。如果有需要的话,根据实验室的基本检测结果以及患病史数据,可以考虑增加其他的诊断手段辅助检查。对于一些器质性病因不能明确的瘙痒症患者,瘙痒很可能是不明原因造成的,但是心理因素也值得医生关注,并想办法排除这种可能性。总而言之,瘙痒是很多皮肤疾病、系统性神经疾病的常见临床症状。虽然瘙痒的原因复杂,但是每一位瘙痒患者的病因都应该准确查找出来,因为成功的治疗很大程度上依赖于对瘙痒病因的准确判断。

## 引言

瘙痒症状的产生是由复杂的、多种病因造成的,这给临床上准确地诊断潜在的疾病提出了挑战,也造成了不少困难。此外,由于瘙痒作为一种具有广谱性的临床症状存在于各种疾病当中,这些疾病的病程和预后都不尽相同。因此,特别重要的是,每一位瘙痒病人都应该有针对性地进行个体治疗。

对每一个瘙痒病人的检查,首先要从准确地收集病史开始,包括并发的疾病、药物使用情况、是否曾经到国外旅行、近亲家属是否出现瘙痒症状、居住的条件、工作环境、最近是否有皮肤损伤情况(对病人检查时不一定是可见的)、动物接触史、其他潜在的过敏原。对于既往病史,非常重要的是获得瘙痒开始出现时的相关数据,比如发病症状、发病部位、每天发病进展程度、影响瘙痒感知的因素等。突然暴发的瘙痒通常不常见于系统性疾病引起的瘙痒,这种瘙痒反而常见于药物使用、寄生虫感染、皮肤过敏反应等。洗澡过后瘙痒程度加重会出现在一些典型疾病中,例如皮肤过度干燥的湿疹样损伤、红细胞增多症、接触羟乙基淀粉的病人。所有种类的瘙痒在夜晚都会加重,尤其是疥虫引起的瘙痒,夜晚加重是它的显著特征之一。

经过详细的病史回顾和询问后,病人需要进行细致的身体检查,特别是对皮肤要进行细微的检查,观察皮肤是否有损伤。此外,还要更多关注和区分皮肤损伤是疾病原因造成的初级损伤还是因为抓挠造成的次级损伤。体检应该包括对淋巴结、甲状腺以及腹部的触摸检查。此外,对头发、指甲也应该进行检查,头发、指甲的检查有可能对我们诊断系统疾病或者皮肤疾病提供帮助。

如果医学检查无法判断瘙痒病人的病因,那么就需要采样到实验室做进一步的检测(表5.1)。如果有需要的话,根据实验室的基本检测结果以及患者病史数据,可以考虑增加其他的诊断手段来辅助检查[1]。令人遗憾的是,实验室并没有十分清晰的数据可以证明身体内部的疾病与慢性瘙痒的病因具有明确的相关性。因此,通常很难说,肌酐或者胆汁酸浓度出现异常与观察到的瘙痒有关系。

**表 5.1　病因不明的慢性瘙痒患者应进行的基本实验室检查**

基础检查(所列科目都应该进行)

血涂片
C 反应蛋白水平或红细胞沉降率
血清的尿素和肌酐水平
肝功能评估:总胆红素和游离胆红素,血清转氨酶和碱性磷酸酶活性
血清铁水平(贫血患者),铁蛋白水平
血清的葡萄糖水平
甲状腺功能(TSH,$FT_3$,$FT_4$)的评估
粪便中的寄生虫检查

附加检查(根据病史、体格检查以及基础检查的结果有选择性给病人进行)

内分泌检查:甲状旁腺激素
血清蛋白免疫电泳
血脂水平(甘油三酯、总胆固醇)
肝炎病毒的检测
皮肤直接进行免疫荧光或免疫组化活检(此检查可以排除天疱疮、肥大细胞增多症、蕈样霉菌病)
粪便隐血检查

对于某些病人,尤其是指有局部瘙痒的病人,神经性的病因应该引起我们的重视,这些病人需要进一步的影像学检查帮助诊断。比如感觉异常性背疼痛的病人(他们瘙痒发病区域在肩胛骨上部周边区域),通过检查常常会在脊髓的 T2～T6 段观察到某些病理性变化。如果是肱桡肌瘙痒,那么可能会在脊髓的 C5～C8 段观察到神经性病变。瘙痒也可能是脑肿瘤、中风或者多发性硬化症的一种临床表征,这种情况可以通过中枢神经系统影像学的方法进行诊断与确认。还有一些患者,例如血液系统恶性肿瘤患者,他们也可能表现出瘙痒的症状,在诊断的时候,要做比常规检查更多更细致的检查才能诊断出来。

如果医学检查以及其他的辅助检查都检查不出瘙痒的原因,那就应该考虑瘙痒是否是病人服用药物引起的副作用所导致。能够引起病人瘙痒的药物的种类非常多,但是这种类型的瘙痒的流行病学调查数据比较缺乏。此外,药物导致瘙痒的发病机制很大程度上是由于药物引起的症状所导致,例如胆汁淤积导致的肝损伤,加速皮肤干燥,药物或者药物的代谢产物在皮肤或者神经末梢累积,光照毒性或者神经性异常等最终都导致皮肤瘙痒。因此,现阶段很难制定清晰明确的诊断流程来辅助诊断这种药物引起的瘙痒。如果怀疑病人的慢性瘙痒是因为药物引起的,病人就要停止服用可疑致痒药物 4～6 周,明确排除瘙痒是因为服用药物所引起。

表5.2 心因性瘙痒诊断标准

| 标准 | 细则 |
|------|------|
| 强制标准(所有的细则类别都应该出现) | 未知来源的局部或者全身性瘙痒(没有初级皮肤损伤)<br>慢性瘙痒大于6周<br>瘙痒不是身体的原因 |
| 可选标准(7条中必须满足3条) | 瘙痒与生活中可导致心理反应或引起心理影响的一件或多件事件存在时间关联性<br>瘙痒的强度与压力有关<br>瘙痒存在日夜变化<br>瘙痒常常出现在安静或者不活动的时候<br>瘙痒与心理疾病有关<br>精神疾病药物能改善瘙痒症状,心理治疗能改善瘙痒症状 |

注:改自Misery等人。[2]

器质性的瘙痒目前尚未得到大家认可,这一类型的瘙痒一般都认为是原因不明。但是,对于不确定原因的瘙痒,心理性的因素也应该被合理怀疑并加以排除。不过,如果患者没有表现出其他任何暗示与精神疾病或者人格障碍有关的症状,那么诊断为心因性瘙痒是非常困难的。因为,诊断心因性瘙痒的过程几乎是一种利用排除法的方式。Misery等制定的心因性瘙痒的诊断标准可以辅助我们诊断心因性瘙痒[2-3]。但是这个诊断标准还不够完善,不知道它是否能够满足特殊性和灵敏性的需求(表5.2)。因此,如果没有心理评估,最好不要明确的诊断瘙痒是因心理因素所造成的。

然而,必须强调的是,很多患者的慢性瘙痒症状往往是多因素造成的,患病率常常会随年龄的增加而增加。此外,有一点需要注意,还有不少瘙痒患者查不出病因,研究者把这一类归类为不知病因的瘙痒,尽管,这种类型瘙痒往往取决于诊断过程的细致程度与工作量的多少。特殊瘙痒的检查程序详见表5.3。

表5.3 怀疑患者患有不同瘙痒疾病的诊断步骤[4]

| 疾病 | 基础评估 | 附加检查 |
|------|---------|---------|
| 特应性皮炎 | 皮肤点刺试验与特异性斑贴试验,检测导致疾病加重的过敏原 | 血清总IgE水平<br>特异性过敏原IgE水平<br>皮肤活检(排除其他临床相似的皮肤疾病) |
| 银屑病 | 通过临床检查进行诊断 | 可疑病例进行皮肤活检 |
| 荨麻疹 | 物理性检查(对压力、冷、热、紫外线、身体活动、水等反应):致病因素刺激后诱导的风团情况<br>对特殊过敏原的皮肤点刺试验(气源性过敏原,食物过敏原,药物等) | 接触特殊的药物(例如乙酰水杨酸)<br>显微镜检查粪便寄生虫情况<br>检测是否有抗核抗体<br>皮肤活检,排除荨麻疹性血管炎 |
| 疥疮 | 显微镜检查皮损处是否有疥虫和卵 | |
| 扁平苔藓 | 皮肤活检皮肤病变部位 | 血清学检查排除乙型或丙型肝炎病毒 |

续表

| 疾病 | 基础评估 | 附加检查 |
|---|---|---|
| 疱疹样皮炎 | 检测麦胶蛋白、网状蛋白、肌内膜和组织谷氨酰胺转移酶抗体 | 直接免疫荧光皮肤活检真皮乳头层的 IgA 颗粒状沉积物<br>皮肤活检皮下是否有水疱,周围有乳头状微脓肿 |
| 大疱性类天疱疮 | 直接免疫荧光皮肤活检真皮表皮交界处的 IgA、IgG 补体沉积物 | 间接免疫荧光检查血液中的抗 bp1 和抗 bp2 抗体<br>皮肤活检皮下水疱伴血管周围浸润<br>血液涂片:嗜酸性粒细胞(>400 嗜酸性粒细胞/$\mu$L) |
| 疱疹后瘙痒 | 通过临床诊断 | |
| 烧伤后瘙痒 | 通过临床诊断 | |
| 胆汁淤积瘙痒 | 总胆红素 | 直接胆红素<br>血清胆汁酸<br>肝酶的血清活性 |
| 慢性肾功能衰竭 | 血清肌酐 | 肌酐清除率<br>尿素<br>血清磷<br>血浆总钙 |
| 甲状腺功能异常 | 促甲状腺激素 | 游离 T3、T4<br>甲状腺超声检查 |
| 糖尿病<br>(神经病理性的) | 通过临床进行诊断 | 神经传导检查<br>脑电/肌电 |
| 药物引起的瘙痒 | 通过临床进行诊断 | |
| 霍奇金淋巴瘤 | 淋巴结活检 | 超声检查:肝肿大,脾肿大,淋巴结肿大 |
| 红细胞增多症 | 血液涂片出现红细胞、白细胞或者血小板增多,红细胞大小不一,形态异常 | 骨髓检查<br>基因检查:出现 Jak 突变 |
| 艾滋病病毒感染 | 血清检查存在抗 HIV 病毒抗体 | 检查病毒数量,CD4+数量 |
| 脑肿瘤/卒中 | 核磁共振检查 | 计算机断层扫描 |
| 肱桡肌瘙痒 | 脊髓颈段 X 射线检查 | 核磁共振颈段检查:对颈 C5~C8 段神经系统异常检查 |
| 感觉异常性背痛 | 脊髓胸段 X 射线检查 | 核磁共振胸段检查:胸段 T2~T6 段异常检查 |
| 本体痒(心因性瘙痒) | 通过临床进行诊断(排除了其他诱发原因) | |
| 持久妄想性障碍 | 皮肤损伤处显微检查没有螨虫以及虫卵 | |

总而言之,瘙痒是很多皮肤疾病或者系统性神经疾病的常见症状。由于瘙痒存在主观因素,因此临床上综合评估瘙痒是一个比较重要的问题。尽管疾病的病因复杂多样,但是每

一位瘙痒患者的致痒原因都应该查明。因为,瘙痒治疗是否成功,很大程度上依赖于对瘙痒的原因的诊断与查明。

（陈曦　译,伍冠一　校）

**参考文献**

[1] Weisshaar E, Szepietowski J C, Darsow U, Misery L, Wallengren J, Mettan g T, Gieler U, Lotti T, Lambert J, Maisel P, Streit M, Greaves M W, Carmichael A J, Tschachler E, Ring J, Ständer S: European guideline on chronic itch. Acta Derm Venereol 2012;92:563 - 581.

[2] Misery L, Alexandre S, Dutray S, Chastaing M, Consoli S G, Audra H, Bauer D, Bertolus S, Callot V, Cardinaud F, Corrin E, Feton-Danou N, Malet R, Touboul S, Consoli S M:Functional itch disorder or psychogenic itch:suggested diagnosis criteria from the French psychodermatology group. Acta Derm Venereol 2007; 87:341 - 344.

[3] Misery L, Wallengren J, Weisshaar E, Zalewska A; French Psychodermatology Group:Validation of diagnosis criteria of functional itch disorder or psychogenic itch. Acta Derm Venereol 2008;88:503 - 504.

[4] Szepietowski J C, Reich A:Evaluation of itch. Epocrates Online. https://online. epocrates. com/u/2911612/Evaluation+of+itch.

# 第6章　瘙痒强度的评定

Adam Reich　Jacek C. Szepietowski
Department of Dermatology, Venereology and Allergology,
Wrocław Medical University, Wrocław, Poland

　　**摘要**　测量瘙痒的强度不仅对于正确评估瘙痒疾病的严重程度是十分必要的,而且有助于理解病人的负担和需要。此外,对于评估治疗效果以及临床试验,它的作用更是重要的。但是,测量瘙痒的强度依然面临挑战,因为根据定义,瘙痒是一种主观感受,所以评估这种症状就显得十分困难。正确测量瘙痒的强度还需要考虑它的持续时间、瘙痒部位、发病原因、抓挠损伤的程度和类型、抗瘙痒治疗的效果、患病后的生活质量下降等因素。此外,很重要的一点,瘙痒这种感觉可能会被不同的共病症状或者病因混淆,这些共病症状或者病因不仅包括患者自身的一般特征,还可能来自其他共病。这一章,我们主要分析介绍瘙痒评估的方法与特点,这些方法也常常应用于日常临床治疗或者作为研究的工具与手段。目前,评估瘙痒的各种方法都得到了发展,但是没有任何一种方法是没有缺陷的,都是有条件限制的。因此,评估瘙痒的数据都应该谨慎对待。尽管存在一些局限性,但还是强烈建议在日常生活实践中使用测量瘙痒的工具,它们可以帮助我们恰当地以及正确地评估病人瘙痒的临床症状与体征。为了在研究中能改进对瘙痒的评估,建议至少运用两种完全不同的评估方法,这样可以帮助我们更加接近真实的情况。

## 引言

　　当前,瘙痒的测量依然面临挑战,因为根据瘙痒的定义,它是一种主观感受,评估这种主观感受十分困难。因此,测量评估瘙痒只能通过主观的方法来进行。但是,我们也可以尝试通过客观的方法测量瘙痒,比如抓挠的次数。此外,病人还可以通过许多不同的方式来感知或者描述瘙痒,病人可能会添加许多与瘙痒相关的描述性词汇,例如针刺感、刺痛、挠痒、刺痒等。上述提及的不同的人、不同的词汇对瘙痒的描述表明:每一个人的瘙痒感觉可能是不一样的。更重要的是,瘙痒既可能是一种独立的疾病,也可能是其他疾病的临床症状。因此,当病人感知瘙痒的时候,这种感知的来源很容易造成混乱,既可能是病人本身患有瘙痒症,也可能是其他疾病的并发症状。不少疾病发病也常常伴随出现瘙痒。正确测量瘙痒的强度还需要考虑它的持续时间、瘙痒部位(局部或者全身)、发病原因、抓挠损伤的程度和类型、抗瘙痒治疗的效果、患病后的生活质量等[1-2]。

　　尽管面临各种困难,对瘙痒进行有效的测量评估依然至关重要。它有如下一些原因:首先,正确评估某些疾病严重程度对治疗疾病是非常需要的,尤其像荨麻疹这样的疾病。荨麻疹主要的临床症状之一就是瘙痒,对瘙痒的准确测量可以帮助医生制定治疗荨麻疹的最佳方案。其次,瘙痒还严重地影响或者改变患者的生活质量。因此,获得瘙痒的精确数据能够很好地了解病人真实的健康状况[3]。此外,恰当地测量瘙痒强度对评估瘙痒治疗的有效性是非常关键的。尤其是在临床上,无论运用哪种测量或者评价方式都不仅仅要求测量准确,还要随着用药时间的变化追踪瘙痒强度的变化。只有上述这样做才能了解止痒治疗方案是否真的对病人有帮助。在这一章里,我们主要介绍常用于日常临床治疗或者研究的测量瘙痒强度的方法。

# 1　单一维度瘙痒严重程度评价量表

单一维度瘙痒严重程度评价量表,包括视觉模拟评分量表(Visual analogue scale,VAS)、数值评定量表(Numerical rating scale,NRS)、口头评定量表(Verbal rating scale,VRS)等都是瘙痒日常临床实践中常用的量表。此外,原先针对疼痛设计的评价量表也都被广泛应用到瘙痒的研究中来。尽管上述这些方法应用于瘙痒评估的时间已经很长了,但是到目前为止,这些方法都没有被完全认同或者被证实是可靠的。不过,瘙痒研究国际论坛的一个特别兴趣小组——临床瘙痒评分小组对这些方法提出了他们的观点,他们认为这些评估瘙痒的方法可应用于临床瘙痒病人的瘙痒评估,而且这些方法可提供可靠信息去帮助判断瘙痒的严重程度。这些方法还体现了不少优点,例如简单、易于快速应用,这点对于日常临床上对病人的疾病常规处置是非常重要的。上面也提及,现在已经证实这些方法在评估瘙痒时可以提供可靠、可重复的数据,大家对它们都非常熟悉而且对它们的特点也很了解[4-5]。

视觉模拟评分量表是利用一条水平 10 厘米的轴线,上面标注有分值,病人可以直接指出所在位置的分数来评价自身的瘙痒程度。数值评定量表把瘙痒强度分为 10 个等级,分别对应设为 0~10 分。口头评定量表是另一种评分工具,把瘙痒分为 0~4 分 5 个等级,分别是没有瘙痒 0 分、轻微瘙痒 1 分、中等瘙痒 2 分、严重瘙痒 3 分、最严重的瘙痒 4 分。根据国际惯例,口头评定量表和数值评定量表在应用时需要给患者解释清楚,最开始或者最低等级是 0 分,表示没有瘙痒,终末(10 分)等同于可以想象到的最强烈的那种瘙痒[6]。但是,这些瘙痒评分工具也存在严重的缺陷与不足,例如这些评分方法都是主观的,单一维度的(仅仅评估瘙痒强度),也没有能够与瘙痒其他的临床特征关联起来,例如持续时间和瘙痒部位。而且,这些方法也没有评估瘙痒对病人生活或者健康的影响。此外,应用这些方法的时候,还需要对病人进行详细的指导(所以这些方法不适合有精神障碍的病人或者特别小的孩子)。最后,应用这些方法非常依赖于病人的记忆。尽管有这么多不足,但是这些方法简单、迅捷,它们成了瘙痒评估的重要工具,所以,临床上也应该将它们纳入应用范围[1]。

目前,在使用这些方法的时候,存在争议的是视觉模拟评分量表或者口头评定量表的最适宜检查频率。有研究建议应该像病人的日志一样,每次对瘙痒病人进行随访的时候都应进行测量评估。根据最近大家达成的共识,如果临床上应用这些方法对瘙痒进行评估,最好用来评估瘙痒的平均强度以及瘙痒的最大强度[1]。根据我们的经验以及前期的研究数据,瘙痒强度应该每天测量两次,一次在早晨,一次在夜晚(除非有比较特殊要求的瘙痒,才改变测量的次数与频率),这样的测试频率已经足够提供有效的瘙痒数据,也不用过度浪费病人的时间。当病人到医院看病,医生运用视觉模拟评分量表或者口头评定量表这两种方法去评价病人瘙痒程度的时候,一般建议评价至少持续 3 天。

如上所述,视觉模拟评分量表、数值评定量表这两种方法已经被认为是可以精确评价瘙痒的工具。这两种评价方法的测量结果显示有高度的相关性(相关系数达到 0.85),它们与口头评定量表的测量结果也有高度相关性[4-5]。虽然数值评定量表的平均分数要比视觉模拟评分量表稍微高一点点,但是统计学上却有显著性差异[4-5]。虽然细小的差别在临床上并没有那么重要,但是专家还是建议不要在评价瘙痒的时候交互使用上述两种评价方式。基于过去的研究,视觉模拟评分量表的分数可以做如下的分类转换:>0 分、<3 分可认为属于轻微瘙痒,≥3 分、<7 分属于中等瘙痒,≥7 分、<9 分属于强烈瘙痒,≥9 分属于剧烈瘙痒[5](图6.1)。这种评价的转换得到了日本科学家的认同,德国的一项大型的研究在利用视觉模拟评分量表与数值评定量表的时候也运用了这种转换方式[7-8]。最近,我们研究组与斯坦德(S)教授研究组合作,尝试去确定视觉模拟评分量表与数值评定量表之间的最小临床意义变化值(Minimal clinically important difference)。根据定义,最小临床意义变化值是指病人描述或者报告的在临床上病人可以感知的并且具有临床意义的最小变化。依据我们的研究结果,我们建议视觉模拟评分量表与数值评定量表之间最小临床意义变化值是 2~3 分[9]。值得注意的是,最近 van Laarhoven 等人的研究也提示[10],应用视觉模拟评分量表与数值评定量表对没有任何措施的瘙痒进行评分,比给予止痒安慰剂的分数要高。他们发现给予安慰剂后,视觉模拟评分量表的分值要比原来下降 1.3 分。

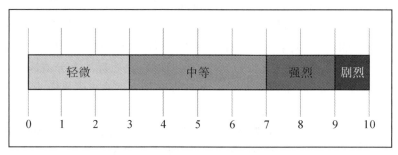

**图 6.1 视觉模拟评分量表分值转化分类**

## 2 调查问卷

研究者设计了多种调查问卷对瘙痒进行测量和描述其特点。有些调查问卷比较短而且简单,比如瘙痒严重程度量表[11],5 - D 瘙痒量表[12],以及我们研究组设计的 4 -项瘙痒调查问卷[13]。有些调查问卷则比较复杂,而且包含病人详细的病历记录(询问的问题包括瘙痒的程度、临床评分、瘙痒部位分布等),但是这些问卷和埃普多夫瘙痒调查问卷一样,比较耗费时间[14-15]。虽然已经有不少的瘙痒调查问卷,但是截至目前,没有哪一个问卷是得到大家广泛认可的。还有一个不被大家认可的重要原因是不同的瘙痒调查问卷的调查对象与范围都不尽相同,例如调查对象的界定以及数量。因此,IFIS 建立了特别兴趣小组去评估各个问卷的差异,尽可能协调各个问卷的不足,这个小组希望能建立一个包含各个维度的调查问卷,供大家方便使用。

如果有一款通用的瘙痒调查问卷,将会帮助我们方便地比较不同研究组在不同地区的瘙痒相关研究。根据特别兴趣小组的调查,理想的调查问卷应该既考虑照顾到患者方面(瘙痒问卷应该容易理解、容易完成),也考虑到研究者方面(问卷应该提供瘙痒重要特征的相关信息、可以区分不同种类的瘙痒),同时还要考虑临床实践的需要(问卷应该容易获得检测结果,也能体现在患者患病整个过程中不同时间段瘙痒程度的差异)[16]。因此,有研究者建议问卷应该包含以下内容:瘙痒的部位、持续时间、瘙痒发生的频率、瘙痒的强度、瘙痒的主观感受情况、抓挠响应情况、造成瘙痒的起始因素、加重因素、减轻因素,情绪问题、残疾、对瘙痒的认知、瘙痒患者的生活质量以及应对措施、以前以及当前抗瘙痒的治疗方法等。

调查问卷也可以用来评估患者在治疗瘙痒期间的治疗效果。这个特别的问卷作用来自临床观察:不同的患者对治疗有不同的期望值,而且他们在治疗之前会明确表明自己的治疗目标。很多年前来自德国皮肤健康服务研究中心(CVderm)的研究者构建一个病人瘙痒受益指数问卷(Patient benefit index-itch,PBI-P)。这个问卷由两部分组成,一个是病人需求调查问卷,另一个是病人受益调查问卷。在病人需求调查问卷中,病人可以评估不同治疗方案预期目标的差异。在治疗完毕后,进行病人受益问卷调查,他们需要评价抗瘙痒治疗帮助他们达到治疗目标的程度。这个评价用 5 分评分标准进行,从无效"0 分"到非常有效"4 分"。基于治疗结果,病人瘙痒受益指数问卷也把最终的结果用 0～4 分来评价,从无效的"0 分"到非常有效的"4 分"。如果利用加权算法计算病人受益指数,那么比较强调病人的目标,因为病人的目标对治疗效果判断非常重要,病人的目标最终会影响病人受益指数的计算结果[17]。

## 3　感觉阈值的测量

研究提示,很多病人承受慢性瘙痒痛苦困扰的原因来自皮肤上神经纤维密度的增加以及刺激痒觉产生的阈值下降。此外,少部分慢性瘙痒病人的小神经纤维功能异常也是慢性瘙痒的原因之一。因此,通过电生理手段测量感觉的阈值是评价病人的一种可行的新手段,而且这种手段越来越受到研究者的关注。如果这种研究方法可行的话,对不同感觉阈值的测量可能将会帮助我们评估病人慢性瘙痒的状况。因为感觉阈值越低则瘙痒感觉越强。

测量阈值的方法有多种,其中一种方法就是给予病人的神经不同频率以及不同强度的电流刺激,并观察病人第一次接受不同刺激的反应。依据最近研究的数据,研究者认为测量病人的实际感觉阈值对评估病人的瘙痒非常有价值。但是,还需要更进一步的研究去明确阈值测量的具体实用价值。在研究特应性皮炎和银屑病的时候,研究者观察到 5 赫兹的交流电刺激产生的感觉阈值与瘙痒的强度呈显著的相关关系[18]。研究者认为 5 赫兹的交流电可以激活大部分的 C 类感觉神经纤维,而这种神经纤维则是传递瘙痒感觉的重要神经纤维[19]。因此,我们可以利用 5 赫兹的交流电刺激获得皮肤 C 类感觉纤维的兴奋性阈值。但是,需要强调的是,不同病人的感觉阈值差别巨大,正确的信息可能会被隐藏而干扰到测量结果,这就限制了它在临床上的运用。因此,确定测量值的参考范围需要谨慎小心。

## 4　瘙痒行为的测量

瘙痒被定义为一种不愉快的感觉,且能引起抓挠的欲望,测量抓挠行为可以帮助我们判别瘙痒的强度。因为从逻辑上来说,瘙痒病人的瘙痒程度越严重,抓挠的次数自然要比瘙痒程度轻的病人多。但是话又说回来,病人个体之间对瘙痒刺激所表现出来的抓挠反应也存在巨大的差异。此外,某些比较严重的瘙痒疾病(例如羟乙基淀粉输液造成的瘙痒),病人试图忍着不抓挠反而会加重瘙痒。更重要的是,抓挠会被各种外在的因素所影响,可能会进一步影响人们对瘙痒严重程度的正确评估。尽管有诸多限制,但是研究者还是制订了不少针对人与动物的抓挠行为学测量方法,并运用这些方法对瘙痒的强度进行评估[20-21]。下面这几种是常用的方法:

(1) 观察或者计算抓痕、苔藓样面积。

（2）测量手脚运动情况（通过压力传感器或者电磁检测器检测或者监测前臂肌肉电位以及手腕活动）。

（3）红外线录像抓挠暴发或者发生的情况。

（4）对抓挠的声音轻重进行评估。

（5）利用指甲振动传感器或者抓挠计数器测量抓挠次数。

最常用的评估瘙痒的方法是一种电动的爪子移动的计数器。它可以测量老鼠除了睡眠之外的各种活动。尽管这种仪器比之前的方法有很大的进步，但是应用的时候也受到了限制。到目前为止，只有极少数的瘙痒研究证实这种瘙痒的评估方法[20,22-25]。Murray 和 Rees[22]观察了 117 名患有特应性皮炎、银屑病、胆汁淤积、痴呆等疾病的病人，这些病人都有瘙痒症状，他们瘙痒的 VAS 评分与上述方法记录的抓挠行为没有相关性。而且，Bringhurst 等人的研究[20]也同样发现 VAS 评分与上述方法记录的抓挠行为没有相关性。与上述的研究者类似，我们最近的研究观察到记录仪记录的抓挠行为与用 VAS 和瘙痒调查问卷评估的瘙痒强度的关联性也很低[24]。更重要的是，记录仪记录的抓挠行为的改变与瘙痒病人的生活质量改善相关性比其他瘙痒的评估方法要差。此外，Wootton 等人对 336 名湿疹儿童（年龄6 个月～16 岁）的调查表明，当活动记录仪记录的抓挠行为作为客观指标的时候，它不能和疾病的严重程度或者生活质量的评估有很好的相关性，对抓挠行为时间变化也不能很好的记录[25]。上述研究的研究者发现很难区分结果中哪些是湿疹抓挠行为，哪些是非湿疹其他行为（也可以叫做躁动行为）。这些非湿疹躁动行为可能与噩梦、焦虑、共病、夜间温度等相关。因此，未来的研究需要去验证活动记录仪在痒觉研究中的作用并且改善对病人监视过程的数据结果分析。

总之，准确恰当地评估瘙痒仍然是一个具有挑战性的议题。不同的评估方法已经有了长足的进步，但是，所有方法都有局限性，任何的瘙痒强度数据都需要谨慎的解释与分析。尽管瘙痒测量工具存在局限性，但是我们还是要大力推荐它在日常实践中的应用。因为它还是很有价值的，可以帮助我们恰当地评估瘙痒患者的临床症状。在日常的实践中，我们推荐至少使用 VAS 或者 NRS，因为它们测量瘙痒强度相对快速和可信。但是，为了改善瘙痒研究中对瘙痒的评估，我们还是推荐至少使用两个独立的方法，因为这样，可以帮助增加瘙痒评估的有效性。

（伍冠一 译，陈曦 校）

**参考文献**

[1] Ständer S, Augustin M, Reich A, Blome C, Ebata T, Phan N Q, Szepietowski J C; International Forum for the Study of Itch Special Interest Group Scoring Itch in Clinical Trials: Itch assessment in clinical trials: consensus reco mmendations from the International Forum for the Study of Itch(IFSI) Special Interest Group Scoring Itch in Clinical Trials. Acta Derm Venereol 2013;93:509 - 514.

[2] Ständer S, Blome C, Breil B, Bruland P, Darsow U, Dugas M, Evers A, Fritz F, Metz M, Phan N Q, Raap U, Reich A, Schneider G, Stench S, Szepietowski J, Weisshaar E, Augustin M: Assessment of itch-current stan dards and implications for clinical practice: consensus paper of the Action Group Itch Parameter of the International Working Group on Itch Research(AGP)(in German). Hautarzt 2012;63: 521 - 522, 524 - 531.

[3] Reich A, Hrehorów E, Szepietowski J C: Itch is an importan t factor negatively influencing the well-

being of psoriatic patients. Acta Derm Venereol 2010;90:257 - 263.

[4] Phan N Q, Blome C, Fritz F, Gerss J, Reich A, Ebata T, Augustin M, Szepietowski J C, Ständer S: Assessment of itch intensity: prospective study on validity and reliability of the visual analogue scale, numerical rating scale and verbal rating scale in 471 patients with chronic itch. Acta Derm Venereol 2012;92:502 - 507.

[5] Reich A, Heisig M, Phan N Q, Taneda K, Takamori K, Takeuchi S, Furue M, Blome C, Augustin M, Ständer S, Szepietowski J C: Visual analogue scale: evaluation of the instrument for the assessment of itch. Acta Derm Venereol 2012;92:497 - 501.

[6] Furue M, Ebata T, Ikoma A, Takeuchi S, Kataoka Y, Takamori K, Satoh T, Saeki H, Augustin M, Reich A, Szepietowski J, Fleischer A, Blome C, Phan N Q, Weisshaar E, Yosipovitch G, Ständer S: Verbalizing extremes of the visual analogue scale for itch: a consensus statement. Acta Derm Venereol 2013;93:214 - 215.

[7] Kido-Nakahara M, Katoh N, Saeki H, Mizutani H, Hagihara A, Takeuchi S, Nakahara T, Masuda K, TamagawaMineoka R, Nakagawa H, Omoto Y, Matsubara K, Furue M: Comparative cut-off value setting of itch intensity in visual analogue scale and verbal rating scale. Acta Derm Venereol 2015;95: 345 - 346.

[8] Reich A, Chatzigeorkidis E, Zeidler C, Osada N, Mędrek K, Szepietowski J C, Ständer S: Cut-off values of the visual analogue scale(VAS) and numeric rating scale(NRS) in itch assessment. Acta Derm Venereol 2015;95:889.

[9] Reich A, Riepe C, Anastasiadou Z, Mędrek K, Augustin M, Szepietowski J, Ständer S: Itch assessment with visual analogue scale(VAS) and numeric rating scale(NRS): determination of minimal clinically importan t difference(MCID) in chronic itch. Acta Derm Venereol 2016, Epub ahead of print.

[10] van Laarhoven A I, van der Sman-Mauriks I M, Donders A R, Pronk M C, van de Kerkhof P C, Evers A W: Placebo effects on itch: a meta-analysis of clinical trials of patients with dermatological conditions. J Invest Dermatol 2015;135:1234 - 1243.

[11] Majeski C J, Johnson J A, Davison S N, Lauzon C J: Itch Severity Scale: a selfreport instrument for the measurement of itch severity. Br J Dermatol 2007;156:667 - 673.

[12] Elman S, Hynan L S, Gabriel V, Mayo M J: The 5 - D Itch Scale: a new measure of itch. Br J Dermatol 2010;162:587 - 593.

[13] Reich A, Mędrek K, Szepietowski J C: Four-item itch questionnaire-validation of questionnaire. Przegl Dermatol 2012;99:600 - 604.

[14] Darsow U, Mautner V F, Bro mm B, Scharein E, Ring J: The Eppendorf Pruritus Questionnaire(in German). Hautarzt 1997;48:730 - 733.

[15] Darsow U, Scharcin E, Simon D, Walter G, Bro mm B, Ring J: New aspects of itch pathophysiology: component analysis of atopic itch usin g the 'Eppendorf Itch Questionnaire'. Int Arch Allergy I mmunol 2001;124:326 - 331.

[16] Weisshaar E, Gieler U, Kupfer J, Furue M, Saeki H, Yosipovitch G; International Forum on the Study of Itch: Questionnaires to assess chronic itch: a consensus paper of the special interest group of the International Forum on the Study of Itch. Acta Derm Venereol 2012;92:493 - 496.

[17] Blome C, Augustin M, Siepmann D, Phan N Q, Rustenbach S J, Ständer S: Measuring patient-relevant benefits in itch treatment: development and validation of a specific outcomes tool. Br J Dermatol 2009;161:1143 - 1148.

[18] Krżyzanowska M, Muszer K, Chabowski K, Reich A: Assessment of the sensory threshold in patients

with atopic dermatitis and psoriasis. Postepy Dermatol Alergol 2015;32:94 - 100.

[19] Koga K, Furue H, Rashid M H, Takaki A, Katafuchi T, Yoshimura M: Selective activation of primary afferent fibers evaluated by sin e-wave electrical stimulation. Mol Pain 2005;1:13.

[20] Bringhurst C, Waterston K, Schofield O, et al: Measurement of itch usin g actigraphy in pediatric and adult populations. J Am Acad Dermatol 2004;51:893 - 898.

[21] Yngman-Uhlin P, Johansson A, Fernström A, et al: Fragmented sleep: an unrevealed problem in peritoneal dialysis patients. Scand J Urol Nephrol 2011; 45:206 - 215.

[22] Murray C S, Rees J L: Are subjective accounts of itch to be relied on? The lack of relation between visual analogue itch scores and actigraphic measures of scratch. Acta Derm Venereol 2011;91:18 - 23.

[23] Bender B G, Ballard R, Canono B, et al: Disease severity, scratching, and sleep quality in patients with atopic dermatitis. J Am Acad Dermatol 2008;58:415 - 420.

[24] Domagała A, Reich A: Antihistamines in the treatment of psoriatic itch: a doubleblind placebo-controlled pilot study. Acta Derm Venereol 2015;95:885.

[25] Wootton C I, Koller K, Lawton S, et al: Are accelerometers a useful tool for measuring disease activity in children with eczema? Validity, responsiveness to change, and acceptability of use in a clinical trial setting. Br J Dermatol 2012; 167:1131 - 1137.

# 第 7 章　瘙痒治疗与管理:基本原则

Laurent Misery

Department of Dermatology, University Hospital of Brest,

and Laboratory of Neurosciences of Brest,

University of Western Brittany, Brest, France

**摘要**　瘙痒像疼痛一样,会不断发生变化与加剧,需要进行相应的治疗。在这种情况下,对瘙痒进行治疗的第一原则是进行准确的诊断,这有助于我们建立病因导向的治疗策略。在某些情况下,治疗病因的可能性不大,例如不知道发病原因,发病原因多种,或者按照病因治疗有效性差,不能完全减轻瘙痒症状。因此,我们还需要根据症状进行治疗。对所有病人来说,心理上的辅导以及切合实际情况的评估措施是非常有帮助的。总之,一般的治疗原则和指导意见对病人而言是需要的,但是以病人为中心的个人护理仍然是整个治疗的基础。

## 引言

不管是慢性或者急性瘙痒患者,它们的生活都会因瘙痒而受到极大影响,例如睡眠、社会生活、性生活、精神生活等,甚至是每天的每时每刻都会受到瘙痒的困扰[1]。全球疾病负担(Global burden of diseases study)研究表明,皮肤病作为非致命性疾病排在第四位,而皮肤病的瘙痒症状在其中则扮演了最重要的角色[2]。最近,欧洲针对 4 995 名患者进行了一项关于皮肤病负担的大型流行病学调查[3]。调查结果显示,如果用皮肤病生活质量指数(Dermatology life quality index)去评估的话,大约 60% 的病人存在瘙痒,而只有 25% 不存在瘙痒。举个例子,以银屑病为例,医生有时候并不认为瘙痒是银屑病病人最主要的症状,但是最近的研究表明,瘙痒确实是银屑病病人最难以忍受的症状[4]。

瘙痒像疼痛一样,是一个充满挑战的疾病或者症状,必须进行相应的治疗。对瘙痒进行治疗的第一原则就是对它进行准确的诊断,并根据它的病因提出治疗策略。但是,在某些情况下,根据病因进行治疗的可能性并不大,例如发病原因不明,发病原因多种,或者按照病因治疗不能有效减轻瘙痒症状等。因此,有时候我们也应该根据瘙痒的不同阶段,针对症状进行治疗。对于所有瘙痒病人而言,心理的安慰和支持是对治疗的莫大帮助。以下是针对慢性瘙痒患者的一般建议(参见表 7.1)。

**表 7.1　对慢性瘙痒治疗与管理的一般建议**

保持身体体温不要过高
保持环境凉爽但是不干燥
温水淋浴或者洗浴
避免含酒精的饮料,热和/或辛辣的食物
穿着天然材质的清爽衣服
使用 pH 为 5.5 的护肤品

# 1 根据瘙痒的病因进行治疗

虽然在本书的其他章节已经详细地介绍诊断的方法和治疗细节,但是,我们还是要强调根据病因进行治疗是治疗瘙痒的第一选择。根据文献数据以及专家共识,欧洲治疗指南列出了治疗瘙痒的具体治疗方法。由于疾病潜在的病因存在多种可能,基于这一情况,一般不推荐单一的治疗方法,对任何一种类型的瘙痒都应制定针对性的治疗方案[5]。尤其是一些特别患者群体,例如老人、孕妇、儿童肾功能不全以及肝功能不全的患者,这些患者的瘙痒治疗方案要根据具体的情况做相应的改变。

# 2 根据瘙痒的症状治疗

由于瘙痒的症状非常多样且复杂,病因也多种多样,而且也没有非常明确的预后指标[5],因此,目前在这一领域,临床随机对照试验并不多,已经报告的临床随机对照试验的结果也常常会出现争议或者矛盾。

更复杂的是,瘙痒治疗的研究出现了大量的安慰剂效应以及反安慰剂效应。一项 Meta 分析发现,安慰剂组与对照组(效应量 0.55)相比可以显著降低瘙痒(1.3 分,满分 10,95% 可信区间 1.02~1.61),这提示在对患者进行瘙痒治疗的时候必须要考虑安慰剂效应[6]。与疼痛的治疗相似[7],瘙痒治疗也可能出现这样一种状况:安慰剂效应(和反安慰剂效应)在整个治疗过程中会不断增加。因此,治疗瘙痒必须要很好地理解以及认清这一状况。此外,研究已经证实个人心理特征和人格特质在结果预期的消极作用方面也扮演了重要角色[8],但是除了心理特征和人格特质,还存在其他更多影响预期的因素。

## 2.1 局部治疗方法

局部麻醉剂可以使用,例如苯佐卡因、利多卡因、帕莫辛、丙洛卡因等,但这些药物效果短暂。聚酯醇、薄荷醇及其衍生物药效要更长一些。

糖皮质激素最好不要作为长期用药,或者只在治疗原发性皮肤疾病的时候使用,其他情形一般不建议使用。使用糖皮质激素不是一种针对瘙痒症状的治疗方法。此外,重复使用糖皮质激素可能会加重瘙痒[9]。

相反,局部使用钙调神经磷酸酶抑制剂可以作为针对症状的治疗方式,例如他克莫司和吡美莫司。实际上,它们的效应不仅仅局限于特殊的免疫效应,还具有神经效应[10]。他克莫司和吡美莫司对某些疾病产生的局部性瘙痒非常有效,这些疾病包括免疫系统相关疾病特应性皮炎以及其他的疾病如肾病瘙痒[5]。不过使用它们的时候,这些药品的副作用必须谨慎对待。

辣椒素也是一种局部治疗药物,它是一种 $TRPV_1$ 的激动剂。局部使用辣椒素,可以激活 C 类神经纤维并释放神经递质,释放的神经递质能够引起红斑或灼热感。重复给予辣椒素会导致快速耐受以及神经纤维收缩,最终灼热感消失[11]。辣椒素对局部性的慢性瘙痒非常有效,但是也有患者抱怨存在副作用,因此它的使用受到了限制[5]。由于与神经相关,因此神经病理性瘙痒治疗的研究者对辣椒素的使用比较感兴趣[12]。

三环类抗抑郁药是另外一类局部使用药物。在双盲的研究中发现,含 5% 三环类抗抑郁药多虑平的乳膏具有止痒作用,但是使用它可能导致接触性过敏的风险增加,因此它的使用也受到限制[5]。针对薄荷醇和樟脑的研究也显示,它们具有止痒作用,但是研究推测,它们可能也会引起过敏反应。局部使用大麻素受体激动剂也具有止痒作用,但是目前临床上还没有任何有说服力的试验验证过大麻素受体激动剂的止痒作用。水杨酸的应用也是如此,由于缺乏相关的研究,因此不推荐局部使用此药物。

对于瘙痒患者而言,其他的一些局部药物可能也会有效,但是由于缺乏临床相关的研究数据,因此很难区分它们的止痒效应是否是安慰剂效应。但不管怎么样,它们也并不是完全没有效果,有时候对一些病人可能有很好的效果(参见 Metz 和 Staubach 编写的第 8 章)。

### 2.2　全身性治疗方法

此部分内容在 Pongcharoen 和 Fleischer 负责的第 9 章节中也有描述。在治疗皮肤病疾病中,抗组胺药物是最常用的抗瘙痒药物。尽管如此,如果是非组胺依赖的瘙痒,组胺类药物不应该被当成是针对瘙痒症状的治疗药物。大多数的瘙痒是非组胺依赖,因此,这也是为什么抗组胺药物仅仅被应用于荨麻疹的治疗[5]。有镇静作用的抗组胺药物常被推荐用于夜间使用,可以帮助改善睡眠质量。抗组胺药物在某些情况下还具有抗胆碱的效应。糖皮质激素也不是一种全身性治疗瘙痒的药物。目前,并没有见到关于单独的全身性给予糖皮质激素对瘙痒进行治疗以及它的止痒效果的相关研究报道[5]。比较严重的病情可以短时应用皮质类固醇,但是药物治疗的时长最好不要超过两周[5]。因为这类药物对所有病人都会产生副作用。

阿片 μ 受体拮抗剂或 κ 受体激动剂可能是一类有效止痒药物,尤其是在治疗尿毒症瘙痒时效果比较好[13]。加巴喷丁和普瑞巴林也被推荐应用于治疗尿毒症瘙痒症和神经性瘙痒症[5]。此外,抗抑郁的药物也被推荐应用于瘙痒的治疗,可能是根据它们在精神方面的作用,研究者推测它们在药理上可能通过 5-羟色胺以及乙酰胆碱能神经通路对瘙痒产生作用。抗抑郁的药物主要被推荐用来治疗躯体瘙痒、肿瘤或胆汁淤积性瘙痒[5]。其他药物,如5-羟色胺受体拮抗剂、沙利度胺、白三烯受体拮抗剂、阿米瑞明或环孢菌素,有时也会被应用治疗瘙痒。

### 2.3　物理治疗方法

紫外线照射法被认为既是一种根据病因的治疗方法,也是一种根据症状的治疗方法[5]。因为,紫外线照射对神经末梢有损伤作用。此外,一项 Meta 分析研究发现:对于治疗瘙痒而言,针灸的方法与安慰针以及没有针灸的相比,止痒效果更好[14]。水疗治疗瘙痒的效果还没有被证实,但有病人报告水疗会显著改善瘙痒症状。更多细节见 Chan 和 Murrell 编写的第 10 章。

## 3　相关措施

病人应该关注减轻瘙痒的常见措施[5]。这些措施可以帮助改善病人瘙痒症状,并防止瘙痒加重。

现在已知酷热的环境或者高温会加重瘙痒,而凉或者温度适宜的环境会减轻瘙痒症状。瘙痒病人最好采取淋浴洗澡,不要泡澡,这样可以避免洗涤剂、香波以及其他刺激物对皮肤的刺激,可以选择一些温和的合成洗涤剂。很多患者喜欢润肤剂,确实润肤剂可以修复皮肤屏障,缓解皮肤的瘙痒,还可以阻断瘙痒—抓挠—更瘙痒的恶性循环。

关于衣服,瘙痒病人穿棉质的衣服要比羊毛类衣服好,宽松的衣服比紧身衣服好。其他的一些兴奋性物质例如酒精、咖啡、茶和香料等，瘙痒病人应该避免使用。此外，为了防止抓挠抓伤皮肤留下划痕，指甲应该剪短。

# 4  心理支持与辅导

心因性瘙痒是比较罕见的瘙痒疾病，但是瘙痒的心理评估是评价瘙痒的一个必不可少的部分[15]。瘙痒对心理的影响常常非常严重（可以参考 Evers 等人编写的第 11 章和 Szepietowski 和 Reich 编写的第 16 章）。因此，心理的辅导与支持是治疗瘙痒的重要组成部分。

对患者进行瘙痒治疗的时候，我们需要认真地考虑与对待"瘙痒—抓挠—更瘙痒"的恶性循环。此外，除了针对病因和症状的治疗策略，避免瘙痒也是我们的一种治疗策略。例如通过集中精神去抑制抓挠的反射，分心其他的事情，用其他替代的工具或者器械来抑制抓挠的坏习惯等[5]。

放松的各种方法以及相关知识的普及教育对慢性瘙痒尤其是特应性皮炎的治疗也是很好的补充[5]。

对那些存在抑郁的瘙痒病人，不管是何种原因造成瘙痒，心理治疗以及精神药物的使用对改善瘙痒症状都很有帮助。因此治疗这一类型的瘙痒，需要与心理精神学科的医生一起进行不同学科的共同合作[5,16]。瘙痒病后相关精神问题也同样需要治疗。例如抑郁症、焦虑症、睡眠障碍、性功能障碍都需要精神性辅导和/或药物干预。

# 5  结论

瘙痒症的治疗是非常困难的。由于慢性疾病的病因多样，因此帮助病人解除慢性瘙痒的痛苦就需要不同学科的共同努力。尽管不同类型的瘙痒与患者致病原因各不相同，但是仍然需要一些基本的治疗原则与指导意见。不管怎么样，以病人为中心的治疗与呵护是所有事情的基础。

（伍冠一  译，陈曦  校）

**参考文献**

[1] Misery L, Ständer S:Pruritus. London, Springer, 2010.

[2] Hay R J, Johns N E, Williams H C, Bolliger I W, Dellavalle R P, Margolis D J, Marks R, Naldi L, Weinstock M A, Wulf S K, Michaud C, Murray C, Naghavi M:The global burden of skin disease in 2010:an analysis of the prevalence and impact of skin conditions. J Invest Dermatol 2014; 134: 1527 - 1534.

[3] Dalg ard F J, Gieler U, Tomas-Aragones L, Lien L, Poot F, Jemec G B, Misery L, Szabo C, Linder D, Sampogna F, Evers A W, Halvorsen J A, Balieva F, Szepietowski J, Romanov D, Marron S E, Altunay I K, Finlay A Y, Salek S S, Kupfer J:The psychological burden of skin diseases:a cross-sec tional multicenter study among dermatological out-patients in 13 European countries. J Invest Dermatol 2015;135:984 - 991.

[4] Lebwohl M G, Bachelez H, Barker J, Girolomoni G, Kavanaugh A, Langley R G, Paul C F, Puig L, Reich K, van de Kerkhof P C:Patient perspectives in the management of psoriasis:results from the population-based Multinational Assessment of Psoriasis and Psoriatic Arthritis Survey. J Am Acad Dermatol 2014;70:871 - 881.

[5] Weisshaar E, Szepietowski J C, Darsow U, Misery L, Wallengren J, Mettang T, Gieler U, Lotti T, Lambert J, Maisel P, Streit M, Greaves M W, Carmichael A J, Tschachler E, Ring J, Ständer S: European guideline on chronic pruritus. Acta Derm Venereol 2012;92:563 - 581.

[6] Van Laarhoven A I, van der Sman-Mauriks I M, Donders A R, Pronk M C, van de Kerkhof P C, Evers A W:Placebo effectson itch: a meta-analysis of clinical trials of patients with dermatological conditions. J Invest Dermatol 2015;135:1234 - 1243.

[7] Tuttle A H, Tohyama S, Ramsay T, Ki mmelman J, Schweinhardt P, Bennett G J, Mogil J S: Increasing placeboresponses over time in US clinical trials of neuropathic pain. Pain 2015; 156: 2616 - 2626.

[8] Bartels D J, van Laarhoven A I, van de Kerkhof P C, Evers A W:Placebo and nocebo effects on itch: effects, mechanisms and predictors. Eur J Pain 2016; 20:8 - 13.

[9] Yamaura K, Doi R, Suwa E, Ueno K:Repeated application of glucos teroids exacerbates pruritus via inhibition ofprostaglandin D2 production of mast cells in a murine model of allergic contact dermatitis. J Toxicol Sci 2012;37:1127 - 1134.

[10] Pereira U, Boulais N, Lebonvallet N, Pennec J P, Dorange G, Misery L:Mechanisms of the sensory effects of tacrolimus on the skin. Br J Dermatol 2010; 163:70 - 77.

[11] Szolcsanyi J:Forty years in capsaicin research for sensory pharmacology and physiology. Neuropeptides 2004;38:377 - 384.

[12] Misery L, Brenaut E, Le Garrec R, Abasq C, Genestet S, Marcorelles P, Zagnoli F: Neuropathic pruritus. Nat Rev Neurol2014;10:408 - 416.

[13] Kumagai H, Ebata T, Takamori K, Muramatsu T, Nakamoto H, Suzuki H:Effect of a novel kappa-receptor agonist, nalfurafine hydrochloride, on severe itch in 337 haemodialysis patients: a phase III, randomized, double-blind, placebo-controlled study. Nephrol Dial Transplant 2010; 25:1251 - 1257.

[14] Yu C, Zhang P, Lv Z T, Li J J, Li H P, Wu C H, Gao F, Yuan X C, Zhang J, He W, Jing X H, Li M:Efficacy of acupuncturein itch: a systematic review and metaanalysis of clinical randomized controlled trials. Evid Based Complement Alternat Med 2015;2015:208690.

[15] Misery L, Alexandre S, Dutray S, Chastaing M, Consoli S G, Audra H, Bauer D, Bertolus S, Callot V, Cardinaud F, Corrin E, Feton-Danou N, Malet R, Touboul S, Consoli S M: Functional itch disorder or psychogenic pruritus: suggested diagnosis criteria from the French Psychodermatology Group. Acta Derm Venereol 2007;87:341 - 344.

[16] Schut C, Mollanazar N K, Kupfer J, Gieler U, Yosipovitch G:Psychological interventions in the treatment of chronic itch. Acta Derm Venereol 2016;96:157 - 161.

# 第8章 瘙痒治疗与管理：用于局部治疗的药物

Martin Metz[a]　Petra Staubach[b]

[a]Department of Dermatology, Venerology and Allergology,

Charité-Universitätsmedizin Berlin, Berlin, and

[b]Department of Dermatology, University Medical Center Mainz, Mainz, Germany

**摘要**　慢性瘙痒是炎症性皮肤病患者常见的症状，常常会伴随有皮肤干燥以及皮肤敏感。不管是什么原因造成的瘙痒，局部给药的策略不仅对治疗非常有帮助而且对于大部分病人实现瘙痒症状控制也是非常有必要的。好的局部治疗方式应该包含多种功能。基于皮肤状态的最好的基础治疗方式就是恢复皮肤屏障与帮助皮肤重新补充水分。充分考虑疾病特殊性的局部治疗策略对炎症皮肤的治疗是非常重要的，例如局部抗感染治疗就是特应性皮炎治疗的重要组成部分。最后，不管瘙痒患者疾病的基本情况如何，使用一些特殊的止痒药物可以帮助患者减轻瘙痒。本章我们主要归纳总结了一些治疗慢性瘙痒的局部治疗药物。

## 引言

局部治疗策略是治疗慢性瘙痒的重要组成部分，原因有以下几点：① 慢性瘙痒症患者经常受到皮肤轻度干燥或者重度干燥以及皮肤屏障被破坏的困扰。② 除了一些被许可用于治疗荨麻疹的抗组胺药之外，没有其他全身性药物被允许用于治疗瘙痒。③ 全身性药物可能会导致比较严重的副作用，但是如果通过直接给组织或者器官用药，例如皮肤，副作用可以避免。因此，对慢性瘙痒进行局部治疗可以帮助实现不同的功能。例如，对皮肤干燥以及皮肤破损患者，通过强制性措施减少皮肤干燥修复上皮屏障，它可以帮助打破瘙痒—抓挠的恶性循环，也有助于减少局部使用类固醇药物或全身性治疗。局部给药可以作为皮肤疾病的一种特殊的治疗方式，最终帮助患者改善慢性瘙痒的症状。最后，止痒药物可用于直接局部给药，改善患者的瘙痒症状。在这里，我们主要讨论常用的一些局部止痒药物。

## 1 基础性的治疗

对于慢性瘙痒患者而言，有效和持续的基础性治疗非常重要。即使慢性瘙痒的主要原因不一定来自皮肤，基础性治疗仍然可以帮助维持或恢复皮肤的屏障功能，并抑制由于皮肤干燥引起的瘙痒。如果病人已经出现皮肤干燥或者皮肤屏障被破坏，就需要基础性治疗。基础性治疗是瘙痒治疗方案中很重要的一环，即使在瘙痒间歇期也应持续治疗，这样可以打破瘙痒—抓挠的恶性循环[1]。

有效的基础性治疗可以改善患者的生活质量，并且可以间接地降低生活的经济成本。此外，基础性治疗可以减少局部类固醇的使用，从而减少可能产生的副作用。不幸的是，有效的基础性治疗往往给患者带来沉重的经济负担。因为慢性瘙痒病人无论是否存在其他基础疾病，他们通常是自己支付局部治疗费用。例如假设成年人全身涂抹的话，每次需要药物60克，如果每天两次，那么每月至少需要约3千克药物。由于患者的经济负担沉重，因此治疗瘙痒存在某种高风险，这种风险体现在治疗方法不能很好贯彻或者是用药不足量，这会导致病情的反复甚至是恶化[1]。

### 1.1　最佳的基础性治疗

基础性治疗方式的选择应该根据患者的皮肤状况以及患者潜在的皮肤疾病来进行。一般来说，皮肤越干燥，我们基础性治疗的药物含脂类成分应该越高。不管怎么样，脂类、水分以及湿度相互维持一个好的平衡状态对正确的基础性治疗是至关重要的[2]。例如，患者因为皮肤闭塞的效应，皮肤会非常干燥，皮肤的水分大部分丢失或者完全丢失，虽然皮肤脂类含量会比较高，但是患者的瘙痒会更加严重。因此对于大多数严重的瘙痒患者，推荐使用亲脂类基团药物，例如富含水分和甘油的疏水乳膏。不过，最好的基础性治疗还是要根据每一个病人的个人情况来制定，例如根据对身体局部的影响，皮肤的状况，刺激性药物的使用，基础性疾病，以及个人的偏好等[2]。尤其是皮肤特别干燥的患者，基础性治疗的舒适度也是需要考虑的，因为患者要定期强制性地使用相关的药物。

### 1.2　基础性治疗药物的常用活性成分

对于慢性瘙痒症，研究者建议局部使用含有尿素、氯化钠或甘油的药物，可以帮助增强其有益的效应。

尿素在皮肤病的治疗中已经应用了数十年。尤其是内源性尿素，它是一种天然保湿因子[3]，对皮肤的保湿有显著的效果。很多皮肤病，尤其是皮肤干燥症[4]，皮肤中保湿因子会大量丢失，因此外源性地加入尿素可以帮助保湿。一般推荐尿素使用的浓度是 5% ～10%。对于炎症皮肤，尿素使用的浓度要比较低，因为高的尿素可能引起皮肤的刺激反应以及灼烧的感觉。特别是特应性皮炎的儿童患者，他们对尿素特别敏感，尿素会引起叮咬的感觉。

氯化钠也可以帮助提高皮肤的含水量。在基本的治疗方法中，为了避免高浓度尿素的刺激性，氯化钠和尿素可以联合一起使用。

甘油也是一种局部治疗的药物有效成分，它常常应用于油水混用的乳膏，它的使用浓度是 5% ～10%。甘油可以通过减少骨髓蛋白-1 的方式增加细胞质的降解，这种效应对鱼鳞病患者尤其有帮助[5-6]。但是总的来说，甘油补水的效果不如相似浓度的尿素好。

虽然上述药物不能直接降低或者抑制瘙痒，但是它们对于保持或者恢复皮肤屏障是至关重要的，因为可以帮助打破瘙痒—抓挠的恶性循环。

## 2　针对疾病的局部治疗策略

皮肤病常伴随瘙痒，40% ～50% 的皮肤病病人存在慢性瘙痒[7-8]。大约有 1/4 的皮肤病病人出现严重的瘙痒[7]。一些慢性瘙痒疾病，如特应性皮炎、银屑病、苔藓状皮肤增厚以及其他疾病等，这些疾病患者大部分都受到慢性瘙痒的困扰，而且还严重地影响生活质量[9-11]。因此有效的局部治疗策略对高效地抑制慢性瘙痒是绝对有必要的。对于一些特殊的皮肤病，治疗瘙痒的局部药物要根据病种的不同、炎症治疗的程度选择具有抗细菌、抗真菌作用的维生素 A、维生素 D 类似物。有些患者，虽然针对皮肤病的治疗可以改善其皮肤的损伤，看起来皮肤恢复了，但是不能减轻他们的瘙痒症状。因此，还需要给予局部或者全身性的抗瘙痒治疗。

由于炎症性皮肤疾病常常伴随慢性瘙痒，因此在治疗病人炎症的时候常常需要局部使用皮质类固醇或钙调神经磷酸酶抑制剂，这些药物也被当作是止痒药物。虽然，皮质类固醇或钙调神经磷酸酶抑制剂直接止痒效果一般,但是很多临床研究都观察到皮质类固醇或钙调神经磷酸酶抑制剂治疗炎症皮肤的瘙痒效果却很好。因此,很多大型的临床试验和调查研究都开展了皮质类固醇或钙调神经磷酸酶抑制剂止痒机制研究。例如,有研究发现甲泼尼龙醋酸酯可以减轻特应性皮炎患者[12-13]和过敏性接触性皮炎患者的瘙痒[14]。也有研究证明吡美莫司和他克莫司可以缓解特应性湿疹患者的瘙痒[15-16]。

由于慢性的皮肤病治疗需要较长的时间和反复使用类固醇,因此推荐使用效果较好的类固醇药物,例如丙酸氟替卡松、醋酸甲泼尼龙或糠酸莫米松[17]。值得注意的是,皮质类固醇或钙调神经磷酸酶抑制剂可以改善炎症皮肤的瘙痒症状,但是不能完全抑制瘙痒[18]。所以一般而言,皮质类固醇或钙调神经磷酸酶抑制剂主要应用于炎症性皮肤疾病的瘙痒,不能作为止痒药应用于非炎症的皮肤疾病。

## 3　针对瘙痒的局部治疗策略

目前,还没有局部治疗瘙痒的药物获得认证或者认可。但是,也有证据表明存在一些活性成分在局部应用中具有直接止痒效果。由于缺乏这些活性成分治疗瘙痒成效的临床随机对照试验,因此这些局部应用的药物并不能完全被认可。

### 3.1　辣椒素

辣椒素是从辣椒中分离出来的一种成分。如果局部给予辣椒素,开始的时候会引起一些不适,例如灼热感和暖感。辣椒素可以激活瞬时受体电位通道 $V_1$(TRPV$_1$)。TRPV 常常在角化细胞和皮肤中的感觉神经纤维上表达,激活 TRPV$_1$ 会导致感觉神经末梢释放神经肽,例如 P 物质[19-20]。辣椒素通常使用的浓度在 $0.025\% \sim 0.1\%$,如果持续使用辣椒素,数天后辣椒素产生的灼烧感以及疼痛和瘙痒的感觉会逐渐减轻。临床随机对照试验显示在慢性瘙痒治疗中采用这种治疗很有效,特别是局部给药方式效果会更好[21]。但是这种治疗方式最大的缺点是病人依从性较差,因为最开始使用时或者偶发的灼烧感会让患者很难受,而且每天给药至少 5 次。另一种使用方法是局部使用 8% 的辣椒素贴剂治疗神经病理性瘙痒。最近,有很多新的不同病例报道和连续治疗的病例报道,认为治疗神经病理性瘙痒,单独给予高剂量辣椒素贴剂的效果也非常好[22-24]。

### 3.2　局部麻醉

局部麻醉剂可以通过皮肤上不同的受体产生不同作用进而影响疼痛或者瘙痒相关的疾病。有研究报道,一些常规的药物例如普拉莫辛、利多卡因,苯佐卡因等对慢性瘙痒具有止痒效果[25-27]。这些药物虽然持续的时间比较短暂,但是,可能会影响皮肤的某些感觉,因此麻醉类药物不适合皮肤大面积的使用。

在常规或者一般治疗中,波利多醇常被当作止痒药物使用,而当初这个药物是被当作局部麻醉药物来使用的。不过,最新的研究并不完全认可这样的做法[28]。对于针对的组胺依赖以及 PAR - 2 非组胺依赖的瘙痒的实验研究发现,波利多醇比安慰剂更有效地降低了瘙痒。

### 3.3　薄荷醇和樟脑

薄荷醇和樟脑是植物源的天然产物,也常被用作止痒药物。慢性瘙痒治疗指南中也有提及这两种药物[29-30]。这两种药物都通过激活 TRP 通道产生效应:薄荷醇可以激活冷受体 TRPM$_8$,樟脑可以激活温热受体 TRPV$_3$[31]。有研究报道,$1\% \sim 3\%$ 薄荷醇和 2% 樟脑对短暂减轻瘙痒非常有效[2]。

### 3.4　大麻素受体激动剂

内源性大麻素可以应用在皮肤上,它具有抗炎、镇痛作用。这种作用是通过激活皮肤的角化细胞、肥大细胞、神经纤维终末上的大麻素受体实现的[32-33]。在一项大型的没有对照组的研究中发现,大麻素 CB2 受体的激动剂 N-羟乙基棕榈酰胺可以有效治疗瘙痒[34]。

### 3.5　还在试验阶段的局部药物

令人惊讶的是,到目前为止,只有极少数的药物进行了止痒有效性的相关研究。对于皮肤源性的瘙痒患者,最开始想到的治疗方法是局部治疗的方法,因为这样很大程度上可以避免全身性治疗带来的副作用。应用神经激肽受体阻断剂,例如神经激肽-1 受体阻断剂就很接近上述的治疗思想。但是,很遗憾的是,最近研究报道神经激肽-1 受体阻断剂治疗瘙痒的效果有限[35]。适合的各种药物必须进行随机对照试验才能确定治疗瘙痒的最终解决方案。最近也有研究报道,临床随机对照试验发现银屑病患者局部使用的 TrkA 激酶抑制剂可以有效治疗瘙痒[36]。这项试验的作者推测,这个药物对于治疗慢性瘙痒可能是一线药物。最近,还有研究报道口服磷酸二酯酶-4 抑制剂可以有效地减轻银屑病患者的瘙痒[37]。目前,研究者正在对局部应用磷酸二酯酶-4 抑制剂治疗特应性皮炎的止痒效果进行相关的研究。

(陈曦　译,伍冠一　校)

**参考文献**

[1] Staubach P, Lunter D J: Basic or maintenance therapy in dermatology. Appropriate vehicles, possibilities and limitations(in German). Hautarzt 2014;65:63 - 72; quiz 73 - 74.

[2] Staubach P, Metz M: Magistral formulations and pruritus therapy-what is established, what is confirmed, what is new? J Dtsch Dermatol Ges 2013;11:1049 - 1055.

[3] Harding C R, Watkinson A, Rawlings A V, Scott I R:Dry skin, moisturization and corneodesmolysis. Int J Cosmet Sci 2000;22:21 - 52.

[4] Feng L, Chandar P, Lu N, Vincent C, Bajor J, McGuiness H:Characteristic differences in barrier and hygroscopic properties between normal and cos metic dry skin. II. Depth profile of natural moisturizing factor and cohesivity. Int J Cosmet Sci 2014;36:231 - 238.

[5] Blanchet-Bardon C, Tadini G, Machado Matos M, Delarue A:Association of glycerol and paraffin in the treatment of ichthyosis in children:an international, multicentric, randomized, controlled, double-blind study. J Eur Acad Dermatol Venereol 2012;26:1014 - 1019.

[6] Rawlings A, Harding C, Watkinson A, Banks J, Ackerman C, Sabin R:The effect of glycerol and humidity on desmosome degradation in stratum corneum. Arch Dermatol Res 1995;287:457 - 464.

[7] Verhoeven E W, Kraaimaat F W, van de Kerkhof P C, van Weel C, Duller P, van der Valk P G, van den Hoogen H J, Bor J H, Schers H J, Evers A W:Prevalence of physical symptoms of itch, pain and fatigue in patients with skin diseases in general practice. Br J Dermatol 2007; 156:1346 - 1349.

[8] Wolkenstein P, Grob J J, Bastuji-Garin S, Ruszczynski S, Roujeau J C, Revuz J; Société Française de Dermotologie:French people and skin diseases:results of a survey usin g a representative sample. Arch Dermatol 2003;139:1614 - 1619; discussion 1619.

[9] Blume-Peytavi U, Metz M:Atopic dermatitis in children:management of pruritus. J Eur Acad Dermatol Venereol 2012;26(suppl 6):2 - 8.

[10] Wright A, Wijeratne A, Hung T, Gao W, Whittaker S, Morris S, Scarisbrick J, Beynon T: Prevalence and severity of pruritus and quality of life in patients with cutan eous T-cell lymphoma. J Pain Symptom Manage 2013;45:114 – 119.

[11] Yosipovitch G, Goon A, Wee J, Chan Y H, Goh C L: The prevalence and clinical characteristics of pruritus among patients with extensive psoriasis. Br J Dermatol 2000;143:969 – 973.

[12] Bieber T, Vick K, Folster-Holst R, Belloni-Fortina A, Stadtler G, Worm M, Arcangeli F: Efficacy and safety of methylprednisolone aceponate ointment 0. 1% compared to tacrolimus 0. 03% in children and adolescents with an acute flare of severe atopic dermatitis. Allergy 2007; 62:184 – 189.

[13] Peserico A, Stadtler G, Sebastian M, Fernandez R S, Vick K, Bieber T: Reduction of relapses of atopic dermatitis with methylprednisolone aceponate cream twice weekly in addition to maintenance treatment with emollient: a multicentre, randomized, double-blind, controlled study. Br J Dermatol 2008;158:801 – 807.

[14] Curto L, Carnero L, Lopez-Aventin D, Traveria G, Roura G, Gimenez-Arnau A M: Fast itch relief in an experimental model for methylprednisolone aceponate topical corticos teroid activity, based on allergic contact eczema to nickel sulphate. J Eur Acad Dermatol Venereol 2014;28:1356 – 1362.

[15] Eichenfield L F, Tom W L, Berger T G, Krol A, Paller A S, Schwarzenberger K, Bergman J N, Chamlin S L, Cohen D E, Cooper K D, Cordoro K M, Davis D M, Feldman S R, Hanifin J M, Margolis D J, Silverman R A, Simpson E L, Williams H C, Elmets C A, Block J, Harrod C G, Smith Begolka W, Sidbury R: Guidelines of care for the management of atopic dermatitis: sec tion 2. Management and treatment of atopic dermatitis with topical therapies. J Am Acad Dermatol 2014; 71:116 – 132.

[16] Sigurgeirsson B, Boznanski A, Todd G, Vertruyen A, Schuttelaar M L, Zhu X, Schauer U, Qaqundah P, Poulin Y, Kristjansson S, von Berg A, Nieto A, Boguniewicz M, Paller A S, Dakovic R, Ring J, Luger T: Safety and efficacy of pimecrolimus in atopic dermatitis: a 5 – year randomized trial. Pediatrics 2015;135:597 – 606.

[17] Luger T, Loske K D, Elsner P, Kapp A, Kerscher M, Korting H C, Krutmann J, Niedner R, Rocken M, Ruzicka T, Schwarz T: Topical skin therapy with glucocorticoids-therapeutic index. J Dtsch Dermatol Ges 2004;2:629 – 634.

[18] Kawashima M, Tango T, Noguchi T, Inagi M, Nakagawa H, Harada S: Addition of fexofenadine to a topical corticos teroid reduces the pruritus associated with atopic dermatitis in a 1 – week randomized, multicentre, double-blind, placebo-controlled, parallel-group study. Br J Dermatol 2003;148:1212 – 1221.

[19] Caterina M J: Transient receptor potential ion channels as participants in thermosensation and thermoregulation. Am J Physiol Regul Integr Comp Physiol 2007;292:R64 – R76.

[20] Patel T, Yosipovitch G: Therapy of pruritus. Expert Opin Pharmacot her 2010; 11:1673 – 1682.

[21] Hautkappe M, Roizen M F, Toledano A, Roth S, Jeffries J A, Ostermeier A M: Review of the effectiveness of capsaicin for painful cutan eous disorders and neural dysfunction. Clin J Pain 1998;14: 97 – 106.

[22] Metz M, Krause K, Maurer M, Magerl M: Treatment of notalg ia paraesthetica with an 8% capsaicin patch. Br J Dermatol 2011;165:1359 – 1361.

[23] Misery L, Erfan N, Castela E, Brenaut E, Lanteri-Minet M, Lacour J P, Passeron T: Successful treatment of refractory neuropathic pruritus with capsaicin 8% patch: a bicentric retrospective study with long-term follow-up. Acta Derm Venereol 2015;95:864 – 865.

[24] Zeidler C, Luling H, Dieckhofer A, Osada N, Schedel F, Steinke S, Augustin M, Stan der S: Capsaicin 8% cutan eous patch: a promisin g treatment for brachioradial pruritus? Br J Dermatol 2015; 172:1669-1671.

[25] Bauer M, Schwameis R, Scherzer T, Lang-Zwosta I, Nishino K, Zeitlinger M: A double-blind, randomized clinical study to determine the efficacy of benzocaine 10% on histamine-induced pruritus and UVB-light induced slight sunburn pain. J Dermatolog Treat 2015;26:367-372.

[26] Shuttleworth D, Hill S, Marks R, Connelly D M: Relief of experimentally induced pruritus with a novel eutectic mixture of local anaesthetic agents. Br J Dermatol 1988;119:535-540.

[27] Young T A, Patel T S, Camacho F, Clark A, Freedman B I, Kaur M, Fountain J, Williams L L, Yosipovitch G, Fleischer A B Jr: A pramoxine-based anti-itch lotion is more effective than a control lotion for the treatment of uremic pruritus in adult hemodialysis patients. J Dermatolog Treat 2009; 20:76-81.

[28] Hawro T, Fluhr J W, Mengeaud V, Redoules D, Church M K, Maurer M, Metz M: Polidocanol inhibits cowhage-but not histamine-induced itch in humans. Exp Dermatol 2014;23:922-923.

[29] Ständer S, Darsow U, Mettang T, Gieler U, Maurer M, Stan der H, Beuers U, Niemeier V, Golln ick H, Vogelg sang M, Weisshaar E: S2k guideline-chronic pruritus(in German). J Dtsch Dermatol Ges 2012;10(suppl 4):S1-S27.

[30] Weisshaar E, Szepietowski J C, Darsow U, Misery L, Wallengren J, Mettang T, Gieler U, Lotti T, Lambert J, Maisel P, Streit M, Greaves M W, Carmichael A J, Tschachler E, Ring J, Ständer S: European guideline on chronic pruritus. Acta Derm Venereol 2012;92:563-581.

[31] Patel T, Ishiuji Y, Yosipovitch G: Menthol: a refreshing look at this ancient compound. J Am Acad Dermatol 2007; 57:873-878.

[32] Ständer S, Weisshaar E, Luger T A: Neurophysiological and neurochemical basis of modern pruritus treatment. Exp Dermatol 2008;17:161-169.

[33] Sugawara K, Biro T, Tsuruta D, Toth B I, Kromminga A, Zakany N, Zi mmer A, Funk W, Gibbs B F, Zimmer A, Paus R: Endocannabinoids limit excessive mast cell maturation and activation in human skin. J Allergy Clin I mmunol 2012;129:726-738. e8.

[34] Eberlein B, Eicke C, Reinhardt H W, Ring J: Adjuvant treatment of atopic eczema: assessment of an emollient containing N-palmitoylethanolamine(ATOPA study). J Eur Acad Dermatol Venereol 2008; 22:73-82.

[35] Wallengren J, Edvinsson L: Topical nonpeptide antagonists of sensory neurotransmitters substan ce P and CGRP do not modify patch test and prick test reactions: a vehicle-controlled, doubleblind pilot study. Arch Dermatol Res 2014;306:505-509.

[36] Roblin D, Yosipovitch G, Boyce B, Robinson J, Sandy J, Maincro V, Wickramasinghe R, Anand U, Anand P: Topical TrkA kinase inhibitor CT327 is an effective, novel therapy for the treatment of pruritus due to psoriasis: results from experimental studies, and efficacy and safety of CT327 in a phase 2b clinical trial in patients with psoriasis. Acta Derm Venereol 2015;95:542-548.

[37] Paul C, Cather J, Gooderham M, Poulin Y, Mrowietz U, Ferrandiz C, Crowley J, Hu C, Stevens R M, Shah K, Day R M, Girolomoni G, Gottlieb A B: Efficacy and safety of apremilast, an oral phosphodiesterase 4 inhibitor, in patients with moderate-to-severe plaque psoriasis over 52 weeks: a phase III, randomized controlled trial(ESTEEM 2). Br J Dermatol 2015;173:1387-1399.

# 第9章　瘙痒治疗与管理：全身性治疗药物

Padcha Pongcharoen[a,b]　　Alan B. Fleischer Jr.[b]

[a]Dermatology Unit, Department of Internal Medicine,
Tha mmasat University, Bangkok, Thailand;

[b]Department of Dermatology, Wake Forest School
of Medicine, Winston-Salem, N.C, USA

　　**摘要**　瘙痒是一个全球性的临床难题。由于瘙痒复杂的病理生理病因，因此寻找高效的治疗方法仍然是我们在治疗这个疾病时所面临的挑战。如果条件许可，治疗瘙痒的关键应该是直接针对潜在的病因进行治疗。但是，在不能根除疾病的情况下，最好的瘙痒治疗方式只能是减轻疾病的症状和患者痛苦。慢性瘙痒的病因不尽相同，全身性给药的治疗方法也不尽相同。本章的目的与内容是梳理主要的全身性止痒药，以及对治疗不同类型瘙痒的全身性药物进行小结。

## 引言

　　到目前为止，尽管已经有很多全身性的抗瘙痒药物被运用于治疗各种瘙痒，但是临床随机对照试验（RCT）仍然在找寻高效的全身性止痒药物，因为目前全身性止痒药物还是相对短缺的。此外，由于很多药物安慰剂效应的比例比较高，因此，从案例报告或者系列的案例中收集到可靠的证据十分有限。本章将综述主要的治疗全身性瘙痒药物，并且用表格整理不同类型瘙痒的全身性止痒药物（表9.1～表9.4）。

## 1　抗组胺药物

　　在临床实践中，由于$H_1$抗组胺药物安全、廉价而且适用性广，它常常被选作治疗瘙痒首选的全身性药物。但是，除了荨麻疹和肥大细胞增多症这两种由组胺介导的疾病外，临床上没有证据支持抗组胺药物对非组胺性瘙痒疾病有效[1]。不过治疗荨麻疹，$H_1$抗组胺药物确实是推荐的首选药物。此外，一项小型临床随机对照试验结果也支持对患者使用$H_1$抗组胺药物来治疗和减轻因肥大细胞增多症所导致的瘙痒和红肿。第一代的抗组胺药物还具有催眠作用，可以通过它治疗夜间瘙痒症并且帮助患者改善睡眠。

## 2　阿片类激动剂和拮抗剂

　　阿片系统的平衡遭到破坏被推测可能是瘙痒的致病原因之一。因此，研究者预计与推测，全身性的阿片$\mu$受体拮抗剂以及$\kappa$受体激动剂可能具有止痒作用。

　　2.1　阿片$\mu$受体拮抗剂

阿片药物可以引起急性的瘙痒，例如皮下或者鞘内给予吗啡。这种吗啡引起的瘙痒可以快速地被一些阿片 μ 受体拮抗剂所逆转[2]。很多研究揭示这些阿片 μ 受体拮抗剂对其他类型瘙痒也有止痒作用。

**表 9.1　治疗胆汁淤积瘙痒的全身性药物**

| 药物 | 剂量 | 副作用 | 备注 |
|---|---|---|---|
| 消胆胺 | 早餐前后 4 克,中餐晚餐前后可加 4 克 | 腹胀、恶心、轻度便秘或腹泻 | |
| 利福平 | 口服,每次 150 毫克,一天 2 次 | 尿色微红,胃不舒服,偶见引起严重的肝病 | 第 2 周,第 4 周检查肝脏,然后每月定期检查 |
| 阿片 μ 受体拮抗剂 | | | |
| 　纳曲酮 | 口服 12.5～50 毫克/天(纳曲酮) | 头晕、紧张、易怒、恶心、呕吐、头痛、腹痛 | 罕见的短暂性阿片戒断反应(头晕眼花,身体本体紊乱,人格解体,焦虑,感觉异常,幻觉) |
| 　纳美芬 | 口服每日 2 次,每次 2 毫克,3 天内逐渐增加剂量(纳美芬) | | |
| 舍曲林 | 口服,75～100 毫克/天 | 恶心,头晕,口干,体重增加/减少,躁动,失眠,性功能障碍 | |
| 熊去氧胆酸 | 口服,每日 2 次,500 毫克 | 腹泻,恶心,偶见胆石恶化 | 对妊娠肝内胆汁淤积症患者效果好 |

纳曲酮是一种口服有活性的长效的有竞争性的阿片 μ 受体拮抗剂。有 3 项临床随机对照试验揭示,口服纳曲酮对胆汁淤积性瘙痒和特应性湿疹患者具有止痒效果[3-5]。但是,另外 2 项临床随机对照试验却报道,尿毒症瘙痒患者使用纳曲酮的止痒结果仍然存在争议[6-7]。此外有单臂研究(Single-arm study)以及系列案例报告指出,对其他类型瘙痒如寻常型银屑病、结节性痒疹和皮肤淋巴瘤,纳曲酮的止痒作用也存在很大差异。

纳美芬也是一种特效的口服有活性的阿片 μ,κ 和 δ 受体拮抗剂。与纳曲酮相比,纳美芬在血浆中可以保持浓度时间更长以及口服的生物利用率更高。一项小型临床随机研究和一项小型开放式试验研究表明,口服纳美芬可以改善胆汁淤积患者的瘙痒[8-9]。

纳洛酮是一种口服生物利用度不高的阿片类拮抗剂,需要肠道外给药。此外,它的作用时间短,并不适合作为瘙痒长期治疗的药物。一些临床随机对照试验表明胆汁淤积性瘙痒患者通过静脉给药的方式给予纳洛酮后,患者的主观瘙痒感觉会减少,抓挠行为也相应减少[10-11]。

阿片 μ 受体拮抗剂的常见副作用有失眠、头晕、恶心、呕吐、头痛和腹部绞痛。但是,阿片 μ 受体拮抗剂并不会导致药物依赖,也没有药物滥用潜在的可能性。已有研究报道指出停用阿片 μ 受体拮抗剂会出现短暂的阿片药物戒断反应症状。这些症状通常会在几天内自发消退。与其他药物相比,纳美芬的戒断反应要更明显。

**表 9.2  治疗尿毒症瘙痒的全身性药物**

| 药物 | 剂量 | 副作用 | 备注 |
|---|---|---|---|
| 神经抑制剂 | | | |
| 加巴喷丁 | 透析后口服 100～300 毫克,每周 3 次 | 嗜睡,头晕,恶心,呕吐,腿部肿胀 | |
| 普瑞巴林 | 口服 75 毫克,每周 2 次,逐渐升高到 75 毫克/天 | | |
| 阿片 κ 受体激动剂 | | | |
| 纳呋拉啡 | 口服 2.5～5 微克/天 | 失眠,眩晕,头痛,恶心,呕吐 | 在美国没被批准使用,但日本批准了这一疾病使用 |
| 选择性 5-羟色胺再摄取抑制剂 | | | |
| 舍曲林 | 口服,25～100 毫克/天 | 恶心,头晕,口干,体重增加/减少,躁动,失眠 | |
| 多虑平 | 口服,每天 2 次,每次 10 毫克 | 嗜睡,低血压,口干 | 对妊娠肝内胆汁淤积症患者效果好 |
| 沙利度胺 | 50～100 毫克/天 | 致畸性,周围神经病变,血栓栓塞风险,嗜睡,便秘,头晕 | 妊娠禁用药物(X 级),价格昂贵 |

## 2.2  阿片 κ 受体激动剂

纳呋拉啡盐酸盐是一种选择性阿片 κ 受体激动剂。两项大型临床随机对照试验和一项开放式研究表明,纳呋拉啡对顽固性尿毒症瘙痒的血液透析患者具有止痒效果[12-14]。纳呋拉啡主要副作用包括失眠、眩晕、头痛、恶心和呕吐,这些副作用大多时间短暂且可以自行消散。在研究中没有发现这个药物有成瘾以及戒断反应。

上述研究数据表明尿毒症患者在血液透析治疗后常常会出现瘙痒,传统常规的止痒方法对尿毒症瘙痒的止痒效果不佳。但是,纳呋拉啡则可治疗尿毒症患者透析后出现的瘙痒,而且纳呋拉啡的止痒效果是安全有效的。值得注意的是,纳呋拉啡的止痒效果相对较弱。纳呋拉啡在美国尚未获准使用,但是在日本已经获准使用(只针对尿毒症瘙痒这一疾病)。

## 2.3  阿片 κ 受体激动剂以及 μ 受体拮抗剂

布托啡诺是一种 κ 受体激动剂也是 μ 受体拮抗剂。据报道,在一项 5 例患者系列病例研究中,通过鼻内给予布托啡诺可减轻患者的瘙痒症状。这些患者虽然病因各不相同,但有一个相同点,就是瘙痒久治未愈[15]。然而,布托啡诺的止痒效果未来仍需要前瞻性对照研究加以验证。

表 9.3 治疗副肿瘤性瘙痒的全身性药物

| 药物 | 剂量 | 副作用 | 备注 |
|---|---|---|---|
| 选择性 5-羟色胺再摄取抑制剂 | | | |
| 帕罗西汀 | 口服,10～40 毫克/天 | 恶心,头晕,口干,体重增加/减少,焦虑,失眠 | |
| 氟伏沙明 | 口服,10～40 毫克/天 | | |
| 5-羟色胺-去甲肾上腺素重摄取抑制剂 | | | |
| 米氮平 | 晚上口服,15～30 毫克/天 | 口干,镇静,体重增加 | |
| 沙利度胺 | 晚上口服,80 毫克/天 | 致畸性,周围神经病变,血栓栓塞风险,嗜睡,便秘,非特异性皮疹,头晕 | 妊娠禁用药物(X 级),价格昂贵 |
| 阿瑞匹坦 | 口服,10～40 毫克/天 | 恶心、眩晕、嗜睡 | 价格昂贵 |

# 3 抗精神病药物

加巴喷丁和普瑞巴林的结构和作用机制都非常相似。它们都是神经递质 γ-氨基丁酸(GABA)的结构类似物。就药物的作用速度而言,普瑞巴林作用速度更快,因此普瑞巴林似乎比加巴喷丁效果更佳。

研究者通过两项临床随机对照试验研究了尿毒症瘙痒患者血液透析后给予加巴喷丁 300～400 毫克的止痒效果,研究证实加巴喷丁可作为尿毒症瘙痒安全有效的治疗选择[16-17]。相反,另一项临床随机对照试验却显示加巴喷丁对胆汁淤积性瘙痒患者无效,并且还产生了一些副作用[18]。通过其他系列的病例以及无对照组研究发现,加巴喷丁对其他类型的瘙痒也是有效的,例如腋下瘙痒、感觉异常性背痒、病因不明的瘙痒、老年瘙痒、皮肤淋巴瘤瘙痒等。

总之,低剂量的加巴喷丁对于尿毒症瘙痒具有治疗效果并且具有良好的耐受性,但是目前没有证据表明对胆汁淤积性瘙痒有效。较高剂量的加巴喷丁可能会对其他各种瘙痒有效,尤其是神经源性的瘙痒。

在上述两项临床随机对照试验中,研究者也对普瑞巴林针对肾病性瘙痒的止痒作用进行了研究,发现普瑞巴林可以抑制肾病患者透析后的瘙痒。此外,还发现了普瑞巴林对血液透析患者的尿毒症瘙痒具有和加巴喷丁同样的效应[19 20]。

精神性药物常见的不良反应有嗜睡、疲劳、眩晕、恶心、呕吐和腿部肿胀。因此需要仔细进行实验研究获取最佳的有效剂量,并且最小化地降低可能的副作用。

# 4 抗抑郁药物

## 4.1 选择性 5-羟色胺再摄取抑制剂

据一项小型临床随机对照试验以及原发性胆汁性肝硬化系列回顾性病例的研究报道,舍曲林对治疗胆汁淤积性瘙痒有效[21-22]。这些数据提示舍曲林可抑制胆汁淤积性瘙痒。一项小型开放性试验提示舍曲林可能对透析患者的肾病性瘙痒也有效[23]。

另一项小型临床随机对照试验对帕罗西汀进行了研究,发现帕罗西汀对各种非皮肤病性的瘙痒症有效,可减轻这一类型瘙痒[24]。在一项开放式研究中对 72 例患有严重慢性瘙痒症患者使用了帕罗西汀或氟伏沙明进行治疗,这些药物对 68% 的患者有效[25]。

通常,与三环类抗抑郁药相比,选择性 5-羟色胺再摄取抑制剂具有相对低的心血管副作用以及具有更好的耐受性。选择性 5-羟色胺再摄取抑制剂还可能存在的副作用包括恶心、口干、头晕、躁动、性功能障碍、体重增加/减少和失眠等。

**表 9.4　治疗神经病理性瘙痒(感觉异常性背痒、肱桡瘙痒症、带状疱疹后遗神经性瘙痒)的全身性药物**

| 药物 | 剂量 | 副作用 | 备注 |
| --- | --- | --- | --- |
| 神经抑制剂 | | | |
| 加巴喷丁 | 口服 50～300 毫克/天 | 嗜睡,头晕,恶心,呕吐, | 逐渐增加剂量,停止时逐渐 |
| 普瑞巴林 | 口服 300～3 600 毫克/天 | 腿部肿胀 | 减少 |
| 三环类抗抑郁药物 | | | |
| 阿米替林 | 口服 25～150 毫克/天 | 嗜睡,低血压,低钠血症, | 不要与单胺氧化酶同时使用; |
| 曲米帕明 | 口服 25～100 毫克/天, | 口干,尿潴留,心悸 | 青光眼和前列腺患者忌用 |
| 沙利度胺 | 晚上口服,80 毫克/天 | 致畸性,周围神经病变,血栓栓塞风险,嗜睡,便秘,头晕 | 妊娠禁用药物(X 级),价格昂贵 |
| 阿瑞匹坦 | 口服,80 毫克/天 | 恶心、眩晕、嗜睡 | 价格昂贵 |

### 4.2　5-羟色胺-去甲肾上腺素重摄取抑制剂

据报道,米氮平治疗夜间瘙痒的效果好,米氮平也可降低晚期癌症、慢性肾病、胆汁淤积病人的瘙痒[26]。但是,米氮平还没有进行过临床随机对照试验。目前认为米氮平是一种相对安全的药物,没有严重的副作用。最常见的副作用是口干、明显的镇静作用和体重增加。

# 5　三环类抗抑郁药

据研究报道三环类抗抑郁药阿米替林、去甲替林和曲米帕明对治疗瘙痒非常有效,尤其是神经性瘙痒[27]。但是,这些药物的止痒效果都没有进行过临床随机对照试验。

多虑平是一种三环类抗抑郁药,具有强效止痒特性。它也具有抗组胺作用,对 $H_1$ 和 $H_2$ 受体的亲和力高。一项小型临床随机对照试验发现多虑平对肾病瘙痒具有抑制作用[28]。多虑平可能对慢性荨麻疹以及艾滋病引起的瘙痒具有止痒作用[29]。

三环类抗抑郁药的主要副作用包括嗜睡、低血压、低钠血症、口干、尿潴留和心悸等。由于三环类抗抑郁药具有抗胆碱能的副作用,有前列腺肥大和青光眼病史的患者应避免使用该类药。它也不能与单胺氧化酶抑制剂同时使用。由于存在副作用以及没有进行大规模的对照试验研究,三环类抗抑郁药应当归类为治疗瘙痒的二线或三线药物进行使用。

# 6　利福平

3 项小型临床随机对照试验认为利福平对治疗原发性胆汁性肝硬化患者胆汁淤积性瘙

痒有效[30-32]。但是，另一项小型临床随机对照试验则认为利福平对缓解各种慢性肝病的瘙痒无效果[33]。目前利福平在瘙痒症中的作用机制尚不清楚。有研究推测认为它可以减少肝脏的重摄取或者改变胆盐和其他瘙痒原的代谢。有病例研究报告利福平的副作用包括肝功能恶化、高胆红素血症、肾小管损害和血小板减少等。因此，最好进行大量患者的长期试验，进一步对利福平止痒的安全性和有效性进行评价。

## 7　胆汁酸螯合剂

胆汁酸螯合剂通过在肠腔内与胆汁酸等瘙痒原结合并且促进其在粪便中排泄来减轻瘙痒。

在两项临床随机对照试验中，消胆胺对胆汁淤积性瘙痒患者有一定疗效[34-35]。但是，由于它的样本量太小了，因此消胆胺止痒的有效性还要进一步研究。

考来维仑也是一种胆汁酸螯合剂，它与胆汁酸的亲和力要比消胆胺高 7 倍，而且副作用要比消胆胺少。不过，一项临床随机对照试验发现，尽管考来维仑能够显著降低血清胆汁酸水平，但是它对胆汁淤积性瘙痒止痒作用并没有优于安慰剂[36]。

瓜尔胶是一种膳食纤维凝胶。一项临床随机对照试验发现，口服瓜尔胶有助于缓解妊娠肝内胆汁淤积症患者的瘙痒[37]。

综上所述，胆汁酸螯合剂既安全又便宜，是治疗胆汁淤积性瘙痒的常用药物。它常见的副作用包括恶心、腹胀、轻度便秘和腹泻等。

## 8　熊去氧胆酸

熊去氧胆酸是一种亲水性的胆汁酸，用于治疗各种胆汁淤积性肝病。根据 7 项临床随机对照试验的 Meta 分析研究发现，熊去氧胆酸能改善妊娠肝内胆汁淤积性瘙痒，而且比较安全。不过，它的止痒效果有限[38]。

## 9　神经激肽-1 受体拮抗剂

阿瑞匹坦是一种高选择性神经激肽-1 受体拮抗剂。它可以通过抑制 P 物质受体来减轻瘙痒。最近的病例报告和系列病例研究发现，阿瑞匹坦对急性或者慢性顽固性瘙痒有显著的止痒作用[39]。

阿瑞匹坦止痒作用比较强，在开始治疗后几天内就可以迅速发挥作用。阿瑞匹坦的副作用比较轻微，包括恶心、眩晕和嗜睡。但是，阿瑞匹坦的临床随机对照试验研究基本没有，而且它的价格昂贵，因此它的使用也受到了限制。

## 10　沙利度胺

沙利度胺通过抑制肿瘤坏死因子进而抑制瘙痒。一项用沙利度胺治疗难治性尿毒症瘙痒的交叉临床随机对照试验显示，治疗后瘙痒评分比治疗前有所改善[40]。最近的病例报告和系列病例研究发现，沙利度胺对副肿瘤性瘙痒和结节性痒疹有显著的止痒作用[41]。

但是沙利度胺有严重的副作用，它最严重的副作用就是致畸性。周围神经病变是另一个主要的副作用，而且这个副作用消除缓慢，甚至不可逆。血栓栓塞并发症也是沙利度胺的副作用，大多与沙利度胺在癌症治疗中的使用有关。其他常见的副作用有嗜睡、便秘、非特异性皮疹和头晕。沙利度胺由于副作用不推荐作为治疗瘙痒的一线药物,但是如果其他药物不能使用或者药效不佳时,可以考虑使用。

# 11 其他药物

据研究报道,对尿毒症瘙痒的血液透析患者已经进行各种全身性止痒药物的研究,包括色甘酸钠[42]、孟鲁司特[43]、硫酸锌[44]、Ω-3脂肪酸[45]、活性炭[46]和促红细胞生成素[47]。然而,这些药物的作用机制尚不清楚,需要进一步用大型临床随机对照试验来证实它们的作用。

昂丹司琼是一种5-羟色胺3型受体拮抗剂。个体临床随机对照试验和Meta分析的结果表明,昂丹司琼对瘙痒没有明显抑制作用[48]。因此,昂丹司琼不被推荐用于治疗瘙痒。

# 12 结论

本章主要介绍了治疗不同病因的瘙痒的系统性药物的循证依据。由于研究的数量和质量都有限,因此这些研究都存在比较大的局限性。所以,还需要精心设计临床随机对照试验来验证目前正在使用的全身性止痒药物的有效性或者无效性。当然,目前新型靶点药物研发的发展受到很多人的关注与欢迎,未来将成为止痒药物很重要的一部分。

(伍冠一 译,陈曦 校)

**参考文献**

[1] O'Donoghue M, Tharp M D: Antihistamines and their role as antipruritics. Dermatol Ther 2005;18: 333 – 340.

[2] Friedman J D, Dello Buone F A: Opioid antagonists in the treatment of opioidinduced constipation and pruritus. Ann Pharmacot her 2001;35:85 – 91.

[3] Wolfhagen F H, Sternieri E, Hop W C, Vitale G, Bertolotti M, Van Buuren H R: Oral naltrexone treatment for cholestatic pruritus: a double-blind, placebo-controlled study. Gastroenterology 1997;113: 1264 – 1269.

[4] Terg R, Coronel E, Sordá, J, Muñoz A E, Findor J: Efficacy and safety of oral naltrexone treatment for pruritus of cholestasis, a crossover, double blind, placebo-controlled study. J Hepatol 2002;37: 717 – 722.

[5] Malekzad F, Arbabi M, Mohtasham N, Toosi P, Jaberian M, Mohajer M, Moha mmadi M R, Roodsari M R, Nasiri S: Efficacy of oral naltrexone on pruritus in atopic eczema: a double-blind, placebo-controlled study. J Eur Acad Dermatol Venereol 2009;23:948 – 950.

[6] Pauli-Magnus C, Mikus G, Alscher D M, Kirschner T, Nagel W, Gugeler N, Risler T, Berger E D, Kuhlmann U, Mettan g T: Naltrexone does not relieve uremic pruritus: results of a randomized, double blind, placebo controlled crossover study. J Am Soc Nephrol 2000;11:514 – 519.

[7] Peer G, Kivity S, Agami O, Fireman E, Silverberg D, Blum M, Iaina A: Randomized crossover trial of naltrexone in uraemic pruritus. Lancet 1996;348:1552 – 1554.

[8] Bergasa N V, Alling D W, Talbot T L, Wells M C, Jones E A: Oral nalmefene therapy reduces scratching activity due to the pruritus of cholestasis: a controlled study. J Am Acad Dermatol 1999;41: 431 – 434.

[9] Bergasa N V, Schmitt J M, Talbot T L, Alling D W, Swain M G, Turner M L, Jenkins J B, Jones E

A:Open-label trial of oral nalmefene therapy for the pruritus of cholestasis. Hepatology 1998;27:679－684.

[10] Bergasa N V, Talbot T L, Alling D W, Schmitt J M, Walker E C, Baker B L, Korenman J C, Park Y, Hoofnagle J H, Jones E A:A controlled trial of naloxone infusions for the pruritus of chronic cholestasis. Gastroenterology 1992;102:544－549.

[11] Bergasa N V, Alling D W, Talbot T L, Swain M G, Yurdaydin C, Turner M L, Schmitt J M, Walker E C, Jones E A:Effects of naloxone infusions in patients with the pruritus of cholestasis:a double-blind randomized controlled trial. Ann Intern Med 1995;123:161－167.

[12] Wikström B, Gellert R, Ladefoged S D, Danda Y, Akai M, Ide K, Ogasawara M, Kawashima Y, Ueno K, Mori A, Ueno Y:Kappa-opioid system in uremic pruritus:multicenter, randomized, doubleblind, placebo-controlled clinical studies. J Am Soc Nephrol 2005;16:3742－3747.

[13] Kumagai H, Ebata T, Takamori K, Muramatsu T, Nakamoto H, Suzuki H:Effect of a novel kappa-receptor agonist, nalfurafine hydrochloride, on severe itch in 337 haemodialysis patients:a phase III, randomized, double-blind, placebo-controlled study. Nephrol Dial Transplant 2010;25:1251－1257.

[14] Kumagai H, Ebata T, Takamori K, Miyasato K, Muramatsu T, Nakamoto H, Kurihara M, Yanagita T, Suzuki H:Efficacy and safety of a novel $\kappa$-agonist for managing intractable pruritus in dialysis patients. Am J Nephrol 2012;36:175－183.

[15] Dawn A G, Yosipovitch G:Butorphanol for treatment of intractable pruritus. J Am Acad Dermatol 2006;54:527－531.

[16] Gunal A I, Ozalp G, Yoldas T K, Gunal S Y, Kirciman E, Celiker H:Gabapentin therapy for pruritus in haemodialysis patients: a randomized, placebo-controlled, double-blind trial. Nephrol Dial Transplant 2004;19:3137－3139.

[17] Naini A E, Harandi A A, Khanbabapour S, Shahidi S, Seirafiyan S, Mohseni M:Gabapentin: a promisin g drug for the treatment of uremic pruritus. Saudi J Kidney Dis Transpl 2007;18:378－381.

[18] Nora V B, Monnie M G, Iona H G, Danielle E:Gabapentin in patients with the pruritus of cholestasis: a double-blind, randomized, placebo-controlled trial. Hepatology 2006;44:1317－1323.

[19] Ji Y, Shoufeng J, Yangfei X, Wei R, Tingbao Z, Jianzhong M:Comparison of pregabalin with ondansetron in treatment of uraemic pruritus in dialysis patients:a prospective, randomized, double-blind study. Int Urol Nephrol 2015;47:161－167.

[20] Solak Y, Biyik Z, Atalay H, Gaipov A, Guney F, Turk S, Covic A, Goldsmith D, Kanbay M:Pregabalin versus gabapentin in the treatment of neuropathic pruritus in maintenance haemodialysis patients:a prospective, crossover study. Nephrology(Carlton) 2012;17:710－717.

[21] Mayo M J, Handem I, Saldana S, Jacobe H, Getachew Y, Rush A J:Sertraline as a first-line treatment for cholestatic pruritus. Hepatology 2007;45:666－674.

[22] Browning J, Combes B, Mayo M J:Longterm efficacy of sertraline as a treatment for cholestatic pruritus in patients with primary biliary cirrhosis. Am J Gastroenterol 2003;98:2736－2741.

[23] Shakiba M, Sanadgol H, Azmoude H R, Mashhadi M A, Sharifi H:Effect of sertraline on uremic pruritus improvement in ESRD patients. Int J Nephrol 2012; 2012:363901.

[24] Zylicz Z, Krajnik M, Sorge A A, Constantini M: Paroxetine in the treatment ofsevere non-dermatological pruritus: arandomized, controlled trial. J PainSymptom Manage 2003;26:1105－1112.

[25] Ständer S, Böckenholt B, SchürmeyerHorst F, Weishaupt C, Heuft G, Luger T A, Schneider G:Treatment of chronicpruritus with the selective serotoninre － uptake inhibitors paroxetine and fluvoxamine: results of an open － labelled, two － arm proof － of － concept study. ActaDermVenereol

2009;89:45 - 51.

[26] Davis M P, Frandsen J L, Walsh D, Andresen S, Taylor S: Mirtazapine for pruritus. J Pain Symptom Manage 2003;25:288 - 291.

[27] Gupta M A, Guptat A K: The use of antidepressant drugs in dermatology. J EurAcadDermatolVenereol 2001;15:512 - 518.

[28] Pour—Reza—Gholi F, Nasrollahi A, Firouzan A, NasliEsfahani E, Farrokhi F:Low—dose doxepin for treatment of pruritus in patients on hemodialysis. Iran JKidney Dis 2007;1:34 - 37.

[29] Greene S L, Reed C E, Schroeter A L: Double — blind crossover study comparingdoxepin with diphenhydramine for thetreatment of chronic urticaria. J AmAcadDermatol 1985;12:669 - 675.

[30] Podesta A, Lopez P, Terg R, Villamil F,Flores D, Mastai R, Udaondo C B, Companc J P: Treatment of pruritus of primary biliary cirrhosis with rifampin. DigDis Sci 1991;36:216 - 220.

[31] Ghent C N, Carruthers S G: Treatment ofpruritus in primary biliary cirrhosiswith rifampin: results of a double—blind,crossover, randomized trial. Gastroenterology 1988;94:488 - 493.

[32] Bachs L, Pares A, Elena M, Piera C, Rodes J: Comparison of rifampicin withphenobarbitone for treatment of pruritus in biliary cirrhosis. Lancet 1989;1:574 - 576.

[33] Woolf G M, Reynolds T B: Failure of rifampin to relieve pruritus in chronicliver disease. J ClinGastroenterol 1990;12:174 - 177.

[34] Duncan J S, Kennedy H J, Triger D R:Treatment of pruritus due to chronicobstructive liver disease. Br Med J 1984;289:22.

[35] Di Padova C, Tritapepe R, Rovagnati P,Rossetti S: Double—blind placebo—controlled clinical trial of microporous cholestyramine in the treatment of intraand extra — hepatic cholestasis: relationship between itching and serumbile acids. Methods Find ExpClinPharmacol 1984;6:773 - 776.

[36] Kuiper E M, Van Erpecum K J, Beuers U, Hansen B E, Ansen B E, Thio H B, DeMan R A, Janssen H L A, Van Buuren H R: The potent bile acid sequestrantcolesevelam is not effective in cholestaticpruritus: results of a double—blind, randomized, placebo—controlled trial. Hepatology 2010;52:1334 - 1340.

[37] Riikonen S, Savonius H, Gylling H, Nikkila K, Tuomi A M, Miettinen T A: Oralguar gum, a gel—forming dietary fiberrelieves pruritus in intrahepatic cholestasis of pregnancy. ActaObstetGynecolScand 2000;79:260 - 264.

[38] Gurung V, Stokes M, Middleton P, Milan S J, Hague W, Thornton J G: Interventions for treating cholestasis in pregnancy. Cochrane Database Syst Rev 2013;6:CD000493.

[39] Sonja S, Dorothee S, Ilka H, Cord S, Thomas A L: Targeting the neurokininreceptor 1 with aprepitant: a novel antipruritic strategy. PLoS One DOI:10. 1371/journal. pone. 0010968.

[40] Silva S R, Viana P C, Lugon N V, Hoette M, Ruzany F, Lugon J R: Thalidomide forthe treatment of uremic pruritus: acrossover randomized double—blind trial. Nephron 1994;67:270 - 273.

[41] Doherty S D, Hsu S: A case series of 48patients treated with thalidomide. JDrugs Dermatol 2008;7: 769 - 773.

[42] Vessal G, Sagheb M M, Shilian S, Jafari P,Samani S M: Effect of oral cromolyn sodium on CKD—associated pruritus andserum tryptase level: a double — blind placebo — controlled study. Nephrol DialTransplant 2010;25:1541 - 1547.

[43] Nasrollahi A, Miladipour A, Ghanei E, Yavari P, Haghverdi F: Montelukast fortreatment of refractory pruritus in patients on hemodialysis. Iran J KidneyDis 2007;1:73 - 77.

[44] Najafabadi M M, Faghihi G, Emami A,Monghad M, Moeenzadeh F, Sharif N, DavarpanahJazi A H:

Zinc sulfate forrelief of pruritus in patients on maintenance hemodialysis. TherApher Dial2012；16：142－145.

[45] Ghanei E, Zeinali J, Borghei M, Homayouni M: Efficacy of omega－3 fatty acidssupplementation in treatment of uremicpruritus in hemodialysis patients: a double－blind randomized controlled trial. Iran Red Crescent Med J 2012；14：515－522.

[46] Pederson J A, Matter B J, Czerwinski A W, Llach F: Relief of idiopathic generalizedpruritus in dialysis patients treated withactivated oral charcoal. Ann Intern Med1980；93：446－448.

[47] De Marchi S, Cecchin E, Villalta D, Sepiacci G, Santini G, Bartoli E: Relief ofpruritus and decreases in plasma histamine concentrations during erythropoietin therapy in patients with uremia. NEngl J Med 1992；326：969－974.

[48] Pongcharoen P, Fleischer A B Jr: An evidence－based review of systemic treatments for itch. Eur J Pain 2016；20：24－31.

# 第 10 章　瘙痒治疗与管理：
# 物理治疗方法（紫外线光疗、针灸）

Isaac H. Y. Chan　Dedee F. Murrell

Department of Dermatology, St. George Hospital, and Faculty of Medicine,
University of New South Wales, Sydney, N.S.W, Australia

　　**摘要**　物理疗法是指非药物方法的治疗手段，包括手术、冷冻术、紫外线（Ultraviolet, UV）光疗和针灸等。大多数的物理疗法并不适合运用于治疗瘙痒疾病。但是，紫外线光疗和针灸可能对瘙痒的治疗是有效的。本章使用 MEDLINE 和 EMBASE 进行文献检索，整理归纳检索出的相关文献。研究发现窄频的 UVB（311～313 纳米）和 UVA1（340～400 纳米）在治疗特应性皮炎和相关瘙痒方面都是有效的。在一系列临床随机对照试验中发现，宽频 UVB 在减轻尿毒症瘙痒方面也同样具有功效。但遗憾的是最近的研究并不能重复这些结果。同时，非随机非对照研究和系列病例研究表明紫外线光疗法可以有效治疗胆汁淤积、慢性荨麻疹、痒疹、皮肤 T 细胞淋巴瘤、水源性瘙痒以及硬皮病等与痒相关的疾病。紫外线光疗法具有良好的耐受性，研究表明 UVB 治疗方法与皮肤癌并没有显著的关系。此外，通过试验研究发现，针灸的方法也可以减轻过敏原相关的瘙痒。但是针灸疗法止痒不仅仅受限于它的研究数量不同，而且关于取穴的部位、研究的设计、最小样本量以及随访限制等也存在很大的争议。综上，紫外线光疗法治疗特应性皮炎瘙痒是有效的。UVB 也可能对终末期肾病、胆汁淤积、慢性荨麻疹、痒疹、皮肤 T 细胞淋巴瘤、水源性瘙痒和硬皮病相关的瘙痒有效。紫外线光疗法应与标准的一线疗法相结合。目前，还没有足够充足的证据证明针灸是治疗瘙痒的物理疗法之一。此外，还需要进一步精心设计相关的研究来确定其他治疗瘙痒的物理疗法的有效性。

## 引言

　　物理疗法是指非药物手段的治疗方法，包括手术、冷冻术、紫外线光疗和针灸等。大多数的物理疗法并不适合应用于治疗瘙痒疾病。但是，紫外线光疗和针灸可能对瘙痒的治疗是有效的。紫外线光疗法是一种治疗瘙痒的物理方法，通过暴露患者的皮肤在可控的紫外线下，诱导皮肤变化，减轻瘙痒感。而针灸则是另一种补充疗法，通过针刺穴位的方式，可能会减轻过敏诱发的瘙痒。至于是哪种紫外线可以减轻特应性皮炎、银屑病、终末期肾病、胆汁淤积、慢性荨麻疹等患者的瘙痒以及它们的确切机制都未完全被阐明，但其止痒的机制可能与相关的免疫抑制作用有关。本章旨在评估运用物理疗法治疗瘙痒的相关数据，这些数据包括物理方法运用于正常人皮肤以及患病后的皮肤数据。此外，本章还将阐述这些物理方法在临床上应用的情况。值得注意的是，紫外线光疗法治疗皮肤瘙痒的研究最初很少以瘙痒作为主要的研究目标和对象。相反，它们只不过将瘙痒作为疾病整体状态的一个组成部分而已。

# 1 紫外照射仪器的发展历史

尽管早在古埃及以及伊斯兰黄金时代,人们就已经注意到了阳光潜在的治疗能力,但是直到 20 世纪,现代光疗法才开始出现,复杂的紫外线照射装置属于其中的一种方法,它能够精确控制波长和剂量[1-2]。1974 年的 PUVA(Psoralen + UVA)(补骨脂 + UVA)实验和 20 世纪持续进行的宽频(Broadband,BB)UVB 实验发现,紫外线光疗是一种治疗银屑病以及伴随瘙痒的有效方法[3]。紫外线照射仪器技术经过不断改良后,发现窄频(Narrowband,NB)UVB 比 BB-UVB 治疗银屑病更有效[2-4]。另外,根据紫外线光疗法治疗银屑病症状的有效性以及特应性皮炎患者在夏季可能由于暴露在阳光照射下的时间延长使症状得到改善,研究者开始尝试探讨利用紫外线光疗法治疗特应性皮炎的可能性,首先是利用宽频 UVB,随后利用窄频 UVB 和 UVA1[5-6]。这些研究表明紫外线光疗作为一种治疗特应性皮炎以及伴随症状瘙痒的辅助治疗方法是有效的。因此,紫外线光疗法对其他疾病瘙痒以及正常皮肤的瘙痒是一种有效的治疗方法,本章后面将继续就光疗法对不同瘙痒的治疗展开讨论。

# 2 目前使用的紫外线光疗仪器设备

紫外线光疗可包括不同波长的 BB-UVB(280~315 纳米),BB-UVA(315~400 纳米),NB-UVB(311~313 纳米),UVA1(340~400 纳米)和 PUVA。相对波长更长的 UVA 具有更强的穿透能力,能深入皮肤,但是它的工作方式可能与 UVB 不同。紫外线光疗应用于全身的设备价格大约是 40 000 美元,而照射局部器官或者组织部位的设备如照射"手和足"的设备价格大约是 10 000 美元。

# 3 UVB(窄频 NB 和宽频 BB)

BB-UVB 是指波长 280~315 纳米的紫外光。早在 1925 年,Goeckerman 就首次运用 BB-UVB 联合煤焦油治疗银屑病,这种治疗方法的效果不错[7]。然而,近年来 BB-UVB 的使用率有所下降,因为研究发现 NB-UVB 效果更好,在临床上使用时,它的有效剂量的致癌性更低[8-10]。

尽管医用的 UVB 设备仅能沿特定波长光谱发射紫外线,但在特定的辐射照度水平下,晒黑机(人工日光浴床,Tanning booths)则会发出比例不一致的 UVA 和 UVB 波,其辐射照度比中午的地中海太阳强 10~15 倍[11]。没有证据表明医用的 UVB 和皮肤癌之间有显著的关联,但是,日光浴床的使用与黑色素瘤风险的显著增加有密切关系,尤其是初次使用的时间越年轻(<35 岁),日光浴床导致黑色素瘤发病的风险越高[11-13]。由于医用 UVB 可能存在致癌性,因此对它的使用需要进行长期的随访[14-15]。

# 4 宽频 UVA 和 UVA1

BB-UVA 是指波长 315~400 纳米的紫外光。临床上,BB-UVA 经常联合补骨脂素(一种光敏剂)一起使用,称为 PUVA 或光化学疗法,这种疗法用于治疗银屑病[16]。但是,也有研究报道推荐 NB-UVB 作为银屑病的一线治疗方法,因为它不会造成眼睛和肝脏的全身性光照敏感,也不会增加与 PUVA 相关的皮肤癌风险[17]。数量有限的一些研究表明 BB-

UVA 可有效减轻特应性皮炎的严重程度,但是止痒效果不如 BB-UVB 和 NB-UVB[18-19]。另一些更加全面详尽的研究发现,UVA1(340~400 纳米,频率较低的 UVA 波长)治疗特应性皮炎和瘙痒也有效[20-22]。不过,具有 UVA1 功能的仪器设备在很多国家都比较少见。因此,NB-UVB 是治疗上述一些疾病的常用设备。

## 5 使用指南

图 10.1 是 BB-UVA/NB-UVB 仪器设备的示例。患者穿着内衣、戴着眼睛保护装置站立于机器中央。然后仪器设备靠近,让患者完全暴露于 BB-UVA 或 NB-UVB 照射下,患者从各个角度方向都被照射到。

指导性的照射剂量应该根据紫外线的波长、瘙痒的病因以及不同的国家做出相应的调整。例如针对特应性皮炎的治疗,研究用到的 NB-UVB 的剂量方案常常从最小红斑剂量(Minimum erythema dose,MED)[22-23]的 70%开始,剂量随后逐渐增加 10%~20%,最后达到最大值 1.5 焦/厘米$^2$[10,19]。这个紫外光线的剂量比治疗银屑病所推荐使用的剂量强度要相对低一些。但是这个剂量的强度与频率也不是标准的,在其他的研究中它也会不一样。研究者为了确定 MED,每隔一段时间,就会将患者的一部分皮肤暴露于紫外线照射下,24~48 小时后再检查暴露区域情况。皮

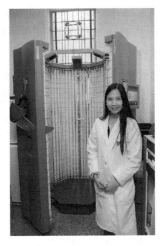

图 10.1　带 NB-UVB 和 BB-UVA 交替灯泡的仪器单元

肤开始出现红斑最短的紫外线暴露时间即为 MED[24]。当代的仪器设备技术比较好,可以每次治疗自动增加 10%的剂量,在 15 次安全的治疗后就可以达到稳定水平。如果患者出现烧灼感,那么不应该再增加照射剂量,如果患者错过某次治疗,那么应该降低照射剂量。通常,一般病人每周治疗 3 次,但是住院病人也可以每周治疗 2 次。有些临床医生可能会选择银屑病治疗指南中的照射剂量作为参考对病人进行治疗[25]。剂量的调整常常依据病人属于 Fitzpatrick 皮肤类型中的哪一类型进行,同时也会根据每一个具体病人的病情不同和需求进行调整。紫外线光疗法治疗的时间通常要持续 6 周或者达到治疗满意的效果为止。

## 6 紫外线光疗法的不良作用

一般而言,光疗法的耐受性好,并且短时间的不良反应也相对比较小。这些不良的反应包括灼热、加重的湿疹[26-27]、红斑和烧伤[15,28-29]、痒[30]、出汗[31]、单纯疱疹以及水痘带状疱疹复发[14]。研究的证据提示利用 UVB 进行急性治疗与皮肤癌之间不存在明显的相关性,但是需要我们进行长期随访监测[12-15];利用 PUVA 治疗银屑病,患者却存在风险,数据表明与鳞状细胞癌之间的相关性显著增加[32]。有研究报道,紫外线光疗法对于未成年人也是安全有效的,但前提条件是在治疗的时候未成年人足够成熟并懂得保护自己的眼睛。不过研究中并没有提及需要对这些未成年患者的不良反应进行长期监控和随访[23,29]。

# 7　紫外线光疗法在瘙痒相关疾病中的应用

## 7.1　特应性皮炎

紫外线光疗法是特应性皮炎的二线治疗方法,包括 NB-UVB,BB-UVB,BB-UVA,UVA1,PUVA,以及 UVA 和 UVB 同时运用,上述都可以用来治疗特应性皮炎[25]。大量的研究表明,紫外线光疗法可有效治疗特应性皮炎以及伴随的瘙痒症状[6]。该领域最初的研究主要集中在 BB-UVB(280～315 纳米)的有效性上[33]。但是,近年来的研究表明 NB-UVB 比 BB-UVB 更有效,也不会增加不良反应的风险[4]。

在临床上,NB-UVB 可显著减轻特应性皮炎的瘙痒以及症状。这种治疗方法持续 3 个月后,症状可以明显改善(3 个月时 $P<0.000\,1$)[23,26]。中等剂量的 UVA1 与 NB-UVB 的效果是相同的,同样可以减轻特应性皮炎的症状以及瘙痒,但 NB-UVB 只需要低剂量照射水平便可达到类似的治疗效果[6,10,22]。Reynolds 等人于 2001 年进行了一项临床随机对照试验[26],他们注意到 NB-UVB 在减轻瘙痒方面比 BB-UVA 更有效。高剂量 UVA1 和中剂量 UVA1 的效果类似[34]。

鉴于 NB-UVB 治疗方法比其他光疗方法更便宜,使用也更方便,比 UVA1 使用的剂量也更低[10],因此在临床实践中常常选择使用 NB-UVB 方法。不过,由于缺乏试验的后续追踪观察,因此很难判断光疗的长期有效性。一项关于 UVA1 中剂量治疗特应性皮炎的研究发现,特应性皮炎的症状在 3 个月内会复发[27],另一项关于儿童的 NB-UVB 试验发现,只有持续治疗至少 6 个月后才会有效($P=0.001\,2$)[23]。目前,对于紫外线光疗法治疗特应性皮炎瘙痒的机制尚不完全清楚,但有研究认为它与免疫抑制作用有关,因为免疫抑制会降低不同疾病的发病[35]。UVA1 可深入皮肤深部[36],降低来源于 $Th_2$ 细胞的 IL-5、IL-13 的浓度,也可以降低 IL-31 的 mRNA[37]。对于 UVB,有研究发现其作用机制也与 $Th_2$ 信号通路有关[38]。此外,UVA1 和 UVB 可诱导 T 淋巴细胞和抗原呈递朗格汉斯细胞的凋亡[39-41]而减少炎症浸润。细胞间黏附分子-1(ICAM1)过表达会成为炎症白细胞的结合位点,UVA 和 UVB 可通过调节 ICAM1 的活性抑制炎症[41-43]。另外,UVB 还可以抑制肥大细胞脱颗粒[44]。

由于需要明确 UV 的疗效,因此大量的研究主要关注 UV 单一疗效,但是光疗法更应该与外用皮质类固醇以及临床实践中的其他一线治疗方法相结合。

## 7.2　银屑病瘙痒

银屑病是一种炎症性疾病,表现为鳞状红斑、丘疹和丘疹斑块[45]。虽然瘙痒可能是银屑病皮肤病变常出现的症状,但是通常不是该病的主诉。银屑病发病的区域瘙痒可能不一定出现,评估银屑病疾病程度的严重程度指数(PASI)也不包含瘙痒。NB-UVB 或 BB-UVB 两种光疗法是治疗银屑病的一线治疗方法,它可以降低整个疾病严重程度以及瘙痒[46-47]。PUVA 也是治疗银屑病的一种有效的治疗方法,但由于存在风险,具有光敏性和可能导致皮肤癌,因此并不是一线治疗银屑病的药物[17]。局部给予 PUVA(例如含有 0.01% 的 oxsoralen 霜)可以用于治疗掌跖银屑病,这种治疗方法没有涉及口服补骨脂素而导致的全身性不良反应[17,48-49]。更多的信息参见 Szepietowski 和 Reich 撰写的第 16 章。

## 7.3　慢性荨麻疹瘙痒

紫外线光疗法也可作为辅助治疗方法用于缓解慢性的特发性荨麻疹的瘙痒症状。

2012年有一项研究,虽然不是双盲法以及随机试验,但是它的研究结果发现 NB-UVB 治疗慢性荨麻疹瘙痒后与原来的水平相比较,减轻瘙痒是非常有效的[50]。NB-UVB 与抗组胺药物联合用药与单独抗组胺药物治疗相比较,止痒更有效[51]。PUVA 减轻慢性荨麻疹瘙痒的效果与 NB-UVB 类似[52]。一项关于 NB-UVB 治疗 84 例慢性荨麻疹的回顾性分析研究发现,85%的受试者的瘙痒症状消除或明显改善[53]。总而言之,在这个领域里,研究和数据都比较缺乏,也没有进行严格的随机对照试验,而且在慢性荨麻疹诊疗指南的主要治疗方法里并不包括光疗法[54-55]。如果系统性药物治疗效果不好的情况下,就可以考虑将光疗法作为二线辅助治疗方法进行使用。

### 7.4 其他适用光疗法的瘙痒皮肤疾病

有系列案例报告指出,BB-UVB[56](单独治疗或加局部使用类固醇＋煤焦油[57]或 PUVA[58]),NB-UVA＋PUVA[59] 和 UVA1＋局部类固醇[60]等都能有效地减轻与结节性痒疹相关的瘙痒。

皮肤 T 细胞淋巴瘤(Cutaneous T-cell lymphoma, CTCL)也可能伴有瘙痒,研究证实 PUVA 可治疗早期 CTCL[61]。系列病例报告也显示 BB-UVB、NB-UVB 和 UVA1 对 CTCL 患者有效[62-64]。紫外线光疗法可以通过治疗 CTCL 间接地减轻瘙痒,但是紫外线光疗法治疗 CTCL 的研究中并没有检测紫外线对瘙痒的直接作用[65]。此外,研究者用低剂量 UVA1、中剂量 UVA1 和 NB-UVB 也能有效治疗局部硬皮病,但是只有中剂量的 UVA1 具有显著降低瘙痒的效果[66-67]。UVA1 和 PUVA 对系统性硬皮病可能有效,但是研究的数据还是相对缺乏[68-69]。

# 8 光疗法对没有皮肤损伤的疾病相关瘙痒的治疗

### 8.1 尿毒症瘙痒

瘙痒通常与肾衰竭有密切的关系。Gilchrest 等人[70-72]发现 BB-UVB 光疗法在治疗尿毒症瘙痒方面比 UVA 安慰剂更有效,50%的患者在治疗后可持久减轻瘙痒。BB-UVB 治疗半身暴露的尿毒症患者可减轻全身瘙痒,因此 BB-UVB 看起来似乎具有全身性效应[70]。然而遗憾的是,1981 年对 12 名受试者进行的双盲交叉研究未能证实这些发现[73]。一项没有对照组的试验表明 NB-UVB 治疗尿毒症瘙痒有效[74],但 2011 年临床随机对照试验显示,与安慰剂相比 NB-UVB 治疗效果并没有显著性差异[75]。2003 年,一项个案患者的病例报告发现,BB-UVB 可有效抑制尿毒症瘙痒,但 NB-UVB 的效果却不好。在 Gilchrest 等人的研究中,MED 最大的剂量为 480 毫焦/厘米[2],治疗尿毒症瘙痒的剂量开始的时候是 MED 的 75%[70]。

目前,光疗法治疗尿毒症瘙痒的机制尚不完全清楚,但它这种全身性的作用被认为与肾衰竭所产生的致痒物质的光失活有关[70,76]。此外,其他可能的机制还包括 UVB 可促进肥大细胞凋亡[77],或者 UVB 导致肥大细胞释放组胺减少[78],以及减少皮肤二价离子特别是磷的含量[79]。

### 8.2 胆汁淤积性瘙痒

瘙痒也是慢性肝病以及胆汁淤积的常见症状。仅在少数非双盲法、非随机试验研究和病例研究中探讨过光疗法对肝病以及胆汁淤积性瘙痒的有效性。这些研究表明 BB-UVB 可有效减轻胆汁淤积性瘙痒[80-83]。2012 年的研究进一步发现,BB-UVB 治疗可减轻大部分胆汁淤积患者的瘙痒(12/13 例)[84]。由于缺乏临床随机对照试验,因此不建议利用紫外线光疗法治疗胆汁淤积性瘙痒作为治疗指南中主要的治疗方法[85-86]。更多详细的内容可以在 Mittal 负责的第 21 章中找到。

### 8.3　其他适合光疗法的没有皮肤损伤的疾病的瘙痒

据系列的病例研究报道,BB-UVB、NB-UVB 和 PUVA 可有效缓解水源性瘙痒,但缓解时程似乎很短暂[87-89]。

## 9　针灸与瘙痒

针灸属于中医的一种补充替代治疗方法,最早可追溯到公元前 6000 年,公元前 100 年出现的《黄帝内经》中有记载[90]。针灸就是将 2～3 厘米长的针灸针(0.25 毫米×40 毫米)刺入针灸穴位(穴位根据古文献定位)一定的时间,可改变体表或者身体的“气”或能量的流动,这种方法也可以减轻瘙痒[91-92]。电针是针灸的一种形式,针刺的时候可以通过通电刺激穴位。作为一种补充和替代疗法,针灸治疗瘙痒的研究仍然非常缺乏。

与瘙痒相关的穴位主要位于上肢和下肢。如果在给止痒药物前先电针穴位,发现针灸比安慰剂止痒效果更好,与口服西替利嗪(抗组胺药)的止痒效果相同,但是针灸并不能将瘙痒的感觉降低到临界阈值以下[91,93]。如果在瘙痒发生的时候进行针灸,比预防性的针灸和同时口服西替利嗪的止痒效果都要好,可以直接把瘙痒的感觉降到阈值以下[91,93]。电针可以利用针把电流传导到穴位,这比其他针灸形式的效果更好[94]。针灸止痒机制目前还不清楚,但研究认为与感觉神经纤维密度降低[95]、嗜碱性粒细胞活化减少[96]以及分散患者的注意力有关[91]。通过测量脑血流量的变化发现,针灸抑制瘙痒的效应可在大脑的不同区域引起反应,如壳核和岛叶、前运动和前额叶皮层区域等[97]。此外,针灸的经络与相关瘙痒的部位也有很高的相关性[98]。

目前由于针灸止痒研究样本量少,实验次数不多,也缺乏有效的后续随访追踪,因此降低了针灸在临床上的使用率[91,99]。而且,由于针灸的治疗方案没有标准化,临床试验使用穴位和方案也往往不一致,导致难以确定最佳治疗方案[91,94]。除了上述提到的实验证据不足外,针灸从业者对穴位的位置和治疗效果也存在意见分歧与观点不一致[98]。尽管针灸具有良好的安全性[100],但与其他医学和物理方法相比,它的治疗费用还是相对昂贵的,而且也具有皮肤侵入性。因此,尽管已经证实针灸在受控条件下对特应性的瘙痒具有止痒作用,但其在临床实践中运用仍然值得商榷。另外,也没有足够的数据来支持使用针灸治疗尿毒症瘙痒[101]。

## 10　其他物理治疗方法

与常规治疗方法相比,按摩作为标准治疗的一种辅助手段,也可显著减轻儿童特应性皮炎的瘙痒[102]。但是在按摩治疗中添加精油却不能进一步减轻瘙痒,这只能说明是按摩的一些物理学特性调节了儿童的瘙痒感觉[103]。

## 11　结论

治疗瘙痒的物理方法主要局限于紫外线光疗和针灸这两种方法。已经有令人信服的证据表明使用紫外线光疗法可治疗特应性皮炎和银屑病的瘙痒。但是紫外线光疗法可治疗慢性荨麻疹、终末期肾病和胆道梗阻相关的瘙痒数据并不多。不过,当这些疾病的首选治疗方法并不适合时,可推荐考虑使用紫外线光疗法。此外,根据现有的一些证据,不推荐针灸作为临床上的一种治疗瘙痒的手段。

(陈曦 译,伍冠一 校)

## 参考文献

[1] Roelandts R: The history of phototherapy: something new under the sun? J Am Acad Dermatol 2002; 46: 926 - 930.

[2] Honigsmann H: History of phototherapy in dermatology. Photochem Photobiol Sci 2013; 12: 16 - 21.

[3] Parrish J A, Fitzpatrick T B, Tanenbaum L, Pathak M A: Photochemotherapy of psoriasis with oral methoxsalen and longwave ultraviolet light. N Engl J Med 1974; 291: 1207 - 1211.

[4] An appraisal of narrowband(TL - 01) UVB phototherapy. British Photodermatology Group Workshop Report(April 1996). Br J Dermatol 1997; 137: 327 - 330.

[5] Morison W L, Parrish J A, Fitzpatrick T B: Oral psoralen photochemotherapy of atopic eczema. Br J Dermatol 1978; 98: 25 - 30.

[6] Garritsen F M, Brouwer M W, Limpens J, Spuls P I: Photo(chemo)therapy in the management of atopic dermatitis: an updated systematic review with implications for practice and research. Br J Dermatol 2014; 170: 501 - 513.

[7] Gupta R, Debbaneh M, Butler D, Huynh M, Levin E, Leon A, et al: The Goeckerman regimen for the treatment of moderate to severe psoriasis. J Vis Exp 2013; (77): e50509.

[8] Van Weelden H, Baart De La Faille H, Young E, Van Der Leun J C: A new development in UVB phototherapy of psoriasis. Br J Dermatol 1988; 119: 11 - 19.

[9] Coven T R, Burack L H, Gilleaudeau P, Keogh M, Ozawa M, Krueger J G: Narrowband UV-B produces superior clinical and histopathological resolution of moderate-to-severe psoriasis in patients compared with broadband UV-B2. Arch Dermatol 1997; 133: 1514 - 1522.

[10] Gambichler T, Othlinghaus N, Tomi N S, Holland-Letz T, Boms S, Skrygan M, et al: Medium-dose ultraviolet(UV) A1 vs narrowband UVB phototherapy in atopic eczema: a randomized crossover study. Br J Dermatol 2009; 160: 652 - 658.

[11] Boniol M, Autier P, Boyle P, Gandini S: Cutan eous melanoma attributable to sunbed use: systematic review and meta-analysis. BMJ 2012; 345: e4757.

[12] Hearn R M, Kerr A C, Rahim K F, Ferguson J, Dawe R S: Incidence of skin cancers in 3867 patients treated with narrow-band ultraviolet B phototherapy. Br J Dermatol 2008; 159: 931 - 935.

[13] Lee E, Koo J, Berger T: UVB phototherapy and skin cancer risk: a review of the literature. Int J Dermatol 2005; 44: 355 - 360.

[14] Jury C S, McHenry P, Burden A D, Lever R, Bilsland D: Narrowband ultraviolet B(UVB) phototherapy in children. Clin Exp Dermatol 2006; 31: 196 - 189.

[15] Clayton T H, Clark S M, Turner D, Goulden V: The treatment of severe atopic dermatitis in childhood with narrowband ultraviolet B phototherapy. Clin Exp Dermatol 2007; 32: 28 - 33.

[16] Menter A, Korman N J, Elmets C A, Feldman S R, Gelfand J M, Gordon K B, et al: Guidelines of care for the management of psoriasis and psoriatic arthritis: sec tion 5. Guidelines of care for the treatment of psoriasis with phototherapy and photochemotherapy. J Am Acad Dermatol 2010; 62: 114 - 135.

[17] Ling T C, Clayton T H, Crawley J, Exton L S, Goulden V, Ibbotson S, et al:British Association of Dermatologists and British Photodermatology Group guidelines for the safe and effective use of psoralen-ultraviolet A therapy 2015. Br J Dermatol 2016;174:24 - 55.

[18] Jekler J, Larko O:UVA solarium versus UVB phototherapy of atopic dermatitis:a paired-comparison study. Br J Dermatol 1991;125:569 - 572.

[19] Reynolds N J, Franklin V, Gray J C, Diffey B L, Farr P M:Narrow-band ultraviolet B and broad-band ultraviolet A phototherapy in adult atopic eczema:a randomised controlled trial. Lancet 2001; 357: 2012 - 2016.

[20] Krutmann J, Czech W, Diepgen T, Niedner R, Kapp A, Schöpf E:High-dose UVA1 therapy in the treatment of patients with atopic dermatitis. J Am Acad Dermatol 1992;26:225 - 230.

[21] Krutmann J, Diepgen T L, Luger T A, Grabbe S, Meffert H, Sönnichsen N, et al:High-dose UVA1 therapy for atopic dermatitis:results of a multicenter trial. J Am Acad Dermatol 1998;38:589 - 593.

[22] Majoie I M, Oldhoff J M, van Weelden H, Laaper-Ertmann M, Bousema M T, Sigurdsson V, et al: Narrowband ultraviolet B and medium-dose ultraviolet A1 are equally effective in the treatment of moderate to severe atopic dermatitis. J Am Acad Dermatol 2009;60:77 - 84.

[23] Darne S, Leech S N, Taylor A E:Narrowband ultraviolet B phototherapy in children with moderate-to-severe eczema:a comparative cohort study. Br J Dermatol 2014;170:150 - 156.

[24] Heckman C J, Chandler R, Kloss J D, Benson A, Rooney D, Munshi T, et al:Minimal erythema dose (MED) testing. J Vis Exp 2013;(75):e50175.

[25] Sidbury R, Davis D M, Cohen D E, Cordoro K M, Berger T G, Bergman J N, et al:Guidelines of care for the management of atopic dermatitis. J Am Acad Dermatol 2014;71:327 - 349.

[26] Reynolds N J, Franklin V, Gray J C, Diffey B L, Farr P M:Narrow-band ultraviolet B and broad-band ultraviolet A phototherapy in adult atopic eczema:a randomised controlled trial. Lancet 2001; 357: 2012 - 2016.

[27] Abeck D, Schmidt T, Fesq H, Strom K, Mempel M, Brockow K, et al:Long-term efficacy of medium-dose UVA1 phototherapy in atopic dermatitis. J Am Acad Dermatol 2000;42:254 - 257.

[28] Jekler J, Larkö O: Combined UVA-UVB versus UVB phototherapy for atopic dermatitis:a paired-comparison study. J Am Acad Dermatol 1990;22:49 - 53.

[29] Pavlovsky M, Baum S, Shpiro D, Pavlovsky L, Pavlotsky F:Narrow band UVB:is it effective and safe for paediatric psoriasis and atopic dermatitis? J Eur Acad Dermatol Venereol 2011;25:727 - 729.

[30] von Kobyletzki G, Pieck C, Hoffmann K, Freitag M, Altmeyer P:Medium-dose UVA1 cold-light phototherapy in the treatment of severe atopic dermatitis. J Am Acad Dermatol 1999;41:931 - 937.

[31] Valkova S, Velkova A:UVA/UVB phototherapy for atopic dermatitis revisited. J Dermatolog Treat 2004;15:239 - 244.

[32] Stern R S, Laird N:The carcinogenic risk of treatments for severe psoriasis. Cancer 1994;73:2759 - 2764.

[33] Jekler J, Larko O:Combined UVA-UVB versus UVB phototherapy for atopic dermatitis:a paired-comparison study. J Am Acad Dermatol 1990;22:49 - 53.

[34] Tzaneva S, Seeber A, Schwaiger M, Hönigsmann H, Tanew A:High-dose versus medium-dose UVA1 phototherapy for patients with severe generalized atopic dermatitis. J Am Acad Dermatol 2001;45:503 - 507.

[35] Horio T: Indications and action mechanisms of phototherapy. J Dermatol Sci 2000;23 (suppl 1): S17 - S21.

[36] Godar D E:UVA1 radiation triggers two different final apoptotic pathways. J Invest Dermatol 1999;

112:3 - 12.

[37] Gambichler T, Kreuter A, Tomi N S, Othlinghaus N, Altmeyer P, Skrygan M:Gene expression of cytokines in atopic eczema before and after ultraviolet A1 phototherapy. Br J Dermatol 2008;158: 1117 - 1120.

[38] Tintle S, Shemer A, Suárez-Fariñas M, Fujita H, Gilleaudeau P, Sullivan-Whalen M, et al:Reversal of atopic dermatitis with narrow-band UVB phototherapy and biomarkers for therapeutic response. J Allergy Clin I mmunol 2011; 128:583 - 93. e4.

[39] Dawe R S:Ultraviolet A1 phototherapy. Br J Dermatol 2003;148:626 - 637.

[40] Toews G B, Bergstresser PR, Streilein JW:Epidermal Langerhans cell density determines whether contact hypersensitivity or unresponsiveness follows skin painting with DNFB. J I mmunol 1980; 124: 445 - 453.

[41] Krutmann J, Morita A:Mechanisms of ultraviolet(UV) B and UVA phototherapy. J Investig Dermatol Symp Proc 1999; 4:70 - 72.

[42] Krutmann J, Czech W, Parlow F, Trefzer U, Kapp A, Schopf E, et al:Ultraviolet radiation effects on human keratinocyte ICAM - 1 expression:UV-induced inhibition of cytokine-induced ICAM - 1 mRNA expression is transient, differentially restored for IFN ga mma versus TNF alpha, and followed by ICAM - 1 induction via a TNF alpha-like pathway. J Invest Dermatol 1992;98:923 - 928.

[43] Norris D A, Lyons M B, Middleton M H, Yohn J J, Kashihara-Sawami M:Ultraviolet radiation can either suppress or induce expression of intercellular adhesion molecule 1(ICAM - 1) on the surface of cultured human keratinocytes. J Invest Dermatol 1990;95:132 - 138.

[44] Danno K, Toda K, Horio T:Ultraviolet-B radiation suppresses mast cell degranulation induced by compound 48/80. J Invest Dermatol 1986;87:775 - 778.

[45] Menter A, Gottlieb A, Feldman S R, Van Voorhees A S, Leonardi C L, Gordon K B, et al:Guidelines of care for the management of psoriasis and psoriatic arthritis. J Am Acad Dermatol 2008;58:826 - 850.

[46] Lapolla W, Yentzer B A, Bagel J, Halvorson C R, Feldman S R:A review of phototherapy protocols for psoriasis treatment. J Am Acad Dermatol 2011;64:936 - 949.

[47] Gupta G, Long J, Tillman D M:The efficacy of narrowband ultraviolet B phototherapy in psoriasis usin g objective and subjective outcome measures. Br J Dermatol 1999;140:887 - 890.

[48] Sezer E, Erbil A H, Kurumlu Z, Taştan H B, Etikan I:Comparison of the efficacy of local narrowband ultraviolet B(NBUVB) phototherapy versus psoralen plus ultraviolet A(PUVA) paint for palmoplantar psoriasis. J Dermatol 2007;34:435 - 440.

[49] Hawk J L, Le Grice P:The efficacy of localized PUVA therapy for chronic hand and foot dermatoses. Clin Exp Dermatol 1994;19:479 - 482.

[50] Aydogan K, Karadogan S K, Tunali S, Saricaoglu H:Narrowband ultraviolet B(311 nm, TL01) phototherapy in chronic ordinary urticaria. Int J Dermatol 2012; 51:98 - 103.

[51] Engin B, Ozdemir M, Balevi A, Mevlitoglu I:Treatment of chronic urticarial with narrowband ultraviolet B phototherapy:a randomized controlled trial. Acta Derm Venereol 2008;88:247 - 251.

[52] Khafagy N H, Salem S A, Ghaly E G:Comparative study of systemic psoralen and ultraviolet A and narrowband ultraviolet B in treatment of chronic urticaria. Photodermatol Photoi mmunol Photomed 2013;29:12 - 17.

[53] Berroeta L, Clark C, Ibbotson S H, Ferguson J, Dawe R S:Narrow-band(TL - 01) ultraviolet B phototherapy for chronic [urticaria. Clin Exp Dermatol 2004;29:97 - 98.

[54] Zuberbier T, Asero R, Bindslev-Jensen C, Walter Canonica G, Church M K, Giménez-Arnau A M, et

al:EAACI/GA2LEN/EDF/WAO guideline:management of urticaria. Allergy 2009;64:1427 - 1443.

[55] Bernstein J A, Lang D M, Khan D A, Craig T, Dreyfus D, Hsieh F, et al:The diagnosis and management of acute and chronic urticaria:2014 update. J Allergy Clin I mmunol 2014;133:1270 - 1277.

[56] Hann S K, Cho M Y, Park Y-K:UV Treatment of generalized prurigo nodularis. Int J Dermatol 1990;29:436 - 437.

[57] Sorenson E, Levin E, Koo J, Berger T G:Successful use of a modified Goeckerman regimen in the treatment of generalized prurigo nodularis. J Am Acad Dermatol 2015;72:e40 - e42.

[58] Divekar P M, Palmer R A, Keefe M:Phototherapy in nodular prurigo. Clin Exp Dermatol 2003;28:99 - 100.

[59] Ha mmes S, Hermann J, Roos S, Ockenfels H M:UVB 308 - nm excimer light and bath PUVA:combination therapy is very effective in the treatment of prurigo nodularis. J Eur Acad Dermatol Venereol 2011;25:799 - 803.

[60] Levi A, Ingber A, Enk C D:Ultraviolet A1 exposure is crucial in the treatment of prurigo nodulalis usin g a ultraviolet A1/topical steroid combination regimen. Photodermatol Photoi mmunol Photomed 2011;27:55 - 66.

[61] Querfeld C, Rosen S T, Kuzel T M, et al:Long-term follow-up of patients with early-stage cutan eous T-cell lymphoma who achieved complete remission with psoralen plus UV-A monotherapy. Arch Dermatol 2005;141:305 - 311.

[62] Ramsay D L, Lish K M, Yalowitz C B, Soter N A:Ultraviolet-B phototherapy for early-stage cutan eous T-cell lymphoma. Arch Dermatol 1992;128:931 - 933.

[63] Diederen P V, van Weelden H, Sanders C J, Toonstra J, van Vloten W A:Narrowband UVB and psoralen-UVA in the treatment of early-stage mycos is fungoides:a retrospective study. J Am Acad Dermatol 2003;48:215 - 219.

[64] Plettenberg H, Stege H, Megahed M, Ruzicka T, Hosokawa Y, Tsuji T, et al:Ultraviolet A1(340 - 400 nm) phototherapy for cutan eous T-cell lymphoma. J Am Acad Dermatol 1999;41:47 - 50.

[65] Meyer N, Paul C, Misery L:Pruritus in cutan eous T-cell lymphomas:frequent, often severe and difficult to treat. Acta Derm Venereol 2010;90:12 - 17.

[66] Kreuter A, Hyun J, Stucker M, So mmer A, Altmeyer P, Gambichler T:A randomized controlled study of low-dose UVA1, medium-dose UVA1, and narrowband UVB phototherapy in the treatment of localized scleroderma. J Am Acad Dermatol 2006;54:440 - 447.

[67] Kroft E B, Berkhof N J, van de Kerkhof P C, Gerritsen R M, de Jong E M:Ultraviolet A phototherapy for sclerotic skin diseases:a systematic review. J Am Acad Dermatol 2008;59:1017 - 1030.

[68] Morita A, Kobayashi K, Isomura I, Tsuji T, Krutmann J:Ultraviolet A1(340 - 400 nm) phototherapy for scleroderma in systemic sclerosis. J Am Acad Dermatol 2000;43:670 - 674.

[69] Hofer A, Soyer H:Oral psoralen-UV-A for systemic scleroderma. Arch Dermatol 1999;135:603 - 604.

[70] Gilchrest B A, Rowe J W, Brown R S, Steinman T I, Arndt K A:Ultraviolet phototherapy of uremic pruritus. Long-term results and possible mechanism of action. Ann Intern Med 1979;91:17 - 21.

[71] Gilchrest B A:Ultraviolet phototherapy of uremic pruritus. Int J Dermatol 1979; 18:741 - 748.

[72] Gilchrest B A, Rowe J W, Brown R S, Steinman T I, Arndt K A:Relief of uremic pruritus with ultraviolet phototherapy. N Engl J Med 1977;297:136 - 138.

[73] Simpson N B, Davison A M:Ultraviolet phototherapy for uraemic pruritus. Lancet 1981;1:781.

[74] Ada S, Seckin D, Budakoglu I, Ozdemir F N:Treatment of uremic pruritus with narrowband ultraviolet B phototherapy:an open pilot study. J Am Acad Dermatol 2005;53:149 - 151.

[75] Ko M J, Yang J Y, Wu H Y, Hu F C, Chen S I, Tsai P J, et al: Narrowband ultraviolet B phototherapy for patients with refractory uraemic pruritus: a randomized controlled trial. Br J Dermatol 2011;165:633 – 639.

[76] Schultz B C, Roenigk H H Jr: Uremic pruritus treated with ultraviolet light. JAMA 1980; 243: 1836 – 1837.

[77] Szepietowski J C, Morita A, Tsuji T: Ultraviolet B induces mast cell apoptosis: a hypothetical mechanism of ultraviolet B treatment for uraemic pruritus. Med Hypotheses 2002;58:167 – 170.

[78] Imazu L E, Tachibana T, Danno K, Tanaka M, Imamura S: Histamine-releasin g factor(s) in sera of uraemic pruritus patients in a possible mechanism of UVB therapy. Arch Dermatol Res 1993; 285: 423 – 427.

[79] Blachley J D, Blankenship D M, Menter A, Parker T F 3rd, Knochel J P: Uremic pruritus: skin divalent ion content and response to ultraviolet phototherapy. Am J Kidney Dis 1985;5:237 – 241.

[80] Hanid M A, Levi A J: Phototherapy for pruritus in primary biliary cirrhosis. Lancet 1980;2:530.

[81] Cerio R, Murphy G M, Sladen G E, MacDonald D M: A combination of phototherapy and cholestyramine for the relief of pruritus in primary biliary cirrhosis. Br J Dermatol 1987; 116: 265 – 267.

[82] Rosenthal E, Diamond E, Benderly A, Etzioni A: Cholestatic pruritus: effect of phototherapy on pruritus and excretion of bile acids in urine. Acta Paediatr 1994;83:888 – 891.

[83] Perlstein S M: Phototherapy for primary biliary cirrhosis. Arch Dermatol 1981; 117:608.

[84] Decock S, Roelandts R, Steenbergen W V, Laleman W, Cassiman D, Verslype C, et al: Cholestasis-induced pruritus treated with ultraviolet B phototherapy: an observational case series study. J Hepatol 2012;57:637 – 641.

[85] Lindor K D, Gershwin M E, Poupon R, Kaplan M, Bergasa N V, Heathcot e EJ: Primary biliary cirrhosis. Hepatology 2009;50:291 – 308.

[86] European Association for the Study of the Liver: EASL Clinical Practice Guidelines: Management of cholestatic liver diseases. J Hepatol 2009;51:237 – 267.

[87] Steinman H K, Greaves M W: Aquagenic pruritus. J Am Acad Dermatol 1985;13:91 – 96.

[88] Xifra A, Carrascosa J M, Ferrandiz C: Narrow-band ultraviolet B in aquagenic pruritus. Br J Dermatol 2005;153:1233 – 1234.

[89] Menage H D, Norris P G, Hawk J L, Graves M W: The efficacy of psoralen photochemotherapy in the treatment of aquagenic pruritus. Br J Dermatol 1993; 129:163 – 165.

[90] White A, Ernst E: A brief history of acupuncture. Rheumatology 2004;43:662 – 663.

[91] Pfab F, Kirchner M T, Huss-Marp J, Schuster T, Schalock P C, Fuqin J, et al: Acupuncture compared with oral antihistamine for type I hypersensitivity itch and skin response in adults with atopic dermatitis-a patient-and examinerblinded, randomized, placebo-controlled, crossover trial. Allergy 2012;67:566 – 573.

[92] Pfab F, Schalock P C, Napadow V, Athanasiadis G I, Huss-Marp J, Ring J: Acupuncture for allergic disease therapy-the current state of evidence. Expert Rev Clin I mmunol 2014;10:831 – 841.

[93] Pfab F, Huss-Marp J, Gatti A, Fuqin J, Athanasiadis G I, Irnich D, et al: Influence of acupuncture on type I hypersensitivity itch and the wheal and flare response in adults with atopic eczema-a blinded, randomized, placebo-controlled, crossover trial. Allergy 2010;65:903 – 910.

[94] Lundeberg T, Bondesson L, Thomas M: Effect of acupuncture on experimentally induced itch. Br J Dermatol 1987;117:[771 – 777.

[95] Carlsson C P, Sundler F, Wallengren J: Cutan eous innervation before and after one treatment period of acupuncture. Br J Dermatol 2006;155:970 – 976.

[96] Pfab F, Athanasiadis G I, Huss-Marp J, Fuqin J, Heuser B, Cifuentes L, et al: Effect of acupuncture on allergen-induced basophil activation in patients with atopic eczema: a pilot trial. J Altern Complement Med 2011;17:309 – 314.

[97] Napadow V, Li A, Loggia M L, Kim J, Schalock P C, Lerner E, et al: The brain circuitry mediating antipruritic effects of acupuncture. Cereb Cortex 2014; 24:873 – 882.

[98] Silberstein M: Do acupuncture meridians exist? Correlation with referred itch(mitempfindung) stimulus and referral points. Acupunct Med 2012;30:17 – 20.

[99] Lee K C, Keyes A, Hensley J R, Gordon J R, Kwasny M J, West D P, et al: Effectiveness of acupressure on pruritus and lichenification associated with atopic dermatitis: a pilot trial. Acupunct Med 2012;30:8 – 11.

[100] Yamashita H, Tsukayama H, Hori N, Kimura T, Tanno Y: Incidence of adverse reactions associated with acupuncture. J Altern Complement Med 2000;6:345 – 350.

[101] Kim K H, Lee M S, Choi S-M, Ernst E: Acupuncture for treating uremic pruritus in patients with end-stage renal disease: a systematic review. J Pain Symptom Manage 2010;40:117 – 125.

[102] Schachner L, Field T, Hernandez-Reif M, Duarte A M, Krasnegor J: Atopic dermatitis symptoms decreased in children following massage therapy. Pediatr Dermatol 1998;15:390 – 395.

[103] Anderson C, Lis-Balchin M, Kirk-Smith M: Evaluation of massage with essential oils on childhood atopic eczema. Phytother Res 2000;14:452 – 456.

# 第11章　瘙痒治疗与管理：心理疗法

Andrea W. M. Evers[a]　　Christina Schut[c]　　Uwe Gieler[d]

Saskia Spillekom-van Koulil[b]　　Sylvia van Beugen[a]

[a]Health, Medical and Neuropsychology Unit, Institute of Psychology,
Faculty of Social and Behavioral Sciences, Leiden University, Leiden

[b]Department of Medical Psychology, Radboud University
Medical Center, Nijmegen, The Netherlands;

[c]Institute of Medical Psychology, Justus Liebig University Giessen

[d]Department of Dermatology, University Clinic Giessen, Giessen, Germany

**摘要**　在皮肤病患者身上常常会出现这样的现象，瘙痒的强度与心理因素包括压力、忍受力、焦虑以及抑郁等存在一定的相关关系。此外，依据慢性瘙痒的生物心理社会模型，研究者已经阐明心理因素是如何导致慢性瘙痒的恶化或改善的。因此，我们有理由相信，在慢性瘙痒的治疗当中，考虑利用心理干预是合理的。在本章中，我们将重点聚焦在痒觉—抓挠循环问题以及压力和焦虑/抑郁等加重瘙痒的心理因素上。我们将总结可以减少致痒触发因素的心理干预手段相关研究证据。我们会区分单一方式干预和多模式联合干预（Multimodal interventions）两种不同手段。我们认为，对于所有患者，并非所有单一干预手段都可以带来帮助。因此，针对具体情况，我们还需要全面回顾特定患者的病情并通过上述手段确定引发患者瘙痒的一个或多个心理因素。

## 1　瘙痒与抓挠：心理因素与它们的关系

超过半数的慢性皮肤病患者声称他们都经历过某段时间出现瘙痒症状，在这些患者中，瘙痒是他们主诉的一个难以忍受的症状之一[1-2]。根据瘙痒的定义，它是一种感觉，当这种感觉足够强烈就会导致抓挠行为或至少出现抓挠的欲望[3]。这个定义暗示了痒觉和抓挠之间具有的强烈相关性。然而，经常抓挠会导致皮肤损伤，从而加重皮肤恶化的状况[2]。事实上，患者经常明确表示"瘙痒比疼痛更糟糕"，这一观点强调瘙痒会受到主观的影响。所以，瘙痒通常被认为是一种令人不愉快或烦人的感觉[4]。此外，瘙痒也是很多疾病的一种临床症状，在夜间会加重[5-6]，而且还会影响睡眠的质量[5]。上述情况可能会导致患者在白天出现疲惫、烦躁、注意力不集中等问题，最终会导致在日常生活中出现情绪异常与情绪障碍[7]。因此，瘙痒会降低生活质量，并带来沉重的精神负担，就这一点而言，研究者并不会感到十分震惊[8-10]。此外，从长时程的角度看，抓挠行为会不断加重瘙痒感觉，循环不断重复，最后造成负性的结果。很多患者都会反复经历瘙痒—抓挠—皮肤状况恶化的循环。在情绪层面上，患者在抓挠皮肤后常常感到无助和后悔。当患者心目中比较重要的人对患者的抓挠行为给予负面的评价时，上述的负面情绪甚至可能会增加。

因此，痒觉、抓挠和心理因素之间存在明显的相关关系。很多研究已经开始关注心理因素和瘙痒之间的关系。例如研究把压力、焦虑、抑郁或泛发的抓挠（如在压力下发生）与瘙痒的强度相关联[11-12]。慢性瘙痒的生物心理社会模型很好地总结了这些心理因素是如何参与慢性瘙痒的恶化或改善的[13]。研究解释了内部因素（例如人格）、外部因素（例如压力）、认知、行为和社会反应等相互作用，然后触发生理的过程，最终改变瘙痒的感觉[13]。

从免疫学的角度看，心理因素和瘙痒之间存在关联也是合理的：在一定的压力下，某些神经递质释放，导致神经源性炎症和皮肤状况恶化[14]。此外，研究已经表明在抓挠期间，对皮肤的机械刺激会导致神经递质的释放[15]，其结果会导致瘙痒的恶化。

在本章中，我们将重点关注痒觉—抓挠循环问题和压力、焦虑、抑郁、强迫性抓挠等加重瘙痒的心理因素，以及论述解决这些不良因素的心理干预方法。这些方法的很多细节已经在之前的综述中有过归纳总结[16-17]。我们将区分治疗瘙痒病人的单一方法或者多模式联合的方法。很明显，不是每一个患者都适合将所有的方法联合使用。一些病人主要是因为压力导致了瘙痒的发生，另外一些病人瘙痒的原因则可能是焦虑、抑郁、压力和瘙痒症状的反复等多个因素共同作用的结果。因此，推荐对病人进行心理干预前要对病人的病情做全面的评估。

## 2　单一心理因素的瘙痒治疗

如果临床医生判断出某一个特定的心理因素是导致患者瘙痒恶化的主要因素，则医生将会考虑向患者提供直接明确的干预措施。如果确定心理因素为主因，那么医生们会推荐相应的治疗方法，例如如果压力是加剧患者瘙痒的主要潜在心理因素，可以考虑对病人进行放松训练或基于正念减压法治疗。此外，渐进式的肌肉松弛（Progressive muscle relaxation）和自我生成训练（Autogenic training）这两种放松方法已被证明是有益于治疗慢性瘙痒[18-19]。渐进式的肌肉松弛方法主要是训练某些肌肉群的收缩和舒张，这个方法已被证明可有效减轻特应性皮炎患者的瘙痒[18]。自我生成训练要求瘙痒患者自我提示或者暗示，因为这种方法要求患者在放松训练期间进行想象，例如想象自己身体部位变重或被光束照射到。这种心理干预方法已经被证明对特应性皮炎患者的瘙痒有效[19]。

病例报告提及：如果患者瘙痒发作，感到非常痛苦的时候，他们就会拼命抓挠不止，这个时候，最重要的目标就是掌握应对的技巧，缓解瘙痒的症状，减少抓挠的行为。为了减轻瘙痒，我们应该关注优化皮肤护理的方法（例如定期涂抹软膏），或者是想方设法避免刺激或可能引发瘙痒的状况出现（例如闷热天气或某些织物），并学习减轻压力和瘙痒的方法（例如放松练习）。为了减轻瘙痒行为，第一步是警惕和注意抓挠的习惯，这也是重要的一步。这一步，可以通过教育患者并要求他们在一段时间内记录他们的抓挠行为来达成。上述行动会让我们非常关注自己皮肤不良状况的早期信号，例如瘙痒、红肿。当患者变得越来越重视这些早期信号的时候，可以采取适当的措施，以防止皮肤状况的进一步恶化，例如使用软膏或绷带，或在日常生活中注意放松。随着关注瘙痒的意识增强，患者慢慢学会使用不同的方法来控制他们的抓挠行为。控制抓挠最常用的方法是"习惯逆转"，即患者可以学习用其他行为替代抓挠行为。非皮肤损伤的替代行为包括将手放在大腿上或握拳等[20]。增强患者的主动性或者提高积极应对的能力是这些干预瘙痒措施的基础。当患者患上非常严重的瘙痒时，这些干预手段可以结合药物治疗进行加强，例如给予低剂量抗抑郁药或抗组胺药。

## 3　多模式心理干预措施联合应对瘙痒触发因子

在一些病例中，患者不仅仅是一种心理因素触发瘙痒，还可能是多种心理因素同时造成瘙痒,例如压力、焦虑、抑郁和强烈的抓挠欲望。这时候,应考虑用多种心理方法联合进行治疗。目前,研究者已经开发了一些专门针对慢性瘙痒患者的认知行为训练项目[21-22]。不过,其他更常见的心理干预方法也被证实可有效治疗慢性瘙痒[23-24]。这些心理干预措施包含范围广阔的各种方法,通常包括心理教育、习惯行为逆转方法、放松训练和认知重构等。

### 3.1 多模式方法联合治疗痒觉—抓挠循环

针对痒觉—抓挠循环问题的多模式方法联合治疗,主要是上述提及的单一治疗方法(例如习惯逆转和优化皮肤护理程序)与其他方法相结合,向患者提供一个全面的治疗方案。在一些研究中,已经证明多模式联合干预有效,例如对特应性皮炎、银屑病或其他皮肤病患者,这个方法可减轻瘙痒的感觉、抓挠行为或降低疾病的暴发程度,以及改善皮肤的状况[19,22,25-27]。研究报道了干预方法改善慢性皮肤疾病患者严重皮肤状况的成功案例,这种干预方法含有 12 次心理干预,主要侧重于自我控制的方法和习惯逆转减少抓挠、压力管理方法、教育、沟通和放松练习[19]。但是,到目前为止,这种干预方法仍然缺乏关注,我们还需要进一步去研究清楚它们的作用机制。考虑到习惯逆转干预法对特应性皮炎患者有非常好的治疗效果,因此习惯逆转干预法将成为治疗抓挠方法的一部分[28]。同时,我们仍需要进行更多的研究,以便摸清楚这些干预方法的最佳的剂量和强度。有研究报道用这种干预措施需要持续 12 次才有效[19],但是另一项研究表明在临床上运用此法 5 次也有效,不过,干预5 次对于治疗次数来说也是非常多了[22]。这种以解决痒觉—抓挠循环为目标的多模式联合干预法需要由专业的皮肤科护士和认知行为治疗师帮助和指导实施。

### 3.2 多模式方法联合治疗皮肤相关的社会心理问题

如果皮肤病患者也存在心理问题,而这些问题也会触发瘙痒的话,那么经常的心理干预则会减轻患者的瘙痒。触发瘙痒的心理问题包括情绪、接纳问题、社交焦虑、感知耻辱感和功能失调。研究报道认知行为治疗法已成功应用于治疗这些心理问题[7,29-31]。临床随机对照试验的结果显示,通过多模式联合持续干预方法引导慢性皮肤病患者学习数次后,慢性皮肤病患者的生活质量得到改善,疾病严重程度也会下降[32]。

考虑到压力相关因素与慢性皮肤病之间的关系,包括放松练习和压力管理方法等干预措施经常会应用于皮肤病患者,以期减轻压力的同时也减少炎症状况和降低疾病的严重程度。这些干预措施包括各种各样的方法,尤其是放松的方法,如渐进式放松、生物反馈(Biofeedback)、自我生成训练和可视化。这些干预措施常常联合起来一起运用,例如认知重构和解决问题能力提高的练习等。研究发现,慢性皮肤病患者[33]通过聚焦压力的放松方法进行干预后效果明显,包括银屑病患者光疗后皮肤得到改善[34]、特应性皮炎患者的疾病严重程度降低等[19]。其他的研究也报道,短期认知行为群组干预法已成功应用于银屑病患者。这种干预的认知策略主要聚焦在对病人进行认知疗法,尤其与疾病相关的对待疾病的态度、感知耻辱和社交焦虑等。此外,更多的相关信息会告知患者并且也会运用到压力管理和放松的方法。在一项针对这一干预治疗方法的对照研究中发现,无论是在干预的时候还是在干预后 6 个月的随访,结果都显示这种干预方法可以降低疾病严重程度、疾病的痛苦以及病人的抑郁和焦虑情绪[26]。也有研究报道心理干预治疗还会影响特应性皮炎患者的皮质醇反应。在最近的这一项研究中,接受短期压力管理训练的特应性皮炎患者与对照组相比,在接触心理应激原刺激时皮质醇的浓度降低[24]。但是,这项研究并未发现该训练对疾病严重程度有所改善,这可能是由于随访时间太短或样本量小所导致。

## 4　儿童青少年的瘙痒和心理社会问题治疗

认知行为疗法与放松以及教育等相结合的多模式干预治疗方法已经应用到治疗儿童相关疾病领域[35]。例如有一个项目报道，按照不同年龄阶段将特应性皮炎儿童以及他们的父母分组，提供每周 6 次基于群体的标准化的心理教育干预。对这些患者和他们父母每一次的辅导都由一个多学科团队主导，包括皮肤科医生、护士、心理学家和营养师等[27]。相似的干预治疗方法对成年人同样也是有效的[28]。此外，针对青少年以及儿童银屑病患者的一项干预治疗项目结果报告，通过教育、压力管理和建立社交技能，可以帮助患者改善皮肤疾病和自我形象，并减少社会对他们的约束[36]。为了解决患有慢性皮肤病的儿童和青少年的心理社会问题，也会针对其父母进行心理教育干预。例如，有一个项目"银屑病和湿疹患儿及其父母的教育、应对、训练支持计划"（SPECTRUM），主要针对银屑病和皮炎患儿及其父母实施多模式干预治疗。这个项目由皮肤科医生、临床心理学家和护士共同努力，进行四组多模式干预，帮助儿童和父母提高应对皮肤状况和瘙痒等相关疾病的能力[37]。

## 5　治疗皮肤疾病的心理方法新进展

近年来，利用"互联网＋"提供自我管理和健康状况的认知行为干预方法也被越来越多地运用到治疗中。研究表明，与面对面干预的效果相似，这种方法也是治疗慢性疾病的一种有效方式[38]。这些互联网＋干预措施的优势在于扩大治疗的覆盖面和使用者得到更好的护理，还可以减少时间和旅途费用，使得治疗师和患者之间的沟通互动更加方便[39]。针对慢性皮肤病的互联网＋干预治疗的首次研究就已经展示了这种干预措施有非常好的前景[40-41]。另一个可能有前景的干预领域是以正念以及基于认同的干预方法，这些方法也逐渐运用于治疗慢性疾病，而且效果也不错，可改善患者的皮肤不良状况[34]。

## 6　结论

考虑到瘙痒是许多慢性皮肤病最主要的一个临床症状，病人深受其苦，而且心理因素既可能导致慢性瘙痒的恶化也可能改善慢性瘙痒，因此，应该考虑运用心理治疗方法针对瘙痒及其相关的触发因素进行治疗。在本章中，我们主要综述了单一方式干预和多模式联合干预的相关科学研究的结果与证据。主要是两方面，一方面关注痒觉—抓挠循环问题，另一方面关注与瘙痒相关的心理社会层面、导致瘙痒加重的因素如压力和情绪等问题。迄今为止，虽然单一方式干预和多模式联合干预瘙痒的结果都是令人期待的，但是，系统性筛查以及便捷的多学科干预在临床实践中仍然数量有限[42-43]。因此，非常重要的一点就是，我们要更多地关注皮肤病学领域的心理筛查和干预措施的实施与落实。此外，研究应侧重于进一步发展和评估针对痒觉—抓挠相关疾病以及皮肤相关心理社会问题的心理干预方法，尤其应注重心理和炎症的作用机制以及它们之间相互作用的机制，这可能为具体的特定干预措施提供干预的突破口。

（伍冠一　译，陈曦　校）

**参考文献**

[1] Verhoeven E W M, Kraaimaat F W, van de Kerkhof P C M, van Weel C, Duller P, van der Kalk P G M, van den Hoogen H J M, Bor J H J, Schers H J, Evers A W M: Prevalence of physical symptoms of

itch, pain and fatigue in patients with skin diseases in general practice. Br J Dermatol 2007;156:1346 – 1349.

[2] Yosipovitch G, Greaves M W, Fleischer Jr A B, McGlone F (eds): Itch: Basic Mechanisms and Therapy. Boca Raton, CRC Press, 2004.

[3] Savin J: How should we define itching. J Am Acad Dermatol 1998;39:268 – 269.

[4] Dawn A, Papoiu A D P, Chan Y H, Rapp S R, Rassette N, Yosipovitch G: Itch characteristics in atopic dermatitis: results of a web-based questionnaire. Br J Dermatol 2009;160:642 – 644.

[5] Gupta M A, Gupta A K: Sleep-wake disorders and dermatology. Clin Dermatol 2013;31:118 – 126.

[6] Valdes-Rodriguez R, Mollanazar N K, Gonzalez-Muro J, Nattkemper L, Torres-Alvarez B, Lopez-Esqueda F J, Chan Y H, Yosipovitch G: Itch prevalence and characteristics in a Hispanic geriatric population: a comprehensive study using a stan dardized itch questionnaire. Acta Derm Venereol 2015; 95:417 – 421.

[7] Stan gier U, Ehlers A: Stress and anxiety in dermatological disorders; in Mostofsky DI, Barlow DH (eds): The Management of Stress and Anxiety in Medical Disorders. Needham Heights, Allyn & Bacon, 2000, pp 304 – 343.

[8] Evers A W M, Lu Y, Duller P, van der Valk P G M, Kraaimaat F W, van de Kerkhof P C M: Co mmon burden of chronic skin diseases? Contributors to psychological distress in adults with psoriasis and atopic dermatitis. Br J Dermatol 2005;152:1275 – 1281.

[9] Marron S E, Tomas-Aragones L, Boira S, Campos-Rodenas R: Quality of life, emotional well-being and family repercussions in dermatological patients experiencing chronic itching: a pilot study. Acta Derm Venereol 2016;96:331 – 335.

[10] Verhoeven E W M, Kraaimaat F W, Van De Kerkhof P C M, van Weel C, Duller P, van der Kalk P G M, van den Hoogen H J M, Bor J H J, Schers H J, Evers A W M: Psychosocial well-being of patients with skin diseases in general practice. J Eur Acad Dermatol Venereol 2007;21:662 – 668.

[11] Chrostowska-Plak D, Reich A, Szepietowski J C: Relationship between itch and psychological status of patients with atopic dermatitis. J Eur Acad Dermatol Venereol 2013;27:e239 – e242.

[12] Schut C, Weik U, Tews N, Gieler U, Deinzer R, Kupfer J: Coping as mediator of the relationship between stress and itch in patients with atopic dermatitis: a regression and mediation analysis. Exp Dermatol 2015;24:148 – 150.

[13] Verhoeven E W M, de Klerk S, Kraaimaat F W, van de Kerkhof P C M, de Jong E M G J, Evers A W M: Biopsychosocial mechanisms of chronic itch in patients with skin diseases: a review. Acta Derm Venereol 2008;88:211 – 218.

[14] Pavlovic S, Daniltchenko M, Tobin D J, Hagen E, Hunt S P, Klapp B F, Arck P C, Peters E M J: Further exploring the brainskin connection: stress worsens dermatitis via substan ce P-dependent neurogenic infla mmation in mice. J Invest Dermatol 2008;128:434 – 446.

[15] Leung D Y M, Boguniewicz M, Howell M D, Nomura I, Hamid Q A: New insights into atopic dermatitis. J Clin Invest 2004;113:651 – 657.

[16] Evers A W M, Spillekom-van Koulil S, van Beugen S: Psychological treatments for dermatological conditions; in Nordlind K, Zalewska A (eds): Skin and the Psyche (e-book). Bentham Science Publishers, 2016, pp. 168 – 186.

[17] Schut C, Mollananzar N K, Kupfer J, Gieler U, Yosipovitch G: Psychological interventions in the treatment of chronic itch. Acta Derm Venereol 2016;96:157 – 161.

[18] Bae B G, Oh S H, Park C O, Noh S, Noh J Y, Kim K R, Lee K H: Progressive muscle relaxation

therapy for atopic dermatitis:objective assessment of efficacy. Acta Derm Venereol 2012;92:57 - 61.

[19] Ehlers A, Stan gier U, Gieler U: Treatment of atopic dermatitis: a comparison of psychological and dermatological approaches to relapse prevention. J Consult Clin Psychol 1995;62:624 - 635.

[20] Rosenbaum M S, Ayllon T: The behavioral treatment of neurodermatitis through habit-reversal. Behav Res Ther 1981;19:313 - 318.

[21] Bathe A, Matterne U, Dewald M, Grande T, Weisshaar E: Educational multidisciplinary training progra mme for patients with chronic pruritus. Acta Derm Venereol 2009;89:498 - 501.

[22] Evers A W M, Duller P, de Jong E M G J, Otero M E, Verhaak C M, van der Valk P G M, van de Kerkhof P C M, Kraaimaat F W: Effectiveness of a multidisciplinary itch-coping training progra mme in adults with atopic dermatitis. Acta Derm Venereol 2009;89:57 - 63.

[23] Habib S, Morissey S: Stress management for atopic dermatitis. Behav Change 1999;16:226 - 236.

[24] Schut C, Weik U, Tews N, Gieler U, Deinzer R, Kupfer J: Psychophysiological effects of stress management in patients with atopic dermatitis: a randomized controlled trial. Acta Derm Venereol 2013;93:57 - 61.

[25] van Os-Medendorp H, Eland de Kok P C, Ros W J, Bruijnzeel-Koomen C A, Grypdonck M: The nursin g progra mme 'Coping with Itch': a promisin g intervention for patients with chronic pruritic skin diseases. J Clin Nurs 2007;16:1238 - 1246.

[26] Fortune D G, Richards H L, Kirby B, Bowcock S, Main C J, Griffiths C E: A cognitive-behavioural symptom management progra mme as an adjunct in psoriasis therapy. Br J Dermatol 2002; 146: 458 - 465.

[27] Staab D, Diepgen T L, Fartasch M, Kupfer J, Lob-Corzilius T, Ring J, Scheewe S, Scheidt R, Schmid-Ott G, Schnopp C, Szczepanski R, Werfel T, Wittenmeier M, Wahn U, Gieler U: Age related, structured educational progra mmes for the management of atopic dermatitis in children and adolescents: multicentre, randomised controlled trial. Br Med J 2006;332:933 - 938.

[28] Melin L, Frederiksen T, Noren P, Swebilius B G: Behavioural treatment of scratching in patients with atopic dermatitis. Br J Dermatol 1986;115:467 - 474.

[29] Chida Y, Steptoe A, Hirakawa N, Sudo N, Kubo C: The effects of psychological intervention on atopic dermatitis. A systematic review and meta-analysis. Int Arch Allergy I mmunol 2007;144:1 - 9.

[30] Koo J Y M, Lee CS(eds): Psychocutan eous Medicine. New York, Marcel Dekker, 2003.

[31] Lavda A C, Webb T L, Thompson A R: A meta-analysis of the effectiveness of psychological interventions for adults with skin conditions. Br J Dermatol 2012;167:970 - 979.

[32] Bes J D, Legierse C M, Prinsen C A C, de Korte J: Patient education in chronic skin diseases: a systematic review. Acta Derm Venereol 2011;91:12 - 17.

[33] Fordham B, Griffiths C E, Bundy C: Can stress reduction interventions improve psoriasis? A review. Psychol Health Med 20 13;18:501 - 514.

[34] Kabat-Zinn J, Wheeler E, Light T, Skillings A, Scharf M J, Cropley T G, Hosmer D, Bernhard J D: Influence of a mindfuln ess meditation-based stress reduction intervention on rates of skin clearing in patients with moderate to severe psoriasis undergoing phototherapy (UVB) and photochemotherapy (PUVA). Psychosom Med 1998;60:625 - 632.

[35] Ersser S J, Cowdell F, Latter S, Gardiner E, Flohr C, Thompson A R, Jackson K, Farasat H, Ware F, Drury A: Psychological and educational interventions for atopic eczema in children. Cochrane Database Syst Rev 2014;1:CD004054

[36] Scheewe S, Schmidt S, Petermann F, Warschburger P: Long-term efficacy of an inpatient rehabilitation

with integrated patient education program for children and adolescents with psoriasis. Dermatol Psychosom 2001;2:16 – 21.

[37] Oostveen A M, Spillekom-van Koulil S, Otero M E, Klompmaker W, Evers A W, Seyger M M: Development and design of a multidisciplinary training program for outpatient children and adolescents with psoriasis and their parents. J Dermatolog Treat 2013;24:60 – 63.

[38] van Beugen S, Ferwerda M, Hoeve D, Rovers M M, Spillekom-van Koulil S, van Middendorp H, Evers A W M: A metaanalytic review of internet-based cognitive behavioral therapy for patients with chronic somatic conditions. J Med Internet Res 2014;16:e88.

[39] Ferwerda M, van Beugen S, van Burik A, van Middendorp H, de Jong E M G J, van de Kerkhof P C M, van Riel P L C M, Evers A W M: What patients think about Ehealth:patients' perspective on internetbased cognitive behavioral treatment for patients with rheumatoid arthritis and psoriasis. Clin Rheumatol 2013;32:869 – 873.

[40] Bundy C, Pinder B, Bucci S, Reeves D, Griffiths C E M, Tarrier N: A novel, webbased, psychological intervention for people with psoriasis:the electronic Targeted Intervention for Psoriasis(eTIPs) study. Br J Dermatol 2013;169:329 – 336.

[41] van Cranenburgh O D, Smets E M, de Rie M A, Sprangers M A, de Korte J: A Webbased, educational, quality-of-life intervention for patients with a chronic skin disease:feasibility and acceptance in routine dermatological practice. Acta Derm Venereol 2015;95:51 – 65.

[42] Luteijn M C, Boonstra H E, Casteelen G, Evers A W M, de Korte J, Spillekom-van Koulil S, van der Veen J P V, Crijns M B:Psychodermatologie in de Nederlandse dermatologische praktijk. Nederlands Tijdschrift Dermatol Venereol 2011;10:544 – 548.

[43] Sampogna F, Picardi A, Melchi C F, Pasquini P, Abeni D: The impact of skin diseases on patients: comparing dermatologists' opinions with research data collected on their patients. Br J Dermatol 2003; 148:989 – 995.

# 第 12 章　瘙痒治疗与管理:正在进行研发的新药物

Manuel Pedro Pereira Sonja Ständer Department of Dermatology and Center for Chronic Pruritus, University Hospital Münster, Münster, Germany

**摘要**　瘙痒是一种由皮肤病、神经性病以及系统性疾病引起的异常症状,包括急性和慢性瘙痒转化的瘙痒病理生理机制具有高度复杂性,尚未完全了解。最近的研究加深了我们对瘙痒机制的了解,推动了新药的开发。特别要指出,关于炎症性皮肤病、尿毒症瘙痒、胆汁淤积性瘙痒、皮肤 T 细胞淋巴瘤和结节性痒疹等疾病的新疗法正在临床随机对照试验中开始测试。正在开发的药物包括神经激肽-1 受体拮抗剂、白介素-31A 受体抗体、神经生长因子抑制剂、瞬时受体电位通道 $V_1$(TRPV$_1$)拮抗剂、阿片 κ 受体激动剂、回肠胆汁酸转运蛋白抑制剂和胆汁酸螯合剂。但是,针对不同形式的慢性瘙痒的有效手段仍很缺乏,迫切需要关于瘙痒信号传导的新的病理生理学机制的基础研究,以及针对慢性瘙痒患者的新药物研发的临床试验。另外,特定患者群体的临床试验也是很重要的,例如孕妇或儿童,因为目前只有少数治疗方案被批准用于这些患者。本章的目的是综述正在研发的新药,尤其突出归纳整理它们靶向的病理生理机制。

## 引言

瘙痒是一种由皮肤病、神经性病以及系统性疾病引起的异常症状[1]。急性和慢性瘙痒的神经生理学、免疫学机制是非常复杂的,到目前为止尚未完全阐明[2]。新的研究已经开始关注瘙痒信号传导的各种介质、受体、神经递质。同时,研究也努力地在阐明免疫系统、外周和中枢神经性纤维在瘙痒症的发展和持续过程中的作用机制。尽管各种疾病造成瘙痒的确切机制仍远未被完全阐述清楚,但最近的研究结果可以帮助研究者加速研发新的药物,这些新药将有助于我们治疗瘙痒。本章的目的是综述正在开发的药物,尤其突出归纳整理它们靶向的病理生理机制。

## 1　瘙痒:多种疾病的症状

皮肤病、神经性病、系统性疾病等都会引起瘙痒。不同的疾病引起瘙痒的病理学机制是不一样的。因此,瘙痒的治疗应该根据不同病因制定不同的治疗方案[1]。最近的临床随机对照试验(RCT)提供了很多重要研究数据,这些数据显示不同疾病导致的瘙痒可能存在许多新的治疗靶点。特别要指出的是,正在研发的治疗瘙痒的新药主要是针对由炎症性皮肤病(例如特应性皮炎或其他类型的湿疹)、系统性疾病(例如尿毒症瘙痒、胆汁淤积性瘙痒)、皮肤淋巴瘤(Sézary 综合征)或慢性抓挠病变(结节性痒疹)引起的瘙痒。图 12.1 展示的是正在进行的临床随机对照试验研究的新药机制,主要针对各种临床疾病引起的瘙痒。

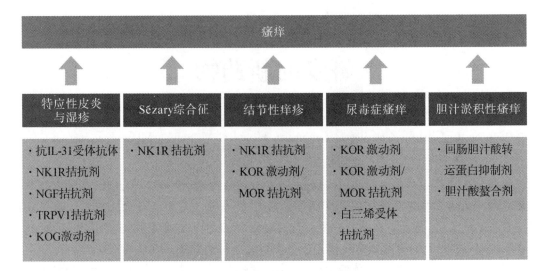

**图 12.1　针对不同疾病瘙痒正在研发的新药**

(注：根据引起皮肤瘙痒的疾病分别列出了目前正在进行临床随机对照试验的药物机制。NK1R＝神经激肽-1受体；KOR＝阿片 $\kappa$ 受体；MOR＝阿片 $\mu$ 受体。)

## 2　炎症皮肤疾病

单独给予患者抗组胺药物对于治疗特应性皮炎收效甚微。但是，其他类别的药物，如局部外用钙调神经磷酸酶抑制剂、全身系统性免疫抑制剂、抗惊厥药、阿片 $\mu$ 受体拮抗剂，甚至是抗抑郁药，对治疗特应性湿疹瘙痒症是有效的[3-4]。最近很多研究者对炎症皮肤疾病瘙痒的传导通路进行了深入研究，获得很多重要的进展，挖掘出许多新的治疗靶点。

### 2.1　白介素-31 受体 A 抗体

白细胞介素-31(IL-31)，是一种由 CD4＋T 细胞和 Th₂ 细胞释放的细胞因子，已被证实它在炎症性皮肤病如特应性皮炎的瘙痒中起着关键的作用[5]。在特应性皮炎的小鼠模型中，提前给予抗 IL-31 受体 α 亚型的中和抗体预处理，可抑制 IL-31 诱导的瘙痒[6]。此外，另一种人源的人 IL-31 受体 A 抗体——CIM331 也具有很好的止痒功效，目前正在进行 Ⅱ 期临床随机对照试验[7]（表 12.1）。Dupilumab 是另一种值得期待的药物，它是一种 IL-4/-13 拮抗剂，目前正在进行大样本测试，研究者正在观察与比较它的数据，乐观期待它有好的结果[8]。

### 2.2　神经激肽-1 受体拮抗剂

在特应性皮炎中，血浆中的神经肽 P 物质的浓度与疾病的活跃程度高度相关[9]。分布在整个神经系统中的特定的感觉神经末梢会释放 P 物质并受神经激肽-1 受体（NK1R）调节。因此，神经激肽-1 受体拮抗剂可以降低特应性皮炎模型小鼠的抓挠行为[10]。临床上，该类型药物的使用超出神经激肽-1 受体拮抗剂的说明书范围，将其用于严重瘙痒症患者的治疗，效果明显[11]。一项 Ⅱ 期临床试验正在测试新药曲地匹坦（Tradipitant）治疗特应性皮炎患者的效果。此外，阿瑞匹坦（Aprepitant）和司洛匹坦（Serlopitant）这两种新药也开始在结节性痒疹、皮肤 T 细胞淋巴瘤（参见结节性痒疹和皮肤 T 细胞淋巴瘤）和大疱性表皮松解症（表 12.1）的患者中进行测试。在一项通过招募不同类型的慢性瘙痒症患者进行的试验中，司洛匹坦已经证明止痒有效[12]。

表 12.1　正在进行的瘙痒新药临床随机对照试验

| 机制 | 药物 | 给药途径 | 公司（临床试验阶段） | 瘙痒的原因 |
|---|---|---|---|---|
| 抗白介素-31 受体 A 抗体 | CIM331 | 皮下注射 | 日本中外制药（Ⅱ期） | 特应性皮炎 |
| 神经激肽-1 受体拮抗剂 | 阿瑞匹坦（止吐药） | 口服 | 明斯克大学（Ⅱ期） | 结节性痒疹 |
| | | 口服 | 范德堡大学（Ⅳ阶段） | Sézary 综合征 |
| | | 局部给药 | 力奥制药（Ⅱ期） | 结节性痒疹 |
| | 奥维匹坦 | 口服 | NeRRe 制药（Ⅱ期） | EGFRi 诱导的皮疹 |
| | 曲地匹坦 | 口服 | 万达制药（Ⅱ期） | 特应性皮炎 |
| | 司洛匹坦 | 口服 | 虎猫制药公司（Ⅱ期） | 结节性痒疹 |
| | | 口服 | 虎猫制药公司（Ⅱ期） | 瘙痒 |
| | | 口服 | 虎猫制药公司（Ⅱ期） | 表皮松解大疱 |
| 神经生长因子拮抗剂,酪氨酸受体激酶 A 抑制剂 | CT327 | 局部给药 | Creabilis SA（Ⅱ期） | 特应性皮炎 |
| TRPV$_1$ 拮抗剂 | PAC-14028 | 局部给药 | 爱茉莉太平洋公司（Ⅱ期） | 湿疹 |
| 阿片 κ 受体激动剂 | 纳呋拉菲 | 静脉注射 | 东丽工业有限公司（持牌） | 尿毒症瘙痒 |
| | | 口服 | 三菱田边制药公司（Ⅱ期） | 尿毒症瘙痒 |
| | CR845 | 静脉注射 | Cara 制药（Ⅱ期） | 尿毒症瘙痒 |
| | 纳布啡 | 口服 | 特列维（Ⅱ期和Ⅲ期） | 尿毒症瘙痒 |
| | | 口服 | 特列维（Ⅱ期和Ⅲ期） | 结节性痒疹 |
| | 阿西马朵林 | 口服 | Tioga 制药（Ⅱ期） | 特应性皮炎 |
| 白三烯受体拮抗剂 | 孟鲁司特 | 口服 | 设拉子医科大学 | 尿毒症瘙痒 |
| 回肠胆汁酸转运蛋白抑制剂 | LUM001 | 口服 | Lumena 制药公司（Ⅱ期） | 渐进性家族性肝内胆汁淤积症 |
| | | 口服 | Lumena 制药公司（Ⅱ期） | Alagille 遗传综合征 |
| | A4250 | 口服 | 瑞典 Sahlg renska 学院（Ⅱ期） | 原发性胆汁性肝硬化 |
| | GSK2330672 | 口服 | 葛兰素史克（Ⅰ期） | 原发性胆汁性肝硬化 |
| 胆汁酸螯合剂 | 考来维仑 | 口服 | 肝脏研究基金会（Ⅱ/Ⅲ期） | 胆汁淤积性瘙痒 |
| IL-17 抑制剂 | 苏金单抗 | 皮下注射 | 诺华制药（Ⅲ期） | 银屑病 |

续表

| 机制 | 药物 | 给药途径 | 公司(临床试验阶段) | 瘙痒的原因 |
|------|------|----------|---------------------|-----------|
| 未提及 | PAC - 14028 | 局部给药 | 阿美太平洋公司(Ⅱ期) | 皮肤瘙痒症 |
| | REGN846 (Antibody) | 静脉注射 | Regeneron制药(Ⅲ期) | 特应性皮炎 |

注:上述是根据文献[24]更新和修改的关于不同来源瘙痒临床随机对照试验药物列表。

### 2.3 抗神经生长因子疗法

特应性皮炎和银屑病患者瘙痒程度的加剧与表皮中神经生长因子(NGF)水平升高密切相关[9]。在各种炎症性皮肤病中,包括嗜酸性粒细胞在内的免疫系统细胞,会释放NGF和其他一些分子[13]。研究发现,在特应性皮炎的模型中,抗NGF抗体抑制皮肤损伤的进一步恶化,这一结果支持这种NGF在瘙痒传导中扮演重要的角色[14]。NGF拮抗剂可抑制NGF受体(酪氨酸受体激酶A),局部给予外用药物NGF拮抗剂CT327,它的止痒作用已经开始在患有特应性皮炎的患者中进行了测试,而在银屑病中已证实CT327具有止痒作用[15](表12.1)。有趣的是,尽管NGF拮抗剂可改善瘙痒,但疾病的治疗结果仍然失败(银屑病改善)。这一研究表明NGF在瘙痒症状恶化的过程中扮演重要的角色,比它在瘙痒的产生中的作用更重要。目前正在针对银屑病的研究试验主要是既可以治疗疾病也可以治疗瘙痒的药物,如药物IL-17抑制剂苏金单抗。

### 2.4 其他靶点

针对湿疹瘙痒症患者的一款局部外用药物也在研发当中,它是瞬时受体电位通道$V_1$(TRPV$_1$)的阻断剂,TRPV$_1$通道在疼痛、瘙痒和热传递方面有着重要作用。而另一款针对特应性皮炎引起的瘙痒症口服药物阿西马朵林(Asimadoline)也开始了RCT试验,它是一种阿片$\kappa$受体(KOR)激动剂。

## 3 皮肤T细胞淋巴瘤

副肿瘤性瘙痒,例如由皮肤T细胞淋巴瘤引起的瘙痒,在大多数情况下,抗抑郁药和紫外线光疗等常规疗法对其治疗效果不佳[3-4]。目前一项使用NK1R拮抗剂治疗Sézary综合征(一种皮肤T细胞淋巴瘤)的RCT试验正在进行当中(表12.1)。

## 4 结节性痒疹

长期抓挠可能导致皮肤出现结节样继发性病变,这种皮肤病变也会引起严重的瘙痒[16-17]。几种局部外用药物(钙调神经磷酸酶抑制剂、辣椒素)和全身性药物(抗惊厥药、抗抑郁药、阿片$\mu$受体拮抗剂、免疫抑制剂)常被用于治疗这种疾病[3-4],但是效果不佳。目前NK1R拮抗剂治疗这种病症的RCT试验正在进行中。全身性药物(阿瑞匹坦、司洛匹坦)和局部外用药物(阿瑞匹坦)都在研发当中。此外,阿片$\kappa$受体拮抗剂纳布啡的止痒效果也正在结节性痒疹患者中进行测试(表12.1)。

# 5　系统性疾病引起的瘙痒症

## 5.1　阿片 κ 受体激动剂

与慢性肾病相关的瘙痒症难以通过现有的方法，如抗惊厥药、抗抑郁药或紫外线光疗等进行治疗[3-4]。最近的研究表明，作用于中枢神经系统的 KOR 激动剂对治疗尿毒症瘙痒有效。纳呋拉菲(Nalfurafine)是一款阿片 κ 受体激动剂，已在日本获得上市许可，前人的研究报道 Nalfurafine 对晚期肾病患者具有止痒作用[18,19]。目前，它正在进行静脉和口服制剂 RCT 试验。其他正在研发用于尿毒症瘙痒的阿片 κ 受体激动剂包括 CR845 和阿片 κ 受体拮抗剂纳布啡。

有趣的是，最近针对尿毒症瘙痒患者的白三烯受体拮抗剂药物孟鲁司特(Montelukast)的 RCT 试验已经完成了(结果尚未公开)。之前的一项小型研究表明该药物对尿毒症瘙痒具有良好的止痒效果[20]。

## 5.2　胆汁淤积性瘙痒症

目前没有任何获批准用于治疗肝胆疾病相关瘙痒症的止痒药物。用于治疗胆汁淤积性瘙痒的方法包括抗抑郁药——选择性 5-羟色胺再摄取抑制剂和四环素、阿片 μ 受体拮抗剂和紫外线光疗法[3-4]。胆汁酸转运蛋白抑制剂现已被确定为可能是治疗胆汁淤积性瘙痒的一种新治疗选择。现在，正在测试它对原发性胆汁性肝硬化患者的止痒效果，同时测试它对由 Alagille 遗传综合征引起严重瘙痒的止痒效果(表 12.1)。先前进行的 RCT 试验发现，胆汁酸螯合剂考来维仑(Colesevelam)对胆汁淤积性瘙痒没有止痒作用[21]。

# 6　思考与展望

药物治疗效果不佳的慢性难治性瘙痒患者的日常生活常常受到严重影响，他们必须忍受剧烈痛苦的折磨，时间长了以后会发展成为精神病并发症，如广泛性焦虑和慢性抑郁症[22]。不过，超出法定说明的处方药物可能有助于帮助这些病情反复的患者。然而，超出法定说明的治疗一般不被公共卫生系统承担或仅仅依靠患者的个人保险，这对患者是一个沉重的经济负担。此外，某些药物(例如阿瑞匹坦)的使用仅限于在医院内，不能在家中使用这些药物进行治疗。因此，迫切需要具有高质量标准的临床随机对照试验来加快治疗瘙痒症的新药批准进度。

通常，在解决了引起瘙痒的基本病因后，慢性瘙痒症状仍然存在，这可能是由于外周和中枢痒觉超敏[23]。未来的基础研究应该去阐明这些从急性瘙痒向慢性瘙痒转化的机制，而临床治疗研究的关键是针对这些机制研发新的药物。就这一点而言，作用于中枢的药物可能会发挥关键作用。但是，与外用药物相比，这些作用于中枢的药物导致严重副作用的发生率更高。未来的药物研究还应侧重于研发可以局部外用的药物，这些药物可以应用于全身性给药有风险的患者，例如，老人、婴儿或患有多种全身系统性并发症的患者。

另一个需要考虑的是，针对特定瘙痒患者群的瘙痒治疗(例如儿童和孕妇或哺乳期妇女)，这对临床医生来说是一个挑战，因为被批准用于这些患者的药物和方法不多。因此，未来需要针对这些特定群体进行 RCT 药物研发。

# 7　结论

目前，有效治疗各种形式的慢性瘙痒症的方法仍然缺乏。最近，对于不同疾病引起的瘙痒进行深入的研究，在瘙痒信号传导的病理生理机制上取得新的进展。这些进展给药物的研发提供了新的靶点，并推动了这些新药针对炎症性皮肤病、全身系统性疾病、皮肤 T 细胞淋巴瘤和结节性痒疹等疾病引起的瘙痒开展临床随机对照试验。但是这远远不够，未来还需要开展更多针对急性与慢性瘙痒的临床随机对照试验。

（侍昊、李康良　译，陈曦　校）

## 参考文献

[1] Ständer S, Weisshaar E, Mettang T, Szepietowski J C, Carstens E, Ikoma A, Bergasa N V, Gieler U, Misery L, Wallengren J, Darsow U, Streit M, Metze D, Luger T A, Greaves M W, Schmelz M, Yosipovitch G, Bernhard J D: Clinical classification of itch: a position paper of the International Forum for the Study of Itch. Acta Derm Venereol 2007;87:291 - 294.

[2] Pogatzki-Zahn E, Marziniak M, Schneider G, Luger T A, Ständer S: Chronic pruritus: targets, mechanisms and future therapies. Drug News Perspect 2008;21:541 - 551.

[3] Weisshaar E, Szepietowski J C, Darsow U, Misery L, Wallengren J, Mettang T, Gieler U, Lotti T, Lambert J, Maisel P, Streit M, Greaves M W, Carmichael A J, Tschachler E, Ring J, Ständer S: European guideline on chronic pruritus. Acta Derm Venereol 2012;92:563 - 581.

[4] Ständer S, Darsow U, Mettang T, Gieler U, Maurer M, Stan der H, Beuers U, Niemeier V, Golln ick H, Vogelg sang M, Weisshaar E: S2k guideline-chronic pruritus (in German). J Dtsch Dermatol Ges 2012;10(suppl 4):S1 - S27.

[5] Raap U, Wichmann K, Bruder M, Stan der S, Wedi B, Kapp A, Werfel T: Correlation of IL - 31 serum levels with severity of atopic dermatitis. J Allergy Clin I mmunol 2008;122:421 - 423.

[6] Kasutani K, Fujii E, Ohyama S, Adachi H, Hasegawa M, Kitamura H, Yamashita N: Anti-IL - 31 receptor antibody is shown to be a potential therapeutic option for treating itch and dermatitis in mice. Br J Pharmacol 2014;171:5049 - 5058.

[7] Nemoto O, Furue M, Nakagawa H, Shiramoto M, Hanada R, Matsuki S, Imayama S, Kato M, Hasebe I, Taira K, Yamamoto M, Mihara R, Kabashima K, Ruzicka T, Hanifin J, Kumagai Y: The first trial of CIM331, a humanized antihuman IL - 31 receptor A antibody, for healthy volunteers and patients with atopic dermatitis to evaluate safety, tolerability and pharmacokinetics of a sin gle dose in a randomised, double-blind, placebo-controlled study. Br J Dermatol 2016;174:296 - 304.

[8] Thaci D, Simpson E L, Beck L A, Bieber T, Blauvelt A, Papp K, Soong W, Worm M, Szepietowski J C, Sofen H, Kawashima M, Wu R, Weinstein S P, Graham N M, Pirozzi G, Teper A, Sutherland E R, Mastey V, Stahl N, Yancopoulos G D, Ardeleanu M: Efficacy and safety of dupilumab in adults with moderate-to-severe atopic dermatitis inadequately controlled by topical treatments: a randomised, placebo-controlled, doseranging phase 2b trial. Lancet 2016;387:40 - 52.

[9] Toyoda M, Nakamura M, Makino T, Hino T, Kagoura M, Morohashi M: Nerve growth factor and substan ce P are useful plasma markers of disease activity in atopic dermatitis. Br J Dermatol 2002;147:71 - 79.

[10] Ohmura T, Hayashi T, Satoh Y, Konomi A, Jung B, Satoh H: Involvement of substan ce P in scratching behaviour in an atopic dermatitis model. Eur J Pharmacol 2004;491:191 - 194.

[11] Ständer S, Siepmann D, Herrgott I, Sunderkotter C, Luger T A: Targeting the neurokinin receptor 1 with aprepitan t: a novel antipruritic strategy. PLoS One 2010;5:e10968.

[12] Newswise: Velocity Pharmaceutical Development, Llc and Tigercat Pharma, Inc. announce phase 2

results for Vpd - 737 in patients with chronic pruritus. 2014. http://www. newswise. com/articles/ velocity-pharmaceutical-development-llc-and-tigercat-pharma-inc-announce-phase - 2 - results-for-vpd - 737 - inpatients-with-chronic-pruritus.

[13] Liu T, Ji R R: New insights into the mechanisms of itch: are pain and itch controlled by distinct mechanisms? Pflugers Arch 2013;465:1671 - 1685.

[14] Takano N, Sakurai T, Kurachi M: Effects of anti-nerve growth factor antibody on symptoms in the NC/Nga mouse, an atopic dermatitis model. J Pharmacol Sci 2005;99:277 - 286.

[15] Roblin D, Yosipovitch G, Boyce B, Robinson J, Sandy J, Mainero V, Wickramasinghe R, Anand U, Anand P: Topical TrkA kinase inhibitor CT327 is an effective, novel therapy for the treatment of pruritus due to psoriasis: results from experimental studies, and efficacy and safety of CT327 in a phase 2b clinical trial in patients with psoriasis. Acta Derm Venereol 2015;95:542 - 548.

[16] Schedel F, Schürmann C, Metze D, Ständer S: Prurigo. Clinical definition and classification (in German). Hautarzt 2014;65:684 - 690.

[17] Zeidler C, Ständer S: The pathogenesis of prurigo nodularis-'super-itch' in exploration. Eur J Pain 2016;20:37 - 40.

[18] Inui S: Nalfurafine hydrochloride to treat pruritus: a review. Clin Cosmet Investig Dermatol 2015;8: 249 - 255.

[19] Wikstrom B, Gellert R, Ladefoged S D, Danda Y, Akai M, Ide K, Ogasawara M, Kawashima Y, Ueno K, Mori A, Ueno Y: Kappa-opioid system in uremic pruritus: multicenter, randomized, doubleblind, placebo-controlled clinical studies. J Am Soc Nephrol 2005;16:3742 - 3747.

[20] Nasrollahi A R, Miladipour A, Ghanei E, Yavari P, Haghverdi F: Montelukast for treatment of refractory pruritus in patients on hemodialysis. Iran J Kidney Dis 2007;1:73 - 77.

[21] Kuiper E M, van Erpecum K J, Beuers U, Hansen B E, Thio H B, de Man R A, Janssen H L, van Buuren H R: The potent bile acid sequestrant colesevelam is not effective in cholestatic pruritus: results of a double-blind, randomized, placebocontrolled trial. Hepatology 2010;52:1334 - 1340.

[22] Dalg ard F J, Gieler U, Tomas-Aragones L, Lien L, Poot F, Jemec G B, Misery L, Szabo C, Linder D, Sampogna F, Evers A W, Halvorsen J A, Balieva F, Szepietowski J, Romanov D, Marron S E, Altunay I K, Finlay A Y, Salek S S, Kupfer J: The psychological burden of skin diseases: a cross-sec tional multicenter study among dermatological out-patients in 13 European countries. J Invest [Dermatol 2015;135:984 - 991.

[23] Ständer S, Weisshaar E, Luger T A: Neurophysiological and neurochemical basis of modern pruritus treatment. Exp Dermatol 2008;17:161 - 169.

[24] Ständer S, Weisshaar E, Raap U: Emerging drugs for the treatment of pruritus. Expert Opin Emerg Drugs 2015;20:515 - 521.

# 第 13 章　荨麻疹瘙痒的治疗与管理

Gustavo Deza　　Ana M. Giménez-Arnau

Department of Dermatology, Hospital del Mar,

Institut Mar d'Investigacions Médiques, Barcelona, Spain

　　**摘要**　　荨麻疹是一种常见的皮肤病,患上荨麻疹常常会出现瘙痒甚至疼痛的风团,或者出现血管神经性水肿,也可能两者都发生。急性荨麻疹和慢性荨麻疹终生患病率分别为 20% 和 1%。荨麻疹患者由于瘙痒、抓挠导致的皮肤破损以及相关并发症的困扰而影响到生活的质量。因此,了解风团的病理生理机制以确保正确的治疗策略显得至关重要。肥大细胞能够产生和分泌多种炎症介质,尤其是组胺。肥大细胞被认为是荨麻疹的主要效应细胞。它们的外周作用反映了疾病症状和特征,例如皮肤肿胀和瘙痒。荨麻疹瘙痒的治疗包括非药物治疗(避免或最小化加重因素)和药物治疗两个方面。主要治疗目标是尽快完全缓解体征(风疹和血管神经性水肿)和症状(瘙痒)。根据欧洲的治疗指南,许可剂量或者大剂量使用非镇静类 $H_1$ 抗组胺药是目前一线和二线治疗方法。当抗组胺药治疗荨麻疹还不能达到良好的效果时,可以增加其他治疗方法包括抗 IgE 抗体、肥大细胞调节剂、肥大细胞介质阻滞剂和免疫调节剂。随着对荨麻疹发病机制的认识不断提高,一些针对荨麻疹信号通路进而控制其主要症状、降低瘙痒的替代疗法被开发出来,能够帮助患者提高生活质量。

## 引言

　　荨麻疹是一种常见的皮肤病,这种病最主要的体征是风团和血管神经性水肿,或者两者兼有。荨麻疹的风团丘疹发展很快,其中心有大小不一的反射性的红斑肿胀凸起,同时伴随着强烈的瘙痒感觉,有时候还有疼痛的感觉。个别荨麻疹患者的病情可能会与其他病变合并,变得更加严重,荨麻疹的症状通常在 24 小时内消失[图 13.1(a)]。与荨麻疹不同,血管神经性水肿可能涉及真皮和皮下组织,往往会引起疼痛感觉,一般经常持续 1～3 天[1-2] [图 13.1(b)]。荨麻疹(风疹)患者中出现血管神经性水肿的比例可达 40%～50%[3],如果肿胀影响到咽喉或舌头,可能会导致严重的并发症。

　　偶发的荨麻疹称为急性荨麻疹,如果反复发作超过 6 周,则认为是慢性荨麻疹。慢性荨麻疹的发作可持续 6 个月至 5 年以上。人的一生中可能会患有一次以上的急性和慢性荨麻疹。慢性荨麻疹的总患病率估计在一般人群中为 1%～1.5%,终生患病率为 15%～30%,其中多为急性自发性荨麻疹[1,4]。荨麻疹是最常见的疾病之一,目前却鲜有全面的流行病学调查研究报告。此外,流行病学调查研究局限特殊的地区,主要集中在欧美,全球视野下的流行病学调查研究极少。虽然不同的研究方法以及地理和文化特征,数据可能会有所变化,但是全球各地总体患病率是相似的[5]。

　　有非常多的因素可能导致急性或慢性荨麻疹的发生或者加重。这些诱发荨麻疹的因素主要包括药物、食品、感染、昆虫叮咬、身体刺激(摩擦、压力、振动、冷、热、紫外线照射)、化学刺激(胆碱能、水或蛋白质)以及一些潜在的临床疾病[6-7]。慢性荨麻疹的病因目前已知不是单一的,很大比例的患者多是因为自身免疫系统异常造成[8-10]。由于荨麻疹产生的机制不止一种,并且,目前慢性自发性荨麻疹可能存在其他潜在的机制,我们对该疾病发病机制仍然缺乏充分认识。虽然荨麻疹通常不会危及生命,而且皮肤的症状也都是暂时的,但是荨麻疹症状(皮肤肿胀、瘙痒和疼痛)可能会对日常生活的各个方面产生影响,包括家庭管理、个人护理、娱乐、社交互动、睡眠以及工作等。这导致荨麻疹患者的健康状况评分与冠心病患者的评分相当[1,11]。

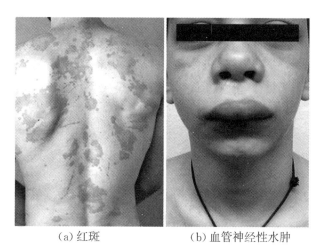

(a) 红斑　　　　　　　　　　(b) 血管神经性水肿

**图 13.1　荨麻疹的临床诊治**

# 1　荨麻疹瘙痒的病理生理学研究

肥大细胞是荨麻疹主要的效应细胞。这些细胞分布在整个皮肤的表面,不同的刺激肥大细胞的反应是不一样的。肥大细胞表面存在多种膜受体,通过这些受体可调节肥大细胞的增殖、迁移和活化,从而影响肥大细胞反应。潜在的肥大细胞激活剂包括免疫球蛋白 E(IgE,IgE 高亲和力的受体 FCεRI 是调整肥大细胞功能的主要受体)和其他非免疫刺激物,如阿片类药物、C5a 过敏毒素、P 物质、脑啡肽和其他神经肽[7,12-13]。给予肥大细胞适当刺激,肥大细胞会立刻进行脱颗粒反应。首先是钙依赖和能量依赖的信号转导通路被激活,随后细胞颗粒移动,与细胞膜融合,最后颗粒内容物释放到细胞外空间(图 13.2)。这些颗粒主要含有组胺,但是也含有已经存在和新合成的炎症介质,如肿瘤坏死因子(TNF)、白细胞介素(IL-3、IL-4、IL-5、IL-6、IL-8、IL-13)、血小板活化因子(PAF)、粒细胞-巨噬细胞集落刺激因子(GM-CSF)和花生四烯酸衍生物如前列腺素(PG)$D_2$ 和白三烯(LT)$C_4$、$D_4$ 和 $E_4$ 等[6,14-15]。

组胺是人体最具特征的致痒物质之一,是从真皮肥大细胞释放的主要炎症介质。组胺在荨麻疹的发病机制中起着重要作用,被认为是荨麻疹瘙痒(抓挠)的主要原因。组胺主要通过作用于皮肤中的组胺 $H_1$(85%)和 $H_2$(15%)受体而产生相应的效应。组胺激活毛细血管后小静脉平滑肌细胞和内皮细胞,进而引起局部血管舒张和毛细血管通透性增加,导致皮内(风团丘疹块)或皮下(血管神经性水肿)水肿,还可能导致炎症细胞的募集,如淋巴细胞、单核细胞、嗜碱性粒细胞、嗜酸性粒细胞和中性粒细胞进入皮肤内[16]。此外,组胺激活皮肤神经末梢上的组胺受体可能导致反射性红肿(Reflex erythema)和瘙痒[2,12]。

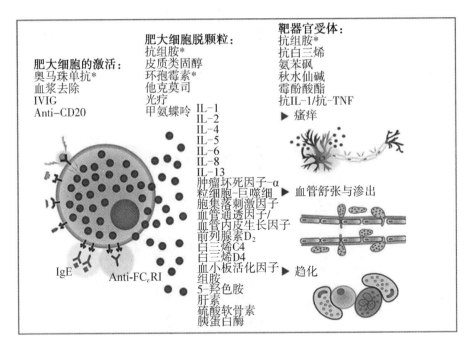

**图 13.2　荨麻疹的病理生理学以及全身治疗药物作用的机制**
IVIG＝静脉注射免疫球蛋白。＊标量作为药物治疗慢性荨麻疹的证据充分

## 2　荨麻疹瘙痒的治疗

根据国际指南的共识,荨麻疹瘙痒主要的治疗目标是实现症状的完全治愈,特别是风疹和瘙痒这些症状[1]。

治疗荨麻疹以及荨麻疹瘙痒的一般措施包括避免或尽量减少加重病情的因素,如压力、使用某些类型的药物(如阿司匹林、非甾体抗炎药或可待因)、酒精摄入、对身体刺激(热、冷或摩擦)和减少病毒感染[4,17-18]。治疗的时候,应该因人而异,考虑症状的严重程度、引起的因素、持续症状的强度等,而且要注意上述因素在同一患者的不同时期也可能发生变化。上述触发和加剧因子主要作用于肥大细胞上不同的膜受体,诱导肥大细胞脱颗粒从而导致荨麻疹的发生。

通过无过敏原饮食来治疗慢性荨麻疹,例如避免食用食品添加剂、血管活性物质、水果、蔬菜和香料等,这些方法存在不少争议,而且尚未得到令人信服的证明。但是一些研究者根据一小部分慢性荨麻疹患者通过饮食限制改善症状的案例,建议避免使用含过敏原的饮食[19]。欧洲指南中无过敏原的饮食可作为补充疗法,并且只有在无过敏原的饮食显示出有益的效果时才推荐它作为治疗方法。然而,美国过敏、哮喘和免疫学会 2014 年更新的指南指出,不建议将经验性的经过处理的饮食疗法(这种饮食疗法没有经过大量的实践经验以及实验的证实)用于治疗慢性荨麻疹[20]。

尽管让人感觉清凉和止痒的局部药物(例如炉甘石、薄荷醇或含聚维拉醇的乳液)可以帮助减少抓挠的欲望,并用于全身治疗联合使用,但是局部外用药物治疗通常在单一药物治疗中效果不佳[17,21]。另外,抗组胺药,如异丙嗪,因为有光敏性,可能成为过敏原,不推荐局部使用[22]。此外,局部皮质类固醇也不适合应用于治疗荨麻疹。

荨麻疹全身性治疗的主要目的是避免组胺产生的效应和抑制其他肥大细胞释放的介质作用于其他器官。因此,有些药物治疗已经明确可以抑制炎症和肥大细胞释放介质(包括皮质类固醇、环孢菌素、他克莫司、光疗、甲氨蝶呤或某些抗组胺药),有些药物(包括抗组胺药、抗白三烯、抗 IL-1、抗-TNF)抑制这些炎症介质在血管和神经纤维中作用,还有一些药物抑制炎症细胞的化学吸收(如氨苯砜)或阻止肥大细胞最初的活化(如奥马珠单抗、血浆置换、静脉注射免疫球蛋白、利妥昔单抗)。上述的某些治疗可能会在不同水平作用于肥大细胞而产生生物学效应(图 13.2)。其中一些药物是公认的有效治疗方法,研究已经提供了很好的证据。但是另一方面,其他一些药物治疗仍然缺乏足够的证据,只能超出说明外使用,或继续进行临床研发。

### 2.1　抗组胺药物

组胺是参与荨麻疹发病进程的主要炎症介质[7,23]。荨麻疹的大多数症状,如风疹和瘙痒的程度加重,主要是由于这种止痒物质作用于皮肤上的 $H_1$(主要)受体和 $H_2$ 受体。抗组胺药目前是用于治疗过敏性疾病最多的一类药物。它们可作为组胺受体的反向激动剂,通常改变受体激活和失活状态之间的平衡,进而稳定组胺受体的失活构象[24]。因此,组胺对靶器官的作用被阻断了。一些抗组胺药物还具有抗炎特性,可以降低细胞黏附分子的表达和炎症细胞(如中性粒细胞和嗜酸性粒细胞)的募集,还可以抑制类二十烷酸、白三烯和促炎细胞因子的分泌[17,25]。

$H_1$ 受体抗组胺药被认为是一线治疗急性和慢性荨麻疹的药物[1](表 13.1)。第二代 $H_1$ 抗组胺药具有更好的安全性(减少副作用,如镇静或抗胆碱能作用)和更高的疗效以及更长的作用持续时间,功效优于第一代[26]。针对荨麻疹 1 级证据,这些药物将是 A 级推荐的治疗药物。然而,在许可剂量下,只有少数患者才能完全治愈荨麻疹。对于按照标准给药剂量给药效果不好的患者,抗组胺药的剂量可以增加到推荐剂量的 4 倍[1]。治疗荨麻疹常用的第二代 $H_1$ 抗组胺药包括长春碱、西替利嗪、左西替利嗪、地氯雷他定、依巴斯汀、非索非那定片和卢帕他定。

#### 表 13.1　荨麻疹常用抗组胺 $H_1$ 受体药物的特点

| 化学类别 | 药物 | 剂量 | 作用机制 |
|---|---|---|---|
| 烷基胺 | 右旋氯苯吡胺① | 2 毫克/4～6 小时 | 组胺 $H_1$ 受体反向激动剂 |
| | 氯苯吡胺① | 4～8 毫克/6 小时 | 组胺 $H_1$ 受体反向激动剂 |
| | 溴苯吡胺① | 4～8 毫克/6 小时 | 组胺 $H_1$ 受体反向激动剂 |
| | 阿伐斯汀② | 16～24 毫克/24 小时 | 组胺 $H_1$ 受体反向激动剂 |
| 乙醇胺 | 苯海拉明① | 25～50 毫克/4～6 小时 | 组胺 $H_1$ 受体反向激动剂、抗胆碱能 |
| 乙二胺 | 曲吡那敏① | 25～50 毫克/4 小时 | 组胺 $H_1$ 受体反向激动剂 |
| 吩噻嗪 | 异丙嗪① | 25 毫克/8 小时 | 组胺 $H_1$ 受体反向激动剂 |
| | 甲地嗪① | 8 毫克/6～12 小时 | 组胺 $H_1$ 受体反向激动剂 |

续表

| 化学类别 | 药物 | 剂量 | 作用机制 |
|---|---|---|---|
| 哌嗪 | 羟嗪① | 25 毫克/6～8 小时 | 组胺 $H_1$ 受体反向激动剂,抗肾上腺素能支气管扩张剂,止吐剂 |
| | 西替利嗪② | 10 毫克/24 小时 | 组胺 $H_1$ 受体反向激动剂,可抑制嗜酸性粒细胞黏附,中性粒细胞趋化,抑制 IL-8,MCP1/RANTES,NF-KB19,ICAM-1,LTC4 |
| | 左旋西替利嗪② | 5 毫克/24 小时 | 组胺 $H_1$ 受体反向激动剂,抑制嗜酸性粒细胞黏附,嗜酸性粒细胞、中性粒细胞、T 细胞、单核细胞趋化 |
| 哌啶 | 赛庚啶① | 4 毫克/8 小时 | 组胺 $H_1$ 受体反向激动剂,抗胆碱能,抗 5-羟色胺能 |
| | 咪唑斯汀② | 10 毫克/24 小时 | 组胺 $H_1$ 受体反向激动剂,中性粒细胞募集,VEGF,TNF,5-加氧合酶 |
| | 特非那定② | 60～120 毫克/24 小时 | 组胺 $H_1$ 受体反向激动剂,抑制嗜酸性粒细胞黏附、趋化,过氧化物的合成;IL-6,IL-8,TNF,GM-CSF |
| | 非索非那定② | 180 毫克/24 小时 | 组胺 $H_1$ 受体反向激动剂 |
| | 氯雷他定② | 10 毫克/24 小时 | 组胺 $H_1$ 受体反向激动剂,抑制嗜酸性粒细胞趋化,IL-8,RANTES,ICAM-1 |
| | 地氯雷他定② | 5 毫克/24 小时 | 组胺 $H_1$ 受体反向激动剂,抑制嗜酸性粒细胞趋化,抑制过氧化物合成 TNF,IL-1,IL-6,IL-8,IL-13,P-选择素,ICAM-1,抑制嗜酸性粒细胞凋亡,NF-KB 细胞活化 |
| | 卢帕他定② | 10 毫克/24 小时 | 组胺 $H_1$ 受体反向激动剂,抗-PAF,抑制肥大细胞脱颗粒,TNF,IL-6,IL-8 |
| | 依巴斯汀② | 10～20 毫克/24 小时 | 组胺 $H_1$ 受体反向激动剂 |
| | 比拉斯汀② | 20 毫克/24 小时 | 组胺 $H_1$ 受体反向激动剂 |

注:MCP1=单核细胞趋化蛋白 1;RANTES=正常或受调节白 T 细胞表达和分泌;NF-KB=核因子 KB;ICAM=细胞间黏附分子;VEGF=血管内皮生长因子。

① 第 1 代抗组胺 $H_1$ 受体药物。

② 第 2 代抗组胺 $H_2$ 受体药物。

由于皮肤中 15% 的组胺受体属于组胺 $H_2$ 型受体,因此推测 $H_2$ 抗组胺药可能对治疗荨麻疹症状也有一定作用。但是,由于它们对瘙痒的作用比较小,因此这些药物不适合单独使用[25,27]。不过,目前的指南已经取消了 $H_2$ 抗组胺药作为治疗荨麻疹的有效药物[1]。由于荨麻疹不仅仅是组胺介导的疾病,其他介质和炎症细胞浸润也参与了荨麻疹发病,因此有一定比例的患者应用抗组胺药治疗无效[28]。这些难治愈的患者需要更换或添加其他药物,将在下面陈述。

### 2.2 皮质类固醇

皮质类固醇治疗荨麻疹症状的作用机制是抑制相关核基因表达,这些核基因可促进前炎症白细胞介素和细胞因子的合成[29]。因此这些炎症介质在皮肤中的效应也被抑制了。尽管没有对皮质类固醇治疗荨麻疹或血管性水肿进行对照试验研究,但毫无疑问它是具有治疗功效的[30]。对于急性荨麻疹和加重的慢性荨麻疹,短程口服皮质类固醇药物(最多 10 天)可能有助于控制症状和减少生病时间[1]。但是要避免长期服用皮质类固醇药物,因为可能会产生耐受性和许多副作用,可能的副作用包括体重增加、高血糖、高血压、骨质疏松症、白内障和胃肠道出血。

### 2.3　环孢霉素

环孢霉素是一种抗炎和免疫抑制药物,它可以下调 1 型辅助 T 细胞,还可以抑制由 IgE 刺激造成的肥大细胞和嗜碱性粒细胞释放组胺[4,31]。研究发现环孢霉素对大约 2/3 的慢性荨麻疹患者有效,这些患者大多应用抗组胺药治疗荨麻疹没有效果[32]。与长期使用皮质类固醇相比,环孢霉素可以减少风疹进一步的发展,也可以控制瘙痒,风险与效益比更好[1]。用环孢霉素治疗时,初始剂量一般为 3～5 毫克/(千克·天),通常在 4～6 周内可有治疗效果。过了这段给药时间,剂量可以逐渐减少。由于药物存在严重的肾毒性和系统性高血压副作用,因此应在治疗之前和治疗期间密切监测血压和肾功能的变化[33]。

### 2.4　白三烯受体拮抗剂

白三烯是参与荨麻疹的一种介质,它的作用是加强炎症反应和将细胞募集到炎症部位,已有研究表明它们可以诱导健康受试者和慢性荨麻疹患者的风团和红肿进一步加重[34]。白三烯受体拮抗剂,如孟鲁司特(Montelukast)和扎鲁司特(Zafirlukast),可能会在控制慢性荨麻疹患者的症状方面发挥一定作用,而且它们的副作用相对较少[1]。白三烯受体拮抗剂,尤其是孟鲁司特,剂量为 10 毫克/天,可与抗组胺药物联合治疗耐药性的慢性荨麻疹[35]。尽管如此,推荐孟鲁司特用于治疗严重慢性荨麻疹的研究证据数量不够,结果也不足够令人信服。

### 2.5　奥马珠单抗

奥马珠单抗是人源的重组单克隆抗体,它可以特异性结合 IgE 重链的 Cε3 结构域。该结构域是 IgE 与靶细胞(肥大细胞和嗜碱性粒细胞)膜上的 FCεRI 受体结合的位点。因此,奥马珠单抗可降低游离 IgE 的水平以及降低高亲和力 IgE 受体的密度,IgE 与 IgE 受体这两者都是介导肥大细胞和嗜碱性粒细胞活化以及脱颗粒所必需的关键分子[36]。

奥马珠单抗于 2014 年在欧洲(300 毫克)和美国(150 毫克和 300 毫克)同时被批准用于成人和青少年(≥12 岁)治疗顽固的自发慢性荨麻疹,每 4 周 1 次,皮下注射。瘙痒严重程度评分是Ⅲ期临床试验评估的主要指标。研究报道奥马珠单抗具有快速有效降低瘙痒的效应,并且具有剂量依赖性,同时治疗效应在治疗期间可以很好地保持。研究还显示了它具有良好的耐受性和安全性,荨麻疹患者给予奥马珠单抗后病情得到极大的改善,自发慢性荨麻疹患者生活质量也得到了显著改善[37-39]。通常在开始给药后数周就可以看到奥马珠单抗的临床效应。用奥马珠单抗治疗荨麻疹有时也会出现一些副作用,包括轻度或中度的头痛、鼻咽炎、鼻窦炎、恶心、腹泻和在注射部位的局部症状[36]。

### 2.6　其他替代疗法

其他的一些药物和治疗方法也对慢性荨麻疹患者缓解症状有帮助,但这些药物的证据不足以令人信服,大多数是基于已发表的病例系列报告或是研究质量不高的试验[1,7,21,40]。免疫调节剂,包括他克莫司、甲氨蝶呤、环磷酰胺、霉酚酸酯和静脉注射免疫球蛋白,可以通过调节肥大细胞反应或者抑制肥大细胞初始的活化来发挥作用。光疗法可以减少浅表皮肤中肥大细胞的数量,血浆置换可以从血液中清除引起疾病的细胞成分和致病因子。三环类抗抑郁药,如多虑平和阿米替林,尽管副作用限制了它们的应用,但由于它们有抗 $H_1$ 和 $H_2$ 组胺受体的特性,所以它们也可以抑制瘙痒。最后,氨苯砜、秋水仙碱和柳氮磺胺吡啶均具有强效抗炎作用,它们可以改善慢性自发性荨麻疹和延迟荨麻疹的症状,可能对荨麻疹性血管炎症最有效。

# 3 结论

荨麻疹是一种常见皮肤病,由激活的肥大细胞释放出炎症介质(主要是组胺)引起。虽然它通常不会危及生命,但是其症状(尤其是瘙痒)严重地影响患者的生活质量。虽然急性荨麻疹通常具有可识别的触发因子,但是慢性荨麻疹更多倾向于是自发性的。首选的治疗方案主要是使用非镇静 $H_1$ 抗组胺药,其剂量可以增加至标准剂量的 4 倍,帮助患者缓解症状。一些对抗组胺药物不起作用的顽固性慢性荨麻疹患者,必须单独评估这类患者的并发症和疾病特征,以便选择合适的替代治疗方案。不过,荨麻疹的许多方面,特别是涉及病理生理机制及其最佳治疗方案等,仍然不清楚。

(黄德伦 译,陈曦 校)

参考文献

[1] Zuberbier T, Aberer W, Asero R, et al: The EAACI/GA(2) LEN/EDF/WAO guideline for the definition, classification, diagnosis, and management of urticaria: the 2013 revision and update. Allergy 2014;69:868 - 887.

[2] Viegas L P, Ferreira M B, Kaplan A P: The maddening itch: an approach to chronic urticaria. J Investig Allergol Clin I mmunol 2014;24:1 - 5.

[3] Soter N A: Acute and chronic urticarial and angioedema. J Am Acad Dermatol 1991;25:146 - 154.

[4] Altman K, Chang C: Pathogenic intracellular and autoi mmune mechanisms in urticaria and angioedema. Clin Rev Allergy I mmunol 2013;45:47 - 62.

[5] Maurer M, Weller K, Bindslev-Jensen C, et al: Unmet clinical needs in chronic spontan eous urticaria. A GA2LEN task force report. Allergy 2011;66:317 - 330.

[6] Zuberbier T, Ifflӓnder J, Semmler C, Henz B M: Acute urticaria: clinical aspects and therapeutic responsiveness. Acta Derm Venereol 1996;76:295 - 297.

[7] Curto-Barredo L, Silvestre J F, GiménezArnau A M: Update on the treatment of chronic urticaria. Actas Dermosifiliogr 2014;105:469 - 482.

[8] Konstantinou GN, Asero R, Maurer M, Sabroe R A, Schmid-Grendelmeier P, Grattan CE: EAACI/GA(2) LEN task force consensus report: the autologous serum skin test in urticaria. Allergy 2009;64:1256 - 1268.

[9] Sabroe R A, Fiebiger E, Francis D M, Maurer D, Seed P T, Grattan C E, Black A K, Stingl G, Greaves M W, Barr R M: Classification of anti-FcepsilonRI and anti-IgE autoantibodies in chronic idiopathic urticaria and correlation with disease severity. J Allergy Clin I mmunol 2002;110:492 - 499.

[10] Sabroe R A, Grattan C E, Francis D M, Barr R M, Kobza Black A, Greaves M W: The autologous serum skin test: a screening test for autoantibodies in chronic idiopathic urticaria. Br J Dermatol 1999; 140:446 - 452.

[11] O'Donnell B F, Lawlor F, Simpson J, Morgan M, Greaves M W: The impact of chronic urticaria on the quality of life. Br J Dermatol 1997;136:197 - 201.

[12] Thurmond R L, Kazerouni K, Chaplan S R, Greenspan A J: Antihistamines and itch. Handb Exp Pharmacol 2015; 226: 257 – 290.

[13] Kikuchi Y, Kaplan A P: A role for C5a in augmenting IgG-dependent histamine release from basophils in chronic urticaria. J Allergy Clin I mmunol 2002; 109: 114 – 118.

[14] Gilfillan A M, Austin S J, Metcalfe D D: Mast cell biology: introduction and overview. Adv Exp Med Biol 2011; 716: 2 – 12.

[15] Kaplan A P: Chronic urticaria: pathogenesis and treatment. J Allergy Clin I mmunol 2004; 114: 465 – 474.

[16] Vonakis B M, Saini S S: New concepts in chronic urticaria. Curr Opin I mmunol 2008; 20: 709 – 716.

[17] Khalaf A T, Li W, Jinquan T: Current advances in the management of urticaria. Arch I mmunol Ther Exp 2008; 56: 103 – 114.

[18] Grattan C E: Aspirin sensitivity and urticaria. Clin Exp Dermatol 2003; 28: 123 – 127.

[19] Murzaku E C, Bronsnick T, Rao B K: Diet in dermatology: part II. Melanoma, chronic urticaria, and psoriasis. J Am Acad Dermatol 2014; 71: 1053. e1 – e16.

[20] Bernstein J A, Lang D M, Khan D A, et al: The diagnosis and management of acute and chronic urticaria: 2014 update. J Allergy Clin I mmunol 2014; 133: 1270 – 1277.

[21] Poonawalla T, Kelly B: Urticaria: a review. Am J Clin Dermatol 2009; 10: 9 – 21.

[22] Epstein S, Rowe R J: Photoallergy and photocross-sensitivity to phenergan. J Invest Dermatol 1957; 29: 319 – 326.

[23] Phanuphak P, Schocket A L, Arroyave C M, Kohler PF: Skin histamine in chronic urticaria. J Allergy Clin I mmunol 1980; 65: 371 – 375.

[24] Leurs R, Church M K, Taglialatela M: H₁ – antihistamines: inverse agonism, antiinfla mmatory actions and cardiac effects. Clin Exp Allergy 2002; 32: 489 – 498.

[25] Jáuregui I, Ferrer M, Montoro J, Dávila I, Bartra J, del Cuvillo A, Mullol J, Sastre J, Valero A: Antihistamines in the treatment of chronic urticaria. J Investig Allergol Clin I mmunol 2007; 17: 41 – 52.

[26] Simons F E: Advances in H₁ – antihistamines. N Engl J Med 2004; 351: 2203 – 2217.

[27] Lee E E, Maibach H I: Treatment of urticaria. An evidence-based evaluation of antihistamines. Am J Clin Dermatol 2001; 2: 27 – 32.

[28] Kaplan A P: Treatment of chronic spontan eous urticaria. Allergy Asthma I mmunol Res 2012; 4: 326 – 331.

[29] Kaplan A P: Treatment of chronic urticaria: approaches other than antihistamines; in Kaplan A, Greaves M(eds): Urticaria and Angioedema. New York, Informa Healthcare, 2009, pp 365 – 372.

[30] Asero R, Tedcschi A: Useful ess of a short course of oral prednisone in antihistamine-resistan t chronic urticaria: a retrospective analysis. J Investig Allergol Clin I mmunol 2010; 20: 386 – 390.

[31] Marsland A M, Soundararajan S, Joseph K, Kaplan A P: Effects of calcineurin inhibitors on an in vitro assay for chronic urticaria. Clin Exp Allergy 2005; 35: 554 – 559.

[32] Kozel M M, Sabroe R A: Chronic urticaria: aetiology, management and current and future treatment options. Drugs 2004; 64: 2515 – 2536.

[33] Grattan C E, O'Donnell B F, Francis D M, Niimi N, Barlow R J, Seed P T, Kobza Black A, Greaves MW: Randomized double-blind study of cyclosporin in chronic ' idiopathic' urticaria. Br J Dermatol 2000; 143: 365 – 372.

[34] Maxwell D L, Atkinson B A, Spur B W, Lessof M H, Lee T H: Skin responses to intradermal

histamine and leukotrienes C4, D4, and E4 in patients with chronic idiopathic urticaria and in normal subjects. J Allergy Clin I mmunol 1990;86:759 - 765.

[35] Nettis E, Colanardi M C, Paradiso M T, Ferrannini A:Desloratadine in combination with montelukast in the treatment of chronic urticaria:a randomized, double-blind, placebo-controlled study. Clin Exp Allergy 2004;34:1401 - 1407.

[36] McCormack P L:Omalizumab:a review of its use in patients with chronic spontan eous urticaria. Drugs 2014;74:1693 - 699.

[37] Maurer M, Rosén K, Hsieh H J, Saini S, Grattan C, Gimenéz-Arnau A, et al:Omalizumab for the treatment of chronic idiopathic or spontan eous urticaria. N Engl J Med 2013;368:924 - 935.

[38] Saini S S, Bindslev-Jensen C, Maurer M, Grob J J, Bülbül Baskan E, Bradley MS, et al:Efficacy and safety of omalizumab in patients with chronic idiopathic/spontan eous urticaria who remain symptomatic on $H_1$ antihistamines:a randomized, placebo-controlled study. J Invest Dermatol 2015; 135:67 - 75.

[39] Kaplan A, Ledford D, Ashby M, Canvin J, Zazzali J L, Conner E, et al:Omalizumab in patients with symptomatic chronic idiopathic/spontan eous urticaria despite stan dard combination therapy. J Allergy Clin I mmunol 2013;132:101 - 109.

[40] Grattan C, Powell S, Humphreys F, et al:Management and diagnostic guidelines for urticaria and angio-oedema. Br JDermatol 2001;144:708 - 714.

# 第 14 章　特应性皮炎瘙痒的治疗与管理

Yayoi Kamata[a]　Mitsutoshi Tominaga[a]　Kenji Takamori[a, b]

[a]Institute for Environmental and Gender-Specific Medicine,

Juntendo University Graduate School of Medicine,

[b]Department of Dermatology, Juntendo University

Urayasu Hospital, Urayasu, Japan

**摘要**　特应性皮炎(AD)患者深受慢性的炎症性皮肤困扰,并且常伴发组胺药物的耐受。因此发展新的治疗方法对于 AD 导致的难治性瘙痒尤为重要。目前,AD 的标准治疗方案包括局部给予抗炎药如钙调神经磷酸酶抑制剂和皮质类固醇。局部润肤剂被推荐用来滋润皮肤,可帮助恢复和保持屏障功能。光疗法也可以有效地减少表皮神经纤维的数量,使失衡的轴突导向分子的表达恢复平衡,并抑制瘙痒。对于 AD 中的严重和难治性瘙痒症,全身性治疗药物如环孢菌素 A(Cyclosporine A)和阿瑞匹坦(Aprepitant)更为常用。在临床的试验中,Dupilumab 和 CIM331 表现出对 AD 瘙痒明显的抑制作用。除此之外,还有靶向中枢神经系统,如脊髓中间神经元和神经胶质细胞的新止痒方法正在研究之中。本章将主要论述减轻 AD 难治性瘙痒的治疗方法。

## 引言

特应性皮炎(AD)是一种常见的皮肤病,其特征是皮肤干燥,顽固性瘙痒和复发性湿疹样皮损[1]。顽固性瘙痒 AD 患者常常对常规治疗药物表现出明显的耐受,如 $H_1$ 抗组胺药[2]。AD 导致的顽固性瘙痒已经成为临床治疗的难点,并严重影响患者的生活质量,因此,开发新的药物或者组合(方剂)控制 AD 顽固性瘙痒是当前迫切需要解决的问题。蛋白酶、神经肽、细胞因子、脂质分子和阿片类药物等介导非组胺的痒觉分子,包括它们的受体,如蛋白酶激活受体、Mas 相关 G 蛋白偶联受体以及瞬时受体电位通道受到越来越多的关注[2-3]。另外,在外周,皮肤神经纤维的过度增生也部分参与痒觉超敏[3]。当表皮屏障被破坏时,表皮神经纤维的密度异常增高,例如在 AD 和干皮症的患者中,表皮神经纤维的密度比在健康皮肤中更高(图 14.1)[3-5]。神经生长延长因子(Nerve elongation factors)包括神经生长因子(NGF)和神经排斥因子[如角质形成细胞产生的 Semaphorin 3A(Sema3A)]。它们之间的平衡被打破是造成特应性皮炎瘙痒的表皮神经增生的主要原因[3]。此外,炎症细胞因子也在特应性湿疹和瘙痒的发展中起着至关重要的作用。例如,研究发现胸腺基质淋巴细胞生成素(Thymic stromal lymphopoietin,TSLP)可以直接激活皮肤感觉神经元加重瘙痒[6];一些神经肽也参与 AD 相关的瘙痒,如 P 物质(Substance P)、胃泌素释放肽(Gastrin-releasing peptide)和 B 型利钠肽(B-type natriuretic peptide)[6]。AD 相关瘙痒的病理机制复杂多变,因此目前尚未完全阐明。推荐的最简单的预防方法是避免瘙痒感觉的诱发(例如皮肤干燥和过敏原接触),局部和全身(外用和口服)给予抗炎药也是 AD 有效的治疗方法[7]。本章主要介绍特应性皮炎瘙痒的治疗方法(表 14.1)。

## 1 局部治疗方法

润肤剂、他克莫司和皮质类固醇,是特应性皮炎瘙痒治疗的常见局部外用药,和口服药物相比,它们在减轻特应性瘙痒方面疗效更好[8],尤其是钙调神经磷酸酶抑制剂,是 AD 瘙痒最有效的外用止痒剂[8]。对于轻度 AD,润肤剂可有效滋润皮肤,恢复和维持皮肤屏障功能[6];出生后的前 32 周,每日使用润肤剂润肤,可以降低婴儿患 AD 的风险[9-10]。此外,干皮症小鼠模型的最新研究结果显示,局部给予润肤剂如类肝素(Heparinoid)乳膏,可以显著抑制表皮的神经纤维密度和表皮 NGF 表达,抑制的效果比凡士林好得多;对于干燥皮肤,及时给予润肤剂比延迟给予润肤剂处理能更明显地降低增多的表皮神经纤维[4],这表明润肤剂可以有效恢复 AD 早期患者的表皮神经密度。但是,类肝素乳膏和凡士林并不会改善 AD 模型小鼠的皮炎症状或减少抓挠行为[11]。因此,润肤剂更偏向于预防皮肤神经纤维过度表达的瘙痒。局部使用的钙调神经磷酸酶抑制剂如他克莫司和吡美莫司都属于非甾体抗炎药,可以制作成软膏和乳膏的剂型使用;钙调神经磷酸酶抑制剂主要通过调节 T 细胞活化、抑制各种炎症细胞因子释放的方式[12]减轻 AD 引起的瘙痒和炎症[6,13-14]。临床随机对照试验表明,外用皮质类固醇可同时减轻炎症和瘙痒[6];但是相对于止痒,局部给予皮质类固醇,它的抗炎效果更为明显;提示这类药物的作用机制可能是抑制细胞因子活化并减少局部炎症,从而间接地调控瘙痒[12]。

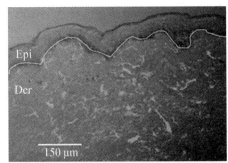 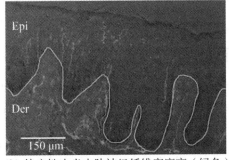

(a) 蛋白基因产物9.5免疫反应神经纤维(绿色)　　(b) 特应性皮炎皮肤神经纤维密度高(绿色)
主要分布于正常皮肤的表皮真皮边缘(白线)

**图 14.1　正常皮肤以及特应性皮炎皮肤的神经纤维分布**
(通过蛋白基因产物 9.5 抗体对正常皮肤以及特应性皮炎皮肤进行染色)

## 2 全身性给药治疗

在世界各地,除少数病例外,多数 AD 患者对抗组胺 $H_1$ 受体药物治疗瘙痒的效果不满意[15-16]。欧洲 AD 治疗指南[17]和欧洲慢性瘙痒指南[18]均指出,第一代具有镇静作用的 $H_1$ 抗组胺药可在治疗 AD 开始的时候使用,因为研究报道第一代 $H_1$ 抗组胺药可通过改善睡眠提高 AD 患者的生活质量。但是,第二代 $H_1$ 抗组胺药只能微弱地改善睡眠质量[17-21]。包括环孢菌素 A(CyA)、甲氨蝶呤(Methotrexate)和硫唑嘌呤(Azathioprine)在内的几种免疫抑制剂已被用于治疗 AD 患者的瘙痒症。其中,CyA 是当前中重度特应性瘙痒患者一线短期治疗的推荐药物[6,22]。AD 患者的 T 细胞高度活化并伴随白介素-2、白介素-4 等细胞因子的分泌,而 CyA 可以抑制细胞因子相关核因子活性,从而抑制 T 细胞的激活与增殖[23]。在一项 AD 的小鼠模型研究中发现,CyA 可以减轻瘙痒次数,降低表皮神经纤维密度,改善皮肤皮炎症状[24]。持续给予 AD 患者 CyA,可以减轻瘙痒严重程度,并改善患者皮肤皮炎症状(图 14.2)[6,25]。另一项研究发现,口服神经激肽-1 受体拮抗剂阿瑞匹坦也可以减少与 AD 等皮肤病相关的瘙痒症以及结节性痒疹[26]。给家兔接种牛痘病毒(Vaccinia virus)并诱发炎症,科学家从家兔炎症皮肤中分离出一种非蛋白质类神经营养因子(NTP)[27];临床上,NTP 对接受血液透析的瘙痒患者具有明显的止痒作用[28];也有研究报道 NTP 可减少干皮症模型小鼠表皮神经纤维的生长并增加表皮 Sema3A 的转录[29]。上述的研究结果表明,NTP 可通过诱导表皮中 Sema3A 的表达增加来减少表皮神经纤维密度,从而达到抑制瘙痒的目的。

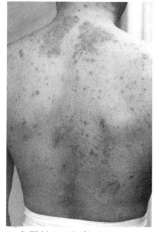 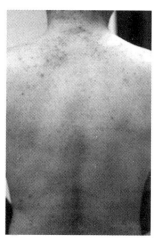

(a)35岁男性AD患者(SCORAD43、　(b)口服CyA 1个月后的治疗效果(每天3毫克/千克)
　　VAS80)　　　　　　　　　　　　　CyA显著降低VAS评分和改善SCORAD
　　　　　　　　　　　　　　　　　　(SCORAD 18,VAS 15)

**图 14.2　CyA 对 AD 患者的治疗效果**

# 3　光疗

光疗法常用于治疗严重的 AD 以及相关的瘙痒症状[30-31]。紫外线(UV)A 和窄频(NB)-UVB 可有效缓解 AD 的临床症状[31]。补骨脂素 UVA 联用(PUVA),沐浴 PUVA,和盐水浴联合 UVB(Balneophototherapy)等方法也具有与 UVA1 和 NB-UVB 相似的功效。据研究报道,这些光疗法还可以发挥免疫抑制作用,包括改变 AD 患者细胞因子的产生,以及调节朗格汉斯细胞和嗜酸性粒细胞的功能[30]。除了抗炎作用外,PUVA 和 NB-UVB 照射还可以减少表皮神经纤维的数量,恢复 AD 或银屑病患者损伤皮肤中神经延长因子和神经排斥因子之间表达水平的失衡状态,还可以抑制瘙痒[4-5,32]。最近,准分子激光治疗被证明是减少表皮内神经纤维最有效的紫外线治疗形式之一[33]。

# 4　辅助治疗

湿疹 AD 患者治疗中也常常使用一些辅助方法,包括月见草油(Primrose oil)、中草药和针灸。月见草油和琉璃苣油常常用作口服药物,因为它们含有天然 γ-亚麻酸,而这些不饱和脂肪酸被认为具有抗炎作用[34-35]。然而,Cochrane 评价系统(循证医学)显示口服月见草油或琉璃苣油与湿疹的治疗并不直接相关[34]。研究发现中药方剂可以抑制 AD 模型小鼠的瘙痒行为，如 Shohusan 和抑肝散[36]。针灸是另一种传统中医方法，主要是使用针灸、针刺、碾压和/或通过热刺激皮肤上的穴位达到治疗目的。研究发现与对照 AD 患者相比，针灸后可显著降低 AD 患者平均视觉模拟评分量表（VAS）[37]。但是，由于研究的数量有限，因此结论有一定的局限性。

## 5　新的止痒治疗方法

组胺 $H_4$ 受体在炎症反应中扮演重要的角色[16]，最近的研究报道 $H_4$ 受体阻断剂 JNJ 39758979 可以有效改善 AD 患者的瘙痒症状[38]。给予 NGF 中和抗体或者 TrkA 抑制剂 AG879 和 K252a，可以显著降低 AD 模型小鼠表皮神经纤维的密度以及瘙痒行为[40-41]。也有研究发现重组 Sema3A 的替代疗法可抑制 AD 模型小鼠的瘙痒行为并改善皮炎症状[3,11,41]。因此，NGF、Sema3A 及其受体可能是瘙痒性皮肤病（AD 患者）的止痒作用靶点。Dupilumab 是一种人单克隆抗体，可阻断 IL-4 和 IL-13 的信号传导，也可显著降低 AD 的严重程度和瘙痒评分[42-43]；人源抗人 IL-31 受体 A 单克隆抗体 CIM331 治疗 AD 也得到了类似的结果[44]。此外，电压门控钠通道 Nav1.7 特异性抗体 SVmab1 也被发现可以减弱小鼠模型中的瘙痒行为[45]。外周的阿片系统也可能在治疗瘙痒症中发挥重要作用[46]，例如，阿片 $\mu$ 受体拮抗剂（纳曲酮）能显著降低 AD 患者的瘙痒[47]。最近，Basbaum 和 Bráz[48] 报道，慢性神经性瘙痒模型导致脊髓背角抑制性中间神经元大量丢失，而移植恢复脊髓抑制性中间神经元可以有效治疗瘙痒症状。鞘内给予活化的小胶质细胞抑制剂（米诺环素）可以呈剂量和时间依赖性地抑制 DNFB 诱导的 NC/Nga 小鼠瘙痒行为并且改善小鼠的皮炎症状[49]。Shiratori-Hayashi 等人[50]研究报道依赖信号转导和转录激活蛋白 3 激活的星形胶质细胞在瘙痒信号的放大中发挥关键作用；AD 模型小鼠敏化的研究报道，给予 AD 模型小鼠胃泌素释放肽可诱导瘙痒行为，而鞘内注射 AG490（活化 STAT3 的 JAK 激酶抑制剂）可抑制胃泌素释放肽引起的瘙痒[50]。上述这些新的治疗手段可能对治疗 AD 患者的瘙痒有一定的效果。

表 14.1　AD 止痒治疗方法与止痒机制

| 治疗方法 | 止痒机制 |
| --- | --- |
| 局部治疗 | |
| 钙调神经磷酸酶抑制剂[12-14] | 调节 T 细胞活化 |
| 　他克莫司、吡美莫司 | 抑制炎症细胞因子的释放 |
| 皮质类固醇 | 抑制炎症细胞因子的释放，减少局部炎症（间接影响） |
| 润肤剂[4,9,10-11] | |
| 　如肝素乳膏 | 抑制表皮的神经纤维密度和表皮 NGF 表达 |
| 全身性治疗 | |
| 阿瑞匹坦[26] | 神经激肽-1 受体拮抗剂→抑制 P 物质 |
| 钙调神经磷酸酶抑制剂[6,22-25] | 调节 T 细胞活化 |
| 　环孢菌素 A | 抑制炎症细胞因子的释放 |
| $H_1$ 抗组胺药[15-21] | 证据不足 |
| 神经营养因子[27-29] | 减少表皮神经纤维密度 |

续表

| 治疗方法 | 止痒机制 |
| --- | --- |
| **光疗法** | |
| 光疗[5,30-33] | 免疫抑制作用 |
| 　UVA,PUVA | 减少表皮神经纤维密度 |
| 　NB-UVB | 间接影响:轴突导向分子表达水平回到正常 |
| 　准分子灯 | 直接效应(例如准分子灯) |
| **辅助疗法** | |
| 针灸[37] | |
| 中草药[35-36] | 证据不足 |
| 月见草油[34-35] | |
| **新的治疗方法** | |
| 组胺 H₄ 受体拮抗剂[38] | 阻断组胺 H₄ 受体 |
| 　JNJ 39758979 | →抑制炎症反应 |
| 重新恢复 Sema3A 水平策略[3,11,41] | 减少表皮神经纤维密度 |
| 抗 NGF 治疗[39-40] | 抑制 NGF 信号传导 |
| 　抗 NGF 中和抗体 | →减少表皮神经纤维密度 |
| 　TrkA 抑制剂 | |
| Dupilumab[42-43] | IL-4 和 IL-13 抗体→阻断 IL-4 和 IL-13 的信号传导 |
| CIM331[44] | IL-31 受体 A 抗体 |
| | →阻断 IL-31 的信号传导 |
| SVmab1[45] | 电压门控钠通道 Nav1.7 特异性抗体→阻断 Nav1.7 的信号 |
| 纳曲酮[47] | 阿片 μ 受体拮抗剂→阻断阿片 μ 受体的信号传导 |
| 神经元移植[48] | 补充脊髓抑制性中间神经元 |
| 米诺环素[49] | 活化的小胶质细胞抑制剂→抑制小胶质细胞激活 |
| AG490[50] | STAT3 激活的 JAK 激酶的抑制剂→抑制依赖 STAT3 激活的星形胶质细胞 |

# 6　结论

本章介绍了治疗 AD 患者瘙痒症的最新研究进展。目前,对 AD 瘙痒症最有效的治疗策略依然是抑制 AD 引发的炎症反应(例如他克莫司和 CyA)。除此以外,保持表皮神经纤维正常密度也是常见的治疗方法,如抗 NGF 药物、Sema3A 表达水平的维持以及其他治疗方法(紫外线光疗法)。研究与开发新的治疗方法以改善 AD 患者难治性瘙痒,提高患者的生活质量依然是目前 AD 研究的热点。

（于光　译,伍冠一　校）

**参考文献**

[1]　Weidinger S, Novak N:Atopic dermatitis. Lancet 2016;387:1109-1122.

[2]　Ikoma A, Steinhoff M, Ständer S, Yosipovitch G, Schmelz M:The neurobiology of itch. Nat Rev Neurosci 2006;7:535-547.

[3]　Tominaga M, Takamori K:Itch and nerve fibers with special reference to atopic dermatitis:therapeutic

implications. J Dermatol 2014;41:205 - 212.

[4] Kamo A, Tominaga M, Negi O, Tengara S, Ogawa H, Takamori K: Topical application of emollients prevents dry skininducible intraepidermal nerve growth in acetone-treated mice. J Dermatol Sci 2011;62: 64 - 66.

[5] Tominaga M, Tengara S, Kamo A, Ogawa H, Takamori K: Psoralen-ultraviolet A therapy alters epidermal Sema3A and NGF levels and modulates epidermal innervation in atopic dermatitis. J Dermatol Sci 2009;55:40 - 46.

[6] Mollanazar N K, Smith P K, Yosipovitch G: Mediators of chronic pruritus in atopic dermatitis: getting the itch out? Clin Rev Allergy I mmunol 2015, DOI:10. 1007/s12016 - 015 - 8488 - 5.

[7] Yarbrough K B, Neuhaus K J, Simpson E L: The effects of treatment on itch in atopic dermatitis. Dermatol Ther 2013; 26:110 - 119.

[8] Sher L G, Chang J, Patel I B, Balkrishnan R, Fleischer A B Jr: Relieving the pruritus of atopic dermatitis: a meta-analysis. Acta Derm Venereol 2012;92:455 - 461.

[9] Horimukai K, Morita K, Narita M, Kondo M, Kitazawa H, Nozaki M, Shigematsu Y, Yoshida K, Niizeki H, Motomura K, Sago H, Takimoto T, Inoue E, Kamemura N, Kido H, Hisatsune J, Sugai M, Murota H, Katayama I, Sasaki T, Amagai M, Morita H, Matsuda A, Matsumoto K, Saito H, Ohya Y: Application of moisturizer to neonates prevents development of atopic dermatitis. J Allergy Clin I mmunol 2014;134:824 - 830.

[10] Simpson E L, Chalmers J R, Hanifin J M, Thomas K S, Cork M J, McLean W H, Brown S J, Chen Z, Chen Y, Williams H C: Emollient enhancement of the skin barrier from birth offers effective atopic dermatitis prevention. J Allergy Clin I mmunol 2014:134:818 - 823.

[11] Negi O, Tominaga M, Tengara S, Kamo A, Taneda K, Suga Y, Ogawa H, Takamori K: Topically applied semaphoring 3A ointment inhibits scratching behavior and improves skin infla mmation in NC/Nga mice with atopic dermatitis. J Dermatol Sci 2012;66:37 - 43.

[12] Elmariah S B, Lerner EA: Topical therapies for pruritus. Semin Cutan Med Surg 2011;30:118 - 126.

[13] Ständer S, Schürmeyer-Horst F, Luger T A, Weisshaar E: Treatment of pruritic diseases with topical calcineurin inhibitors. Ther Clin Risk Manag 2006;2:213 - 218.

[14] Cury Martins J, Martins C, Aoki V, Gois A F, Ishii H A, da Silva E M: Topical tacrolimus for atopic dermatitis. Cochrane Database Syst Rev 2015;7:CD009864.

[15] Kawashima M, Tango T, Noguchi T, Inagi M, Nakagawa H, Harada S: Addition of fexofenadine to a topical cortics teroid reduces the pruritus associated with atopic dermatitis in a 1 - week randomized, multicentre, double-blind, placebo-controlled, parallel-group study. Br J Dermatol 2003;148:1212 - 1221.

[16] Ohsawa Y, Hirasawa N: The role of histamine $H_1$ and $H_4$ receptors in atopic dermatitis: from basic research to clinical study. Allergol Int 2014;63:533 - 542.

[17] Ring J, Alomar A, Bieber T, Deleuran M, Fink-Wagner A, Gelmetti C, Gieler U, Lipozencic J, Luger T, Oranje A P, Schäfer T, Schwennesen T, Seidenari S, Simon D, Ständer S, Stingl G, Szalai S, Szepietowski J C, Taïeb A, Werfel T, Wollenberg A, Darsow U; European Dermatology Forum (EDF); European Academy of Dermatology and Venereology (EADV); European Federation of Allergy(EFA); European Task Force on Atopic Dermatitis(ETFAD); European Society of Pediatric Dermatology(ESPD); Global Allergy and Asthma European Network(GA2LEN): Guidelines for treatment of atopic eczema(atopic dermatitis) part I. J Eur Acad Dermatol Venereol 2012;26:1045 - 1060.

[18] Weisshaar E, Szepietowski J C, Darsow U, Misery L, Wallengren J, Mettang T, Gieler U, Lotti T, Lambert J, Maisel P, Streit M, Greaves M W, Carmichael A J, Tschachler E, Ring J, Ständer S:

European guideline on chronic pruritus. Acta Derm Venereol 2012;92:563 – 581.

[19] Simons F E, Simons K J: Histamine and $H_1$ – antihistamines: celebrating a century of progress. J Allergy Clin I mmunol 2011;128:1139 – 1150.

[20] Thurmond R L, Kazerouni K, Chaplan S R, Greenspan A J: Peripheral neuronal mechanism of itch: histamine and itch. Carstens E and Akiyama T(eds): Itch: Mechanisms and Treatment. Boca Raton, CRC Press/Taylor & Francis, 2014.

[21] Apfelbacher C J, van Zuuren E J, Fedorowicz Z, Jupiter A, Matterne U, Weisshaar E: Oral $H_1$ antihistamines as monotherapy for eczema. Cochrane Database Syst Rev 2013;2:CD007770.

[22] Roekevisch E, Spuls P I, Kuester D, Limpens J, Schmitt J: Efficacy and safety of systemic treatments for moderate-tosevere atopic dermatitis: a systematic review. J Allergy Clin I mmunol 2014; 133:429 – 438.

[23] Azzi J R, Sayegh M H, Mallat S G: Calcineurin inhibitors: 40 years later, can't live without. J I mmunol 2013;191:5785 – 5791.

[24] Ko K C, Tominaga M, Kamata Y, Umehara Y, Matsuda H, Takahashi N, Kina K, Ogawa M, Ogawa H, Takamori K: Possible anti-pruritic mechanism of cyclosporine A in atopic dermatitis. Acta Derm Venereol 2016, in press.

[25] Harper J I, Ahmed I, Barclay G, Lacour M, Hoeger P, Cork M J, Finlay A Y, Wilson N J, Graham-Brown R A, Sowden J M, Beard A L, Sumner M J, Berth-Jones J: Cyclosporin for severe childhood atopic dermatitis: short course versus continuous therapy. Br J Dermatol 2000;142:52 – 58.

[26] Ständer S, Siepmann D, Herrgott I, Sunderkötter C, Luger T A: Targeting the neurokinin receptor 1 with aprepitan t: a novel antipruritic strategy. PLoS One 2010;5:e10968.

[27] Yoshii H, Suehiro S, Watanabe K, Yanagihara Y: I mmunopharmacological actions of an extract isolated from inflamed skin of rabbits inoculated with vaccinia virus(neurotropin); enhancing effect on delayed type hypersensitivity response through the induction of Lyt – 1＋2 – T cells. Int J I mmunopharmacol 1987;9:443 – 451.

[28] Kaku H, Fujita Y, Yago H, Naka F, Kawakubo H, Nakano K, Nishikawa K, Suehiro S: Study on pruritus in hemodialysis patients and the antipruritic effect of neurotropin: plasma levels of substan ce P, somatostatin, IgE, PTH and histamine. Nihon Jinzo Gakkai Shi 1990; 32:319 – 326.

[29] Kamo A, Tominaga M, Taneda K, Ogawa H, Takamori K: Neurotropin inhibits the increase in intraepidermal nerve density in the acetone-treated dry-skin mouse model. Clin Exp Dermatol 2013; 38:665 – 668.

[30] Rivard J, Lim H W: Ultraviolet phototherapy for pruritus. Dermatol Ther 2005;18:344 – 354.

[31] Garritsen F M, Brouwer M W, Limpens J, Spuls P I. Photo(chemo)therapy in the management of atopic dermatitis: an updated systematic review with implications for practice and research. Br J Dermatol 2014;170:501 – 513.

[32] Wallengren J, Sundler F: Phototherapy reduces the number of epidermal and CGRP-positive dermal nerve fibres. Acta Derm Venereol 2004;84:111 – 115.

[33] Kamo A, Tominaga M, Kamata Y, Kaneda K, Ko K C, Matsuda H, Kimura U, Ogawa H, Takamori K: The excimer lamp induces cutan eous nerve degeneration and reduces scratching in a dryskin mouse model. J Invest Dermatol 2014;134:2977 – 2984.

[34] Bamford J T, Ray S, Musekiwa A, van Gool C, Humphreys R, Ernst E: Oral evening primrose oil and borage oil for eczema. Cochrane Database Syst Rev 2013;4:CD004416.

[35] Sidbury R, Tom W L, Bergman J N, Cooper K D, Silverman R A, Berger T G, Chamlin S L, Cohen

D E, Cordoro K M, Davis D M, Feldman S R, Hanifin J M, Krol A, Margolis D J, Paller A S, Schwarzenberger K, Simpson E L, Williams H C, Elmets C A, Block J, Harrod C G, Smith Begolka W, Eichenfield L F: Guidelines of care for the management of atopic dermatitis: sec tion 4. Prevention of disease flares and use of adjunctive therapies and approaches. J Am Acad Dermatol 2014;71:1218 – 1233.

[36] Yamashita H, Tanaka H, Inagaki N: Treatment of the chronic itch of atopic dermatitis usin g stan dard drugs and kampo medicines. Biol Pharm Bull 2013;36:1253 – 1257.

[37] Ma C, Sivamani R K: Acupuncture as a treatment modality in dermatology: a systematic review. J Altern Complement [Med 2015;21:520 – 529.

[38] Murata Y, Song M, Kikuchi H, Hisamichi K, Xu X L, Greenspan A, Kato M, Chiou C F, Kato T, Guzzo C, Thurmond R L, Ohtsuki M, Furue M: Phase 2a, randomized, double-blind, placebocontrolled, multicenter, parallel-group study of a $H_4R$-antagonist(JNJ – 39758979) in Japanese adults with moderate atopic dermatitis. J Dermatol 2015; 42:129 – 139.

[39] Takano N, Sakurai T, Kurachi M: Effects of anti-nerve growth factor antibody on symptoms in the NC/Nga mouse, an atopic dermatitis model. J Pharmacol Sci 2005;99:277 – 286.

[40] Takano N, Sakurai T, Ohashi Y, Kurachi M: Effects of high-affinity nerve growth factor receptor inhibitors on symptoms in the NC/Nga mouse atopic dermatitis model. Br J Dermatol 2007; 156: 241 – 246.

[41] Yamaguchi J, Nakamura F, Aihara M, Yamashita N, Usui H, Hida T, Takei K, Nagashima Y, Ikezawa Z, Goshima Y: Semaphorin3A alleviates skin lesions and scratching behavior in NC/Nga mice, an atopic dermatitis model. J Invest Dermatol 2008;128:2842 – 2849.

[42] Beck L A, Thaçi D, Hamilton J D, Graham N M, Bieber T, Rocklin R, Ming J E, Ren H, Kao R, Simpson E, Ardeleanu M, Weinstein S P, Pirozzi G, Guttman-Yassky E, Suárez-Fariñas M, Hager M D, Stahl N, Yancopoulos G D, Radin A R: Dupilumab treatment in adults with moderate-to-severe atopic dermatitis. N Engl J Med 2014;371:130 – 139.

[43] Thaçi D, Simpson E L, Beck L A, Bieber T, Blauvelt A, Papp K, Soong W, Worm M, Szepietowski J C, Sofen H, Kawashima M, Wu R, Weinstein S P, Graham N M, Pirozzi G, Teper A, Sutherland E R, Mastey V, Stahl N, Yancopoulos G D, Ardeleanu M: Efficacy and safety of dupilumab in adults with moderate-to-severe atopic dermatitis inadequately controlled by topical treatments: a randomised, placebo-controlled, doseranging phase 2b trial. Lancet 2016;387:40 – 52.

[44] Nemoto O, Furue M, Nakagawa H, Shiramoto M, Hanada R, Matsuki S, Imayama S, Kato M, Hasebe I, Taira K, Yamamoto M, Mihara R, Kabashima K, Ruzicka T, Hanifin J, Kumagai Y: The first trial of CIM331, a humanized antihuman IL – 31 receptor A antibody, for healthy volunteers and patients with atopic dermatitis to evaluate safety, tolerability and pharmacokinetics of a sin gle dose in a randomised, double-blind, placebo-controlled study. Br J Dermatol 2016;174:296 – 304.

[45] Lee J H, Park C K, Chen G, Han Q, Xie R G, Liu T, Ji R R, Lee S Y: A monoclonal antibody that targets a NaV1. 7 channel voltage sensor for pain and itch relief. Cell 2014;157:1393 – 1404.

[46] Tominaga M, Ogawa H, Takamori K: Possible roles of epidermal opioid systems in pruritus of atopic dermatitis. J Invest Dermatol 2007;127:2228 – 2235.

[47] Phan N Q, Bernhard J D, Luger T A, Ständer S: Antipruritic treatment with systemic $\mu$-opioid receptor antagonists: a review. J Am Acad Dermatol 2010;63:680 – 688.

[48] Basbaum A I, Bráz J M: Cell transplants to treat the 'disease' of neuropathic pain and itch. Pain 2016; 157(suppl 1): S42 – S47.

[49] Torigoe K, Tominaga M, Ko K C, Takahashi N, Matsuda H, Hayashi R, Ogawa H, Takamori K: Intrathecal minocycline suppresses itch-related behavior and improves dermatitis in a mouse model of atopic dermatitis. J Invest Dermatol 2016;136:879 - 881.

[50] Shiratori-Hayashi M, Koga K, TozakiSaitoh H, Kohro Y, Toyonaga H, Yamaguchi C, Hasegawa A, Nakahara T, Hachisuka J, Akira S, Okano H, Furue M, Inoue K, Tsuda M: STAT3 - dependent reactive astrogliosis in the spinal dorsal horn underlies chronic itch. Nat Med 2015;21:927 - 931.

# 第 15 章　结节性痒疹的治疗与管理

Athanasios Tsianakas　Claudia Zeidler　Sonja Ständer

Department of Dermatology and Center for Chronic Pruritus,
University Hospital Münster, Münster, Germany

**摘要**　结节性痒疹是一种罕见疾病，主要出现在经历长期持续抓挠的慢性瘙痒患者身上，它的临床表现为出现单个或多个对称分布的过度角化、强烈发痒的丘疹和结节。痒觉—抓挠损伤—痒觉加重—继续抓挠造成恶性循环，使得该疾病很难治疗，患病后会降低患者的生活质量。虽然免疫-神经系统相互作用参与了结节性痒疹的发病，但结节性痒疹的病因复杂、发病机制仍然不清楚。结节性痒疹也可能是各种皮肤病、神经病、精神病和系统性疾病的临床症状。目前尚没有被批准的治疗结节性痒疹的药物。不过，当下已经应用的疗法包括钙调神经磷酸酶抑制剂、辣椒素、局部皮质类固醇、UV 疗法，以及全身性药物抗组胺药、抗惊厥药、阿片 μ 受体拮抗剂和免疫抑制剂等。因此，为了达到最佳治疗效果，应采用包括局部和全身性相结合的多模式治疗策略。

## 引言

　　结节性痒疹(Prurigo nodularis,PN)是一种以皮肤表面出现单个或多个对称分布的、过度角化的、糜烂性丘疹和结节为特征的疾病。目前没有关于结节性痒疹发病率和患病率的流行病学调查数据。在日常临床实践中，受疾病困扰的患者记录不多，这给寻找其发病因素带来困难。各年龄层均有发病可能，包括老年人（老年人是最容易患此病的群体）和儿童[1-2]。长期的瘙痒是慢性痒疹患者发展为结节性痒症的重要原因。由于此病会产生强烈的痒觉，痒觉—抓挠的恶性循环持续进行，结节性痒疹比较难治愈，也降低了患者的生活质量。结节性痒疹的发病因素繁多。50%的结节性痒疹患者伴有特应性皮炎或湿疹[3]。其他的一些疾病也可能与结节性痒疹有关，包括炎症性皮肤病（如大疱性类天疱疮、扁平苔藓、钱币状湿疹）、内部疾病（如糖尿病、慢性肾病）、感染[如人类免疫缺陷病毒（HIV）、丙型肝炎]、淋巴瘤（如霍奇金淋巴瘤）、癌症和神经/精神疾病。

## 1　结节性痒疹的治疗

　　目前，探索构建结节性痒疹的治疗方法仍然面临挑战，只通过积累少量临床随机对照试验（RCT）帮助探索构建结节性痒疹治疗方法还是相对困难的。为了达到最佳的治疗效果，应采用局部和全身性药物联合的多模式治疗策略[4]。制定个体化治疗方案应充分考虑各种因素，包括年龄、并发症、疾病的严重程度、生活质量的影响和预期的副作用等。基本的护理策略是建议只使用温和的肥皂和沐浴液清洗身体并对皮肤进行保湿。根据致病原因治疗引起结节性痒疹的相关疾病非常重要，可以治愈或者一定程度改善结节性痒疹的症状（例如糖尿病型结节性痒疹采用针对糖尿病的强化治疗）[5]。医生治疗结节性痒疹应有两个主要目标：一是抑制瘙痒，二是皮肤损伤痊愈。考虑到上述各种因素，结节性痒疹通常需要进行联合用药治疗（临床试验中的结节性痒疹的治疗选择见表 15.1）

**表 15.1　临床试验中治疗结节性痒疹的药物与方法**

| 药物种类 | 药物 | 剂量 | 服用方法 | 病例数 | 研究方法 | 文献 |
|---|---|---|---|---|---|---|
| 皮质类固醇 | 倍他米松 | 与保湿止痒霜联合使用 | 局部给药 | 12 | 临床随机对照 | [6] |
| | 曲安奈德 | 7.5~20 毫克/3~4 周 | 病灶给药 | 1 | 系列病例研究 | |
| | 0.1%曲安奈德 + 0.05% 氯倍他索 | 改良的 Goeckerman 方案（UVB+LCD 2%+局部给予类固醇） | UV+局部给药 | 5 | 病例报告 | [18] |
| 钙调神经磷酸酶抑制剂 | 吡美莫司 | 1%吡美莫司乳膏/天，身体其他部位 1%氢化可的松乳膏/天 | 局部给药 | 30 | 临床随机对照 | [8] |
| 维生素 D 衍生物 | 卡泊三醇 | 卡泊三醇软膏 50 微克/（克·天），身体其他部位 0.1%戊酸倍他米松/天 | 局部给药 | 10 | 临床随机对照 | [9] |
| 其他局部给药药物 | 辣椒素 | 0.025%~0.3%，每天 4~6 次 | 局部给药 | 33 | 系列病例研究 | [10] |
| 抗组胺药物 | 酮替芬 | 1 毫克/天，4 周 | | 27 | | [40] |
| 抗组胺+白三烯受体拮抗剂 | 孟鲁司特 + 非索非那定 | 孟鲁司特 10 毫克/天，非索非那定 240 毫克，每天 2 次 | 口服 | 12 | 系列病例研究 | [14] |
| 紫外线光疗 | PUVA 浴和 UVB 准分子激光联合 | 308 纳米准分子 UVB 灯和 PUVA 浴 | 紫外 | 22 | 临床随机对照 | [15] |
| | UVA | 平均总剂量 6.07 焦/厘米$^2$，中位数为 23 次的光疗（范围 7~37） | 紫外 | 19 | 系列病例研究 | [17] |
| | UVB + 局部 PUVA | 患者 1:24 次 UVB 治疗，3 次/周（总剂量 6 234 毫焦/厘米$^2$），局部 PUVA 2 个月 3 次/周（总剂量 240 焦/厘米$^2$）患者 2:30 次 UVB 治疗（总剂量 7 239 毫焦/厘米$^2$），局部 PUVA（总剂量 240 焦/厘米$^2$） | 紫外 | 2 | 病例报告 | [47] |
| | UVA+PUVA 浴 | 不适用 | 紫外 | 15 | 系列病例研究 | [41] |
| | 311 纳米 UVB | 每周 1 次，累积剂量 23.88 焦/厘米$^2$，平均 24.3 次 | 紫外 | 10 | 系列病例研究 | [16] |

续表

| 药物种类 | 药物 | 剂量 | 服用方法 | 病例数 | 研究方法 | 文献 |
|---|---|---|---|---|---|---|
| UV 光疗＋皮质类固醇 | UVB＋LCD＋氯倍他索 | UVB＋LCD 每周 5 次,局部用氯倍他索封闭 4 小时 | 紫外 ＋ 局部给药 | 5 | 系列病例研究 | [18] |
| | 308 纳米 UVB | 每月 2 次,持续 7 个月,外加局部皮质类固醇 | 紫外 ＋ 局部给药 | 2 | 病例报告 | [42] |
| 抗惊厥药 | 加巴喷丁 | 300 毫克,每天 3 次 | 口服 | 4 | 系列病例研究 | [21] |
| | 普瑞巴林 | 75 毫克/天 | 口服 | 30 | 系列病例研究 | [22] |
| 阿片 μ 受体拮抗剂 | 纳曲酮 | 25～150 毫克/天 | 口服 | 65 | 系列病例研究 | [26] |
| | 纳曲酮 | 50～100 毫克/天 | 口服 | 17 | 系列病例研究 | [43] |
| | 纳曲酮 | 5 毫克/天 | 口服 | 13 | 系列病例研究 | [44] |
| | 纳曲酮 | 50～150 毫克/天 | 口服 | 33 | 系列病例研究 | [45] |
| 抗抑郁药 | 帕罗西汀或者氟伏沙明 | 帕罗西汀 20 毫克/天,氟伏沙明 50 毫克/天 | 口服 | 50 | 实用性临床随机对照 | [29] |
| 免疫抑制剂 | 环孢霉素 | 3～5 毫克/(千克·天) | 口服 | 14 | 系列病例研究 | [30] |
| | 来那度胺 | 10 毫克/天 | 口服 | 1 | 病例报告 | [36] |
| | 来那度胺 | 5 毫克/天,持续两年 | 口服 | 1 | 病例报告 | [35] |
| | 甲氨蝶呤 | 每周 7.5～20 毫克 | 皮下给药 | 13 | 系列病例研究 | [31] |
| | 沙利度胺 | 平均 100 毫克/天 | 口服 | 42 | 系列病例研究 | |
| | 他克莫司 | 20 毫克/天 | 口服 | 1 | | [46] |
| 免疫球蛋白 | 人免疫球蛋白 | 2 克/千克,连续 3 天,每月 1 次 | 静脉注射 | 1 | 病例报告 | [37] |
| 神经激肽-1 受体拮抗剂 | 阿瑞匹坦 | 80 毫克/天 | 口服 | 13 | 系列病例研究 | [38] |

## 2 结节性痒疹的局部治疗策略

就结节性痒疹的局部治疗策略而言,局部给予皮质类固醇、卡泊三醇和吡美莫司对结节性痒疹进行治疗已在先前临床随机对照试验中有过分析。所有药物的治疗效果都在系列病例的报告中有具体的描述。

### 2.1 局部给予皮质类固醇

局部使用皮质类固醇具有止痒效果,也会使结节性痒疹引起的结节变得扁平[6]。在一项涉及 12 名结节性痒疹患者的临床随机对照试验中,身体的一侧给予倍他米松 0.1% 乳膏,另一侧给予保湿止痒霜,连续观察 4 周,两侧给药区域的瘙痒感觉都明显地下降,但是用倍他米松治疗的一侧止痒效果更好(视觉模拟评分量表 VAS,治疗前 8.8 分,治疗后 3.9 分;用保湿止痒霜治疗后的评分是 5.6 分)。如果将曲安奈德直接注射到结节中,临床上也能观察到症状的改善[7]。如果只能看到结节性痒疹皮肤损伤减少,研究认为这种治疗也是有前景的。

### 2.2 局部给予钙调神经磷酸酶抑制剂

与局部皮质类固醇相比,局部钙调神经磷酸酶抑制剂可以作为一种间歇的长期的治疗药物。最近一项由 30 名患者组成的临床随机对照试验中,用吡美莫司治疗其中的一半患者,另一半患者给予氢化可的松进行治疗,研究证实吡美莫司对结节性痒疹具有止痒作用。给予治疗 10 天后,两种药物治疗均呈阳性结果(VAS,吡美莫司治疗前 7.1 分,治疗后 4.4 分,$P < 0.001$;氢化可的松治疗前 7.1 分,治疗后 4.5 分,$P < 0.001$)[8]。这种治疗一直持续 8 周,结果表明结节性痒疹的症状得到明显的改善。在日常实践中,钙调神经磷酸酶抑制剂的使用一般都是在局部皮质类固醇无效之后或在局部皮质类固醇有禁忌的情况下才使用。

### 2.3 局部给予卡泊三醇

局部给予卡泊三醇治疗结节性痒疹也被证明是有效的。一项由 10 名患者组成的临床随机对照试验中,用 50 微克/克卡泊三醇软膏涂抹患者身体的一侧,身体的另一侧用 0.1% 倍他米松软膏进行治疗,用卡泊三醇软膏治疗的效果更佳。使用这种软膏两周后比用倍他米松软膏 4 周以上的治疗效果更好[9]。

### 2.4 局部给予辣椒素

每日局部多次给予辣椒素可以抑制局部和神经性的结节性痒疹导致的瘙痒(例如肱桡肌瘙痒症)[10]。辣椒素可以激活感觉神经纤维和角质细胞上表达的热激活离子通道,瞬时受体电位通道 $V_1$(TRPV$_1$)[11]。33 名结节性痒疹患者报告每日 4～6 次在患处涂抹不同浓度的辣椒素乳膏(0.025%～0.3%),12 天后,瘙痒显著减轻,肤色也得到改善。局部治疗结节性痒疹,推荐主要使用乳膏和软膏,方便每日多次使用。氯胺酮、利多卡因和阿米替林也作用于瞬时受体离子通道,因此它们可作为局部治疗的备选药物,值得关注[12]。

## 3 结节性痒疹全身性治疗策略

由于局部给药治疗通常不足以维持对结节性痒疹的控制,因此必须结合全身性治疗联合治疗结节性痒疹。

### 3.1 抗组胺药物

由于在结节性痒疹病变中发现肥大细胞数量增加,因此抗组胺药物经常用于治疗结节性痒疹,尽管临床随机对照试验尚未仔细检验抗组胺药物对结节性痒疹的效应。系列病例研究报告高剂量的抗组胺药能有效治疗结节性痒疹,治疗方案是每天服用非镇静性抗组胺药 4 次,必要时可在晚上服用镇静抗组胺药[13]。抗白三烯药物也常和抗组胺药物联合使用治疗结节性痒疹。一项研究报道,12 名结节性痒疹患者在 4 周内每天 2 次服用 10 毫克孟鲁司特和 240 毫克非索非那定。治疗前病灶数为 10～290(平均 107.6);治疗 4 周后,皮损不仅有显著改善和愈合迹象,而且病灶数量也显著减少(0～154,平均 42.7)[14]。

### 3.2 紫外线光疗法

某些结节性痒疹患者局部或者病灶内给予皮质类固醇的治疗效果并不好。对于这类患者,紫外线光疗法是一种可行的治疗选择,特别是对于有并发症、已经多药物治疗的老年患者。22 名结节性痒疹患者接受了 PUVA 治疗、每周 4 次共 5 周,或 PUVA 和 UVB 准分子激光联合治疗、每周 2 次共 5 周,效果尚可。为了将 PUVA 剂量减少 30%,另外加入了 308 纳米准分子激光治疗,结果显示可加速愈合过程[15]。UVB 治疗方案包含共

24 次治疗,研究发现 10 名患者仅在 6 次治疗之后症状就得到了改善[16]。在 19 名接受紫外线光疗治疗的患者中,尽管 4 例患者报告无效,但是有 79% 的患者报告症状得到了改善,他们在接受紫外线光疗治疗之前也用了皮质类固醇、抗组胺药和其他止痒治疗方式,效果都不好[17]。

据报道,改良的 Goeckerman 方案对之前接受紫外线光疗无效的 4 名患者有效[18]。如果标准窄频或宽频 UVB 治疗失败,可以每天进行多步宽频 UVB 治疗,然后用绷带将粗煤焦油和局部皮质类固醇封闭 4 小时。有 3 位患者在这样治疗 5 次之后症状得到改善。必须要牢记,煤焦油的潜在致癌性存在争议,应该谨慎用该方案对患者进行治疗[19]。

### 3.3　抗惊厥药物

如果其他方法治疗结节性痒疹无效的话,可以考虑用加巴喷丁和普瑞巴林等抗惊厥药进行治疗。临床随机对照试验已经证实它们具有止痒作用,因此经常用于治疗慢性瘙痒[20]。目前,仅有应用加巴喷丁和普瑞巴林能降低结节性痒疹患者的瘙痒强度的病例报道。根据某一系列病例研究的报道,4 例每日服用 300～900 毫克加巴喷丁的患者,服用 2 个月后,瘙痒症状减轻[21]。另一项研究报道,30 名患者(高达 76%)服用普瑞巴林 75 毫克,每日 1 次,持续 1 个月,瘙痒症状明显减轻。连续治疗 3 个月后,根据 VAS(0～10 分)评估,平均瘙痒强度从治疗前的($8.2 \pm 2.0$)分降低至治疗后($1.5 \pm 1.1$)分,在统计学上有显著性差异($P < 0.000 1$)[22]。这些药物的确切作用机制仍不清楚,但可能是通过阻断钙通道来稳定脊髓神经纤维的膜电位,抑制神经递质谷氨酸的合成,或 GABA 抑制机制加强,从而导致传入信号在突触前膜被阻断[23]。因此,用药时应考虑老年人和肾功能衰竭患者的身体状况以及药物本身的副作用,适当调整用药剂量。

### 3.4　阿片受体拮抗剂

静脉注射和口服阿片 $\mu$ 受体拮抗剂纳洛酮和纳曲酮,已被证实是治疗结节性痒疹的有效治疗方法[24]。据报道,在胆汁淤积性结节性痒疹的临床随机对照试验中,给予阿片 $\mu$ 受体拮抗剂治疗后,瘙痒强度显著降低[25]。在另一项试验中,不同病因的 65 例结节性痒疹患者接受纳曲酮的治疗,初始剂量为 50 毫克/天,随后调整为 150 毫克/天[26]。38 名患者报告愈合,67.7% 患者表示瘙痒症状减轻。治疗头几天患者常会报告出现头晕和呕吐等一些副作用。

阿片 $\kappa$ 受体激动剂和阿片 $\mu$ 受体拮抗剂如纳布啡或布托啡诺联合治疗结节性痒疹也有效[27]。纳布啡具有止痒特性,其是否能有效治疗 PN,目前正在进行 Ⅱ 期临床研究(NCT02174419)[28]。

### 3.5　抗抑郁药物

严重的结节性痒疹也可以用抗抑郁药如帕罗西汀、阿米替林和米氮平进行治疗。50 名结节性痒疹患者用帕罗西汀或氟伏沙明进行至少 2 周时间的治疗,对于有治疗效果的患者,每隔 4 周继续治疗。其中,有 14 例患者抓挠损伤完全愈合,有 17 例患者部分愈合,瘙痒强度显著下降[29]。

### 3.6　免疫抑制剂

免疫抑制剂也可作为严重的结节性痒疹患者的一种可行的治疗策略,但必须首先考虑相关的风险和副作用。许多的系列病例研究都报道免疫抑制剂对治疗结节性痒疹具有阳性结果:14 例患者中有 10 例在口服 3～5 毫克/(千克·天)环孢霉素后有非常好的阳性反应,症状得到明显改善(80%～100%),3 名患者有阳性反应(40%～70%)[30],1 名患者报告有轻微反应。重要的是在治疗过程中,要密切监测血压以及其他生化指标(例如肾脏的相关数据)。

在一项回顾性研究中评估了 13 例患者的数据,这些患者每周皮下注射 7.5～20 毫克甲氨蝶呤[31]。其中 10 例报告病变改善(75%),2 例患者仅有轻微改善。

沙利度胺是一种神经毒性和致畸性药物,但是也被用于治疗结节性痒疹,有病例报道沙利度胺治疗结节性痒疹有效[32-33]。最近发表的一篇综述中,报告沙利度胺治疗 280 例瘙痒症患者的数据,大多数患者是结节性痒疹患者。大部分的结节性痒疹患者报告症状得到改善,瘙痒强度下降。除致畸性外,沙利度胺还存在多种副作用,包括倦怠、精神错乱和感觉神经病变。在治疗的第一年,周围神经病变的发生率约为 20%[34]。

另外的一个案例报告沙利度胺的另一种治疗方法可以强烈地改善结节性痒疹的症状[35]。但是,由于药物引起神经病变的进一步发展,因此只能用第二代沙利度胺类似物来那度胺(5 毫克/天)替换沙利度胺,效果不错。在另一个病例报告中,患者服用来那度胺 10 毫克/天[33],1 个月后,其瘙痒程度减轻,结节性痒疹的皮损减少。尽管如此,由于怀疑药物可能会引起肌病和神经病变,患者在 3 个月后不得不停止治疗。虽然在神经系统检查中并未发现任何异常,但患者的神经系统状况在终止来那度胺治疗后有所改善[36]。患者在停药后,结节性痒疹的症状还是得到了改善。

在另一病例报告中,静脉注射免疫球蛋白对特应性皮炎引起的结节性痒疹患者也具有治疗效果[37]。这名 58 岁的患者,先前使用了紫外线光疗法、局部皮质类固醇和环孢霉素等疗法,症状仍未改善,随后每月 3 天静脉注射免疫球蛋白与皮下给药甲氨蝶呤联合进行治疗。经过 3 个周期后,他的结节性痒疹症状明显改善。研究认为甲氨蝶呤可以作为单独治疗药物对结节性痒疹进行治疗。

## 4　未来的治疗方法

目前神经激肽-1 受体拮抗剂(如阿瑞匹坦和司洛匹坦 VPD-737)治疗结节性痒疹疗效的研究已经开始进入临床随机对照试验,正在 RCT 中分析。过去,系列病例研究已经证实神经激肽-1 受体拮抗剂对结节性痒疹具有良好的止痒作用:13 名不同病因的结节性痒疹患者接受阿瑞匹坦治疗,每天 1 次,每次 80 毫克,治疗 3～13 天(平均 6.6 天)。平均 VAS 值降低 48.5%($P=0.001$),抓挠损伤得到明显改善[38]。一项关于阿瑞匹坦治疗结节性痒疹的随机双盲安慰剂对照研究已完成,但结果尚未公布(DRKS00005594)。而关于司洛匹坦治疗结节性痒疹的试验仍在进行当中(NCT02196324)。

目前在美国和欧洲还在进行另一项研究,主要是针对阿片双重 $\kappa$ 受体激动剂/$\mu$ 受体拮抗剂纳布啡治疗结节性痒疹的功效开展的研究(NCT02174419)。目前,还没有结节性痒疹患者接受治疗的数据,但已证实纳布啡可减轻与尿毒症相关的瘙痒,14 例患者中有 12 例有效[39]。

## 5　结论

结节性痒疹仍然是一种面临治疗挑战的疾病。尽管如此,目前针对新靶点的临床随机对照试验,包括神经激肽-1抑制剂和阿片受体,为这种强烈瘙痒疾病的靶向治疗带来了希望。

致谢

我们感谢 Emily Burnett 帮助我们修改手稿。本章由德国联邦教育和研究部资助(BMBF;编号 01KG1305)。

（朱婵 译，陈曦 校）

## 参考文献

[1] Iking A, Grundmann S, Chatzigeorgakidis E, et al: Prurigo as a symptom of atopic and non-atopic diseases: aetiological survey in a consec utive cohort of 108 patients. J Eur Acad Dermatol Venereol 2013;27:550 - 557.

[2] Amer A, Fischer H: Prurigo nodularis in a 9 - year-old girl. Clin Pediatr 2009;48:93 - 95.

[3] Tanaka M, Aiba S, Matsumura N, et al: Prurigo nodularis consists of two distinct forms: early-onset atopic and lateonset non-atopic. Dermatology 1995; 190:269 - 276.

[4] Weisshaar E, Szepietowski J C, Darsow U, et al: European guideline on chronic pruritus. Acta Derm Venereol 2012;92:563 - 581.

[5] Ko M, Chiu H, Jee S, et al: Postprandial blood glucos e is associated with generalized pruritus in patients with type 2 diabetes. Eur J Dermatol 2013;23:688 - 693.

[6] Saraceno R, Chiricozzi A, Nisticò S P, et al: An occlusive dressin g containing betamethasone valerate 0.1% for the treatment of prurigo nodularis. J Dermatolog Treat 2010;21:363 - 366.

[7] Richards R N: Update on intralesional steroid: focus on dermatoses. J Cutan Med Surg 2010;14:19 - 23.

[8] Siepmann D, Lotts T, Blome C, et al: Evaluation of the antipruritic effects of topical pimecrolimus in non-atopic prurigo nodularis: results of a randomized, hydrocortisone-controlled, double-blind phase II trial. Dermatology 2013;227:353 - 360.

[9] Wong S S, Goh C L: Double-blind, right/left comparison of calcipotriol ointment and betamethasone ointment in the treatment of prurigo nodularis. Arch Dermatol 2000;136:807 - 808.

[10] Ständer S, Luger T, Metze D: Treatment of prurigo nodularis with topical capsaicin. J Am Acad Dermatol 2001;44:471 - 478.

[11] Ständer S, Moormann C, Schumacher M, et al: Expression of vanilloid receptor subtype 1 in cutan eous sensory nerve fibers, mast cells, and epithelial cells of appendage structures. Exp Dermatol 2004;13:129 - 139.

[12] Griffin J R, Davis, Mark D P: Amitriptyline/ketamine as therapy for neuropathic pruritus and pain sec ondary to herpes zoster. J Drugs Dermatol 2015;14:115 - 118.

[13] Schulz S, Metz M, Siepmann D, et al: Antipruritische Wirksamkeit einer hoch dosierten Antihistaminikatherapie. Ergebnisse einer retrospektiv analysierten Fallserie. Hautarzt 2009;60:564 - 568.

[14] Shintani T, Ohata C, Koga H, et al: Combination therapy of fexofenadine and montelukast is effective in prurigo nodularis and pemphigoid nodularis. Dermatol Ther 2014;27:135 - 139.

[15] Hammes S, Hermann J, Roos S, et al: UVB 308 - nm excimer light and bath PUVA: combination therapy is very effective in the treatment of prurigo nodularis. J Eur Acad Dermatol Venereol 2011; 25:799 - 803.

[16] Tamagawa-Mineoka R, Katoh N, Ueda E, et al: Narrow-band ultraviolet B phototherapy in patients

with recalcitrant nodular prurigo. J Dermatol 2007;34:691 - 695.

[17] Bruni E, Caccialanza M, Piccinno R:Phototherapy of generalized prurigo nodularis. Clin Exp Dermatol 2010;35:549 - 550.

[18] Sorenson E, Levin E, Koo J, et al:Successful use of a modified Goeckerman regimen in the treatment of generalized prurigo nodularis. J Am Acad Dermatol 2015;72:e40 - e42.

[19] Paghdal K V, Schwartz R A:Topical tar:back to the future. J Am Acad Dermatol 2009;61:294 - 302.

[20] Gunal A I, Ozalp G, Yoldas T K, et al:Gabapentin therapy for pruritus in haemodialysis patients: a randomized, placebocontrolled, double-blind trial. Nephrol Dial Transplant 2004;19:3137 - 3139.

[21] Gencoglan G, Inanir I, Gunduz K: Therapeutic hotline: treatment of prurigo nodularis and lichen simplex chronicus with gabapentin. Dermatol Ther 2010; 23:194 - 198.

[22] Mazza M, Guerriero G, Marano G, et al:Treatment of prurigo nodularis with pregabalin. J Clin Pharm Ther 2013;38:16 - 18.

[23] Scheinfeld N:The role of gabapentin in treating diseases with cutan eous manifestations and pain. Int J Dermatol 2003; 42:491 - 495.

[24] Phan N Q, Lotts T, Antal A, et al:Systemic kappa opioid receptor agonists in the treatment of chronic pruritus:a literature review. Acta Derm Venereol 2012;92:555 - 560.

[25] Bergasa N V:The pruritus of cholestasis:facts. Hepatology 2015;61:2114.

[26] Brune A, Metze D, Luger T A, et al:Antipruritische Therapie mit dem oralen Opiatrezeptorantagonisten Naltrexon. Offene, nicht placebokontrollierte Anwendung bei 133 Patienten. Hautarzt 2004;55:1130 - 1136.

[27] Dawn A G, Yosipovitch G:Butorphanol for treatment of intractable pruritus. J Am Acad Dermatol 2006;54:527 - 531.

[28] Hawi A, Alcorn H, Berg J, et al:Pharmacokinetics of nalbuphine hydrochloride extended release tablets in hemodialysis patients with exploratory effect on pruritus. BMC Nephrol 2015;16:47.

[29] Ständer S, Böckenholt B, SchürmeyerHorst F, et al:Treatment of chronic pruritus with the selective serotonin re-uptake inhibitors paroxetine and fluvoxamine:results of an open-labelled, two-arm proof-of-concept study. Acta Derm Venereol 2009;89:45 - 51.

[30] Siepmann D, Luger T A, Ständer S:Antipruritic effect of cyclosporine microemulsion in prurigo nodularis:results of a case series. J Dtsch Dermatol Ges 2008;6:941 - 946.

[31] Spring P, Gschwind I, Gilliet M:Prurigo nodularis:retrospective study of 113 cases managed with methotrexate. Clin Exp Dermatol 2014;39:468 - 473.

[32] Andersen T P, Fogh K:Thalidomide in 42 patients with prurigo nodularis Hyde. Dermatology 2011; 223:107 - 112.

[33] Taefehnorooz H, Truchetet F, Barbaud A, et al:Efficacy of thalidomide in the treatment of prurigo nodularis. Acta Derm Venereol 2011;91:344 - 345.

[34] Sharma D, Kwatra S G:Thalidomide for the treatment of chronic refractory pruritus. J Am Acad Dermatol 2016;74:363 - 369.

[35] Kanavy H, Bahner J, Korman N J:Treatment of refractory prurigo nodularis with lenalidomide. Arch Dermatol 2012; 148:794 - 796.

[36] Liu H, Gaspari A, Schleichert R:Use of lenalidomide in treating refractory prurigo nodularis. J Drugs Dermatol 2013; 12:360 - 361.

[37] Feldmeyer L, Werner S, Kamarashev J, et al:Atopic prurigo nodularis responds to intravenous i mmunoglobulins. Br J Dermatol 2012;166:461 - 462.

[38] Ständer S, Siepmann D, Herrgott I, et al:Targeting the neurokinin receptor 1 with aprepitan t:a novel

antipruritic strategy. PloS One 2010;5:e10968.

[39] Hawi A, Alcorn H Jr, Berg J, Hines C, Hait H, Sciascia T: Pharmacokinetics of nalbuphine hydrochloride extended release tablets in hemodialysis patients with exploratory effect on pruritus. BMC Nephrol 2015;16:47.

[40] Sharma A D:Oral ketotifen and topical antibiotic therapy in the management of pruritus in prurigo nodularis: a randomized, controlled, sin gle-blind, parallel study. Indian J Dermatol 2013;58:355 - 359.

[41] Väätäinen N, Hannuksela M, Karvonen J:Local photochemotherapy in nodular prurigo. Acta Derm Venereol 1979;59:436 - 437.

[42] Nakashima C, Tanizaki H, Otsuka A, Miyachi Y, Kabashima K: Intractable prurigo nodularis successfully treated with combination therapy with a newly developed excimer laser and topical steroids. Dermatol Online J 2014;20:pii:13030/qt9xp4640d.

[43] Metze D, Reimann S, Beissert S, Luger T:Efficacy and safety of naltrexone, an oral opiate receptor antagonist, in the treatment of pruritus in internal and dermatological diseases. J Am Acad Dermatol 1999;41:533 - 539.

[44] Metze D, Reimann S, Luger T A:Effective treatment of pruritus with naltrexone, an orally active opiate antagonist. Ann NY Acad Sci 1999;885:430 - 432.

[45] Brune A, Metze D, Luger T A, Ständer S:Antipruritic therapy with the oral opiod receptor antagonist naltrexone. Open, non-placebo controlled administration in 133 patients(in German). Hautarzt 2004; 55:1130 - 1136.

[46] Halvorsen J A, Aasebø W: Oral tacrolimus treatment of pruritus in prurigo nodularis. Acta Derm Venereol 2015;95:866 - 867.

[47] Hann S K, Cho M Y, Park Y K:UV treatment of generalized prurigo nodularis. Int J Dermatol 1990; 29:436 - 437.

# 第 16 章　银屑病瘙痒的治疗与管理

Jacek C. Szepietowski　Adam Reich

Department of Dermatology, Venereology and Allergology,

Wrocław Medical University, Wrocław, Poland

**摘要**　银屑病是一种常见的慢性炎症性皮肤病,人群中 $1\%\sim3\%$ 的人会患此病。$60\%\sim90\%$ 的银屑病患者会有瘙痒的困扰。有趣的是,在过去,瘙痒不被认为是银屑病重要的临床症状。尽管瘙痒在银屑病中出现的频率很高,但这种症状的发病机制仍然不清楚。虽然有研究表明神经炎症以及神经肽参与了瘙痒的形成,但是其他的介质也可能在银屑病瘙痒中扮演重要角色。大多数银屑病患者认为瘙痒是该疾病最令人烦恼的症状,因为它严重影响了人们的日常生活和心理健康。与无瘙痒症状的银屑病患者相比,银屑病瘙痒患者与健康相关的生活质量会更差,并且瘙痒的强度与生活质量降低成正相关。然而,治疗银屑病瘙痒的方法是有限的。银屑病瘙痒的治疗应针对患者皮肤损伤病变的恢复进行,因为银屑病的缓解通常与瘙痒缓解有关。最近的研究清楚地指出了阿普斯特以及其他生物药品在减轻银屑病患者瘙痒中扮演重要的角色。其他治疗方式包括有镇静作用的抗组胺药,窄频紫外线 B 和抗抑郁药(多虑平、米氮平、帕罗西汀)。另外,家庭成员和/或健康专业人员的支持对于帮助银屑病患者应对瘙痒也很重要。

## 1　定义和临床特征

银屑病瘙痒被定义为银屑病患者在发病的过程中引起的瘙痒感。根据国际瘙痒研究论坛(IFSI)的分类,在瘙痒的类别中它属于皮肤病瘙痒的一种[1]。

### 1.1　流行病学

多年来人们一直认为瘙痒并不是银屑病的常见症状,许多较旧的教科书甚至认为瘙痒不是区分银屑病与其他慢性炎症性皮肤病的一个良好参数。但是,最近的研究已经清楚地表明,瘙痒实际上是银屑病中常见的临床症状,而且瘙痒影响了绝大多数银屑病患者,并且影响程度通常非常严重[2-3]。

1977 年,Newbold[4]报告了 200 例连续住院的银屑病患者中 $92\%$ 患者有瘙痒症状。随后,其他研究者也证实,银屑病瘙痒的发生率非常高,从 $64\%$ 到 $96\%$ 不等,具体取决于分析的人群[2-3,5-14](图 16.1)。但是,上述的许多研究并非真正的流行病学研究,因为研究的人群不尽相同,并且瘙痒在其他研究给出的报告中也常常会出现。此外,他们大多数的研究没有考虑 IFSI 分类中关于慢性瘙痒的定义,并且可能还记录了急性瘙痒。但是不管怎么样,瘙痒是银屑病最常见的主观感觉[7],银屑病患者认为瘙痒是最令人烦恼的疾病症状[15]。现在银屑病瘙痒患病率高的原因可能与生活方式的改变、日常压力增加和暴露在污染物面前的程度增加有关[16]。

有不少原因导致过去的人们认为瘙痒并不是银屑病的重要症状。首先,医生似乎没有

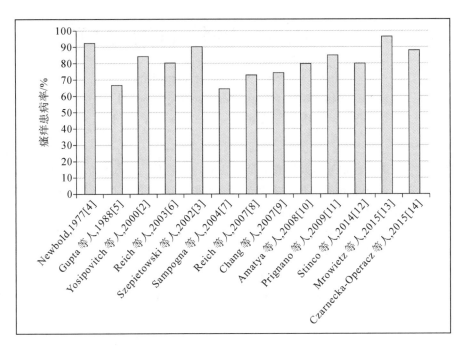

**图 16.1　瘙痒在银屑病患者中的患病率**

询问过这种症状,因为(根据以前普遍公认的科学知识)它不被视为疾病的一部分。其次,银屑病瘙痒患者比较少言寡语且犹豫不决(例如与患有特应性皮炎的患者相反),如果没有直接询问他们,他们常常不会主动报告症状。最后,与其他症状相比,瘙痒的程度主要是中低程度,其他症状(如结痂)占有更加主导的地位。

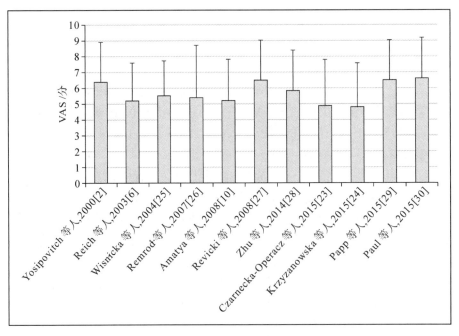

**图 16.2　在不同临床研究中,银屑病瘙痒的评价 VAS 评分**

## 1.2　临床表现

银屑病瘙痒的发病部位可能在身体的任何部位(不过面部和颈部比较少见)[2-3,17]。通常,瘙痒仅限于银屑病病变皮肤,但在很大比例的患者中它也可能影响未发病的皮肤,并且在一些患者中观察到银屑病可能会导致涉及整个身体表面的全身性瘙痒[6-7,10,18]。有时瘙痒会伴有灼热感出现于生殖器区域,尤其是女性患者[19-20]。值得注意的是,外阴瘙痒并不总是伴随着外阴的银屑病变,外阴可能不存在银屑病斑块[19]。银屑病瘙痒常常出现的另一个部位是头皮[21]。出现在头皮的瘙痒,往往治疗效果不佳,主要因为产生了严重的抓挠损伤和随后的同形反应[22](指抓挠正常的皮肤也会出现银屑病症状)。

根据视觉模拟评分量表(VAS),银屑病瘙痒的强度一般是中等强度(图 16.2)[2,6,10,23-30];但是,有时它也可能非常严重,会导致严重广泛的抓挠以及因抓挠而引起的二次损伤(图 16.3)。不过,应该强调的是,这些研究并没有将急性瘙痒与慢性瘙痒区分开来。正如前面所述,抓挠会导致健康皮肤的同形反应,形成新的皮肤损伤。因此,在银屑病病变的发展过程中,瘙痒感觉以及随后的抓挠可能导致恶性循环,由于同形反应,就会在皮肤银屑脱落中出现新的斑块,这会再次引起严重痒觉。在许多(尽管不是所有)关于银屑病瘙痒的研究中已经观察到,银屑病的严重程度和瘙痒强度之间存在显著关系[2-3,7,9,18,31]。此外,通常可在新的皮肤病变出现或银屑病斑块进一步扩展时观察到最强烈的瘙痒[3]。通常只有在银屑病病变完全治愈后瘙痒才会缓解[3]。

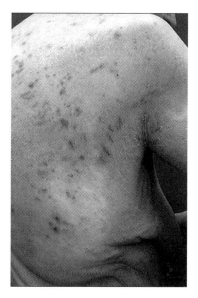

**图 16.3　银屑病患者严重瘙痒引起的大面积抓挠损伤**

在银屑病患者中有大约 3/4 的人每天都会出现瘙痒,瘙痒发作通常持续时间超过 10 分钟[2,10]。在夜间和冬季,瘙痒的严重程度通常相对比较重[7,10]。加剧瘙痒的最重要因素是热、皮肤干燥、热水、出汗和情绪压力。相反,通常可以通过睡眠和冷水淋浴减轻或缓解瘙痒[2]。

## 1.3　对患者幸福感的影响

通常银屑病患者的生活质量都会显著降低[32]。对于许多银屑病患者而言,瘙痒是该疾病让人觉得最麻烦的症状[15,33]。更重要的是,与无瘙痒症状的患者相比,患有瘙痒的银屑病患者的生活质量受到了更大的损害,并且瘙痒的强度与生活质量的降低程度呈正相关[34]。许多银屑病患者认为瘙痒是令人讨厌或难以忍受的感觉[10],对于其中许多人而言,这种感觉是导致疾病加重的重要相关因素之一[33]。Amatya 等人[10]报道,大多数银屑病患者认为瘙痒这种不良症状,对他们生活质量的各个方面都产生负面影响,如情绪、注意力、睡眠、性欲和食欲。另一项研究表明,由于瘙痒,35%的银屑病患者变得更加焦虑,24%的患者抑郁,30%的患者表现出注意力不集中,23%的患者改变了他们的饮食习惯,35%的患者报告他们的性功能减少或丧失[2]。伴有瘙痒的银屑病患者比无瘙痒症状的银屑病患者表现出更多的抑郁症状,瘙痒强度显著影响患者的抑郁程度和羞耻感程度[34]。有趣的是,银屑病患者由于瘙痒,比特应性皮炎患者更加感觉窘迫不安,但是,特应性皮炎是一种非常痒的皮肤病,通常被认为伴有最强烈的瘙痒[35]。伴有瘙痒症状的银屑病患者也表现出明显的睡眠障碍[2,36],并且瘙痒强度越强则身体状况越差[36]。

瘙痒还常常会影响银屑病瘙痒患者的工作效率。几乎一半的银屑病患者认为瘙痒是干扰他们工作最负面的疾病症状,瘙痒强度与工作能力的降低存在显著相关性[37]。银屑病瘙痒患者的工作效率下降可能或至少部分是由于睡眠问题引起的。但是不管如何,瘙痒与睡眠这两个因素都会对工作产生负面影响[38]。

瘙痒还会影响到银屑病患者应对疾病所采取的策略或者选择。严重瘙痒与四种人格特征显著相关:躯体型焦虑(Somatictrait anxiety),畏缩(Embitterment),不信任和攻击性身体特质(Physical trait aggression)[39]。研究发现好斗型性格的银屑病患者的瘙痒感往往表现不太强烈或很少发作[36]。另一项研究表明,与瘙痒频率较低的患者相比,伴有经常性瘙痒的银屑病患者认为疾病对他们而言更具有威胁性,更容易引起障碍/损失和伤害,那些长期遭受瘙痒困扰的银屑病患者在面对疾病的时候,会常常做出"辞职"或"自责"等应对[40]。所以,患有瘙痒的银屑病患者会经常退出各种日常活动[41]。似乎严重的银屑病瘙痒患者可能心理素质更脆弱,因此,与其他患者相比,心理干预可能会更有助于他们的疾病治疗[16]。

## 2　发病机制

银屑病瘙痒的确切发病机制尚未完全阐明,但大多数研究人员支持这样的观点——瘙痒主要是由神经源性炎症引起[22]。人们普遍认为,银屑病瘙痒受到情绪压力的影响[6,23]。我们对情绪如何影响瘙痒的确切机制仍然知之甚少,但不能排除痒觉神经纤维的逆行激活,皮肤神经末梢释放的促炎性和瘙痒性介质在瘙痒形成中有重要作用。

皮肤神经末梢、角化细胞和真皮细胞释放的多种神经肽可能是介导银屑病瘙痒的潜在介质[42]。研究已经证明多种神经肽在银屑病瘙痒患者的病灶部位皮肤、非病灶皮肤及血浆中异常表达,这些神经肽包括 P 物质(SP)、降钙素基因相关肽、生长抑素、β-内啡肽、神经肽Y、血管活性肠肽和垂体腺苷酸环化酶激活多肽[43-45]。这些神经肽显示出了许多免疫调节特性,如激活树突细胞、淋巴细胞、巨噬细胞和中性粒细胞,刺激角化细胞过度增殖,刺激皮肤肥大细胞脱颗粒,刺激血管再生,调节黏附分子在内皮细胞上的表达[44]。研究发现,瘙痒强度与银屑病病灶部位皮肤中的 SP 阳性神经纤维数量和神经激肽-2 受体(SP 受体之一)阳性免疫反应细胞数量之间存在显著相关性[45]。银屑病瘙痒患者的 SP 和降钙素基因相关肽受体比正常的表达更高[9]。因此,未来应该针对上述问题进行相关的研究,去证实可否通过已有的神经激肽抑制剂（例如阿瑞匹坦）阻断 SP 传导通路，达到降低银屑病瘙痒的目的。实际上，上述研究还将帮助我们阐明 SP 是否是银屑病瘙痒的关键介质。

另一假设认为银屑病瘙痒的发病机制与皮肤神经支配的异常有关。许多研究表明，神经生长因子（NGF）及其受体在银屑病瘙痒患者的病灶皮肤中的表达增加，这与瘙痒强度相关[9,43]。相反，一种抑制感觉 C 神经纤维向外生长的轴突导向分子——Sema3A，在银屑病瘙痒患者的皮肤表达量降低，而且 Sema3A 表达水平与 VAS 评估的瘙痒强度呈负相关[31,46]。研究者认为，银屑病皮肤中 Sema3A 的下调与 NGF 的上调相结合可能触发表皮中 C 神经纤维过度支配，这种现象可能参与了瘙痒的形成[46]。最近发表的ⅡB 期临床研究的结果也证实神经纤维密度和神经生长因子在银屑病瘙痒中扮演重要的角色，研究发现局部给予 140kDa 高亲和力 NGF 受体抑制剂 CT327，可以有效地减轻银屑病瘙痒症状[18]。研究还发现表皮神经纤维密度的增加也与头皮银屑病瘙痒的发展有关[21]。但是，目前尚不清楚银屑病瘙痒是否是通过直接激活真皮神经末梢的 NGF 受体引起，或者是 NGF 过度表达导致皮肤神经纤维过度支配后引起瘙痒刺激的感觉阈值降低所导致[24]。因此，仍需要进一步的研究来验证上述假说。

神经源性的炎症和皮肤神经纤维密度增加可能不是银屑病瘙痒的唯一原因。最近一些研究表明，瘙痒感觉可能是由内源性阿片类物质系统引起的或至少由它们调节的。据研究者推测，瘙痒的发生可能与阿片 μ 和 κ 受体的失衡有关：阿片 μ 受体通路被认为是促进瘙痒，而阿片 κ 受体通路途径则是抑制瘙痒。Taneda 等人研究结果证实内源性阿片类药物系统参与瘙痒感觉的形成[31]，他们发现银屑病瘙痒患者病灶皮肤中阿片 κ 受体的表达明显低于无瘙痒患者。另外，无瘙痒症状患者的阿片 μ 受体激动剂强啡肽 A 的表达降低，而阿片 μ 受体的表达保持不变，这提示银屑病瘙痒强度可能与阿片 μ 受体激动剂样物质的增加有关。我们的研究小组也观察到类似的结果，患有瘙痒的银屑病患者的阿片 κ 受体的表达减少，阿片 κ 受体与瘙痒强度是呈负相关的[47]。

除此之外，一些研究也推测其他瘙痒介质也可能参与银屑病瘙痒，包括 γ -氨基丁酸（GABA）、白细胞介素（IL）- 2、IL - 31、E -选择素和血管粘连蛋白质 1，但也不仅仅局限于此。但是，这些研究结果通常是在单一研究中进行的，因此，需要其他研究者在更多的患病群体中进行验证[42-43,48-50]。

# 3　治疗

银屑病瘙痒的治疗仍然充满了挑战性，因为目前很少有研究评估通过现行的止痒治疗方案，迄今为止还没有专门用于针对银屑病瘙痒治疗的止痒药物和方法。与其他瘙痒疾病一样，一般止痒措施也对银屑病瘙痒患者有效，如使用润肤剂进行适当的皮肤保湿，穿着轻便透气的衣服，避免干热空气，以及使用炉甘石洗剂或薄荷醇制剂等。但是，持续改善或缓解瘙痒通常与皮肤病变的改善与治愈有关[3]。因此，银屑病瘙痒的止痒治疗策略应针对皮肤病变的改善与治愈。一项研究表明窄频紫外线 B（UVB）疗法治疗银屑病瘙痒的疗效不错[50]。但是，必须指出的是，在一些患者中，窄频 UVB 可能会通过增加皮肤干燥来加重瘙痒，造成相反的结果。因此，接受 UVB 治疗的患者应当根据医生指导适当的滋润皮肤，预防皮肤干燥[51]。

此外，最近发表的一些研究证明，用 Etanercept、Secukinumab、Adalimumab、Ixekizumab 和

Brodalumab 等抗体或生物制剂也能有效治疗银屑病瘙痒，这些药物能有助于降低瘙痒强度[13,27-30,52]。

其他的治疗方法也能缓解银屑病瘙痒，据观察抗组胺药物也能中等程度缓解瘙痒，尤其是能够引起镇静作用的抗组胺药[53]。在更严重的情况下，例如对抗组胺药没有反应，可以尝试口服抗抑郁药如米氮平（晚上 15 毫克），多虑平（10～20 毫克，每日 3 次）或帕罗西汀（20～30 毫克/天）。米氮平对严重的瘙痒，例如红皮病型银屑病瘙痒也有很好的止痒作用[51]。米氮平具有镇静作用是由于它有抗 $H_1$ 组胺受体的特性，但它也是去甲肾上腺素能 $\alpha_2$ 受体和 $5HT_2$、$5HT_3$ 血清素受体的拮抗剂[51]。家庭成员和/或健康专业人员提供的支持也非常重要，它可能会有助于提高银屑病患者应对瘙痒的能力[16]。

正如前文提到的 Roblin 等人[18]最近进行了一项随机双盲对照 Ⅱb 期临床试验，发现给予 160 名受试者 CT327（一种 140kDa 的高亲和力 NGF 受体抑制剂）可以在一定程度上缓解银屑病瘙痒。期望这项结果在随后的研究中能够得到证实，并且期待这个药物在不久的将来可以允许用于瘙痒性银屑病的治疗。

总而言之，瘙痒是银屑病非常普遍和重要的一种临床症状。尽管银屑病瘙痒的发生概率很高，但其发病机制尚未完全阐明，因此可用的治疗方案非常有限。大多数银屑病患者都认为瘙痒是该疾病最令人烦恼的症状，并且它显著降低了患者的生活质量。银屑病瘙痒的治疗策略应该针对皮肤病变的改善和治愈，因为疾病治愈通常与瘙痒缓解具有显著的关联性。

（杨雁　译，伍冠一　校）

**参考文献**

[1] Ständer S, Weisshaar E, Mettang T, Szepietowski J C, Carstens E, Ikoma A, Bergasa N V, Gieler U, Misery L, Wallengren J, Darsow U, Streit M, Metze D, Luger T A, Greaves M W, Schmelz M, Yosipovitch G, Bernhard J D: Clinical classification of itch: a position paper of the International Forum for the Study of Itch Acta Derm Venereol 2007;87:291 - 294.

[2] Yosipovitch G, Goon A, Wee J, Chan Y H, Goh C L: The prevalence and clinical characteristics of itch among patients with extensive psoriasis. Br J Dermatol 2000;143:969 - 973.

[3] Szepietowski JC, Reich A, Wiśnicka B: Itching in patients suffering from psoriasis. Acta Dermatovenereol Croat 2002;10:221 - 226.

[4] Newbold P C H: Itch in psoriasis; in Farber EM, Cox AJ(eds): Psoriasis. Proceedings of the Second International Symposium. New York, Yorke Medical Books, 1977, pp 334 - 336.

[5] Gupta M A, Gupta A K, Kirkby S, Weiner H K, Mace T M, Schork N J, Johnson E H, Ellis C N, Voorhees J J: Pruritus in psoriasis. A prospective study of some psychiatric and dermatologic correlates. Arch Dermatol 1988;124:1052 - 1057.

[6] Reich A, Szepietowski J C, Wiśnicka B, Pacan P: Does stress influence itching in psoriatic patients? Dermatol Psychosom 2003;4:151 - 155.

[7] Sampogna F, Gisondi P, Melchi C F, Amerio P, Girolomoni G, Abeni D; IDI Multipurpose Psoriasis Research on Vital Experiences Investigators: Prevalence of symptoms by patients with different clinical types of psoriasis. Br J Dermatol 2004;151:594 - 599.

[8] Reich A, Orda A, Wiśnicka B, Szepietowski J C: Plasma neuropeptides and perception of itch in psoriasis. Acta Derm Venereol 2007;87:299 - 304.

[9] Chang S E, Han S S, Jung H J, Choi J H: Neuropeptides and their receptors in psoriatic skin in relation to itch. Br J Dermatol 2007;156:1272 - 1277.

[10] Amatya B, Wennersten G, Nordlind K: Patients' perspective of itch in chronic plaque psoriasis: a questionnaire-based study. J Eur Acad Dermatol Venereol 2008;22:822 - 826.

[11] Prignano F, Ricceri F, Pescitelli L, Lotti T: Itch in psoriasis: epidemiology, clinical aspects and treatment options. Clin Cosmet Investig Dermatol 2009;2:9 - 13.

[12] Stinco G, Trevisan G, Piccirillo F, Pezzetta S, Errichetti E, di Meo N, Valent F, Patrone P: Pruritus in chronic plaque psoriasis: a questionnaire-based study of 230 Italian patients. Acta Dermatovenerol Croat 2014;22:122 - 128.

[13] Mrowietz U, Chouela E N, Mallbris L, Stefanidis D, Marino V, Pedersen R, Boggs R L: Itch and quality of life in moderate-to-severe plaque psoriasis: post hoc explorative analysis from the PRISTINE study. J Eur Acad Dermatol Venereol 2015;29:1114 - 1120.

[14] Czarnecka-Operacz M, Polańska A, Klimańska M, Teresiak-Mikołajczak E, Molińska-Glura M, Adamski Z, Jenerowicz D: Itching sensation in psoriatic patients and its relation to body mass index and IL -17 and IL - 31 concentrations. Postepy Dermatol Alergol 2015;32:426 - 430.

[15] Reich A, Welz-Kubiak K, Rams L: Apprehension of the disease by patients suffering from psoriasis. Postepy Dermatol Alergol 2014;31:289 - 293.

[16] Reich A, Mędrek K, Szepietowski J C: Interplay of itch and psyche in psoriasis: an update. Acta Derm Venereol 2016, DOI 10.2340/00015555 - 2374.

[17] Reich A, Welz-Kubiak K, Szepietowski J C: Pruritus differences between psoriasis and lichen planus. Acta Derm Venereol 2011;91:605 - 606.

[18] Roblin D, Yosipovitch G, Boyce B, Robinson J, Sandy J, Mainero V, Wickramasinghe R, Anand U, Anand P: Topical TrkA kinase inhibitor CT327 is an effective, novel therapy for the treatment of itch due to psoriasis: results from experimental studies, and efficacy and safety of CT327 in a phase 2b clinical trial in patients with psoriasis. Acta Derm Venereol 2015;95:542 - 548.

[19] Zamirska A, Reich A, Berny-Moreno J, Salomon J, Szepietowski JC: Vulvar itch and burning sensation in women with psoriasis. Acta Derm Venereol 2008;88:132 - 135.

[20] Meeuwis K A, de Hullu J A, Massuger L F, van de Kerkhof P C, van Rossum M M: Genital psoriasis: a systematic literature review on this hidden skin disease. Acta Derm Venereol 2011;91:5 - 11.

[21] Kim T W, Shim W H, Kim J M, Mun J H, Song M, Kim H S, Ko H C, Kim M B, Kim B S: Clinical characteristics of itch in patients with scalp psoriasis and their relation with intraepidermal nerve fiber density. Ann Dermatol 2014;26:727 - 732.

[22] Szepietowski J C, Reich A: Pruritus in psoriasis: an update. Eur J Pain 2016;20:41 - 46.

[23] Czarnecka-Operacz M, Polańska A, Klimańska M, Teresiak-Mikołajczak E, Molińska-Glura M, Adamski Z, Jenerowicz D: Itching sensation in psoriatic patients and its relation to body mass index and IL -17 and IL - 31 concentrations. Postepy Dermatol Alergol 2015;32:426 - 430.

[24] Krzyżanowska M, Muszer K, Chabowski K, Reich A: Assessment of the sensory threshold in patients with atopic dermatitis and psoriasis. Postepy Dermatol Alergol 2015;32:94 - 100.

[25] Wiśnicka B, Szepietowski J C, Reich A, Orda A: Histamine, substance P and calcitonin gene-related peptide plasma concentration and pruritus in patients suffering from psoriasis. Dermatol Psychosom 2004;5:73 - 78.

[26] Remröd C, Lonne-Rahm S, Nordlind K: Study of substance P and its receptor neurokinin - 1 in psoriasis and their relation to chronic stress and itch. Arch Dermatol Res 2007;299:85 - 91.

[27] Revicki D, Willian M K, Saurat J H, Papp K A, Ortonne JP, Sexton C, Camez A: Impact of adalimumab treatment on health-related quality of life and other patient-reported outcomes: results from a 16 - week randomized controlled trial in patients with moderate to severe plaque psoriasis. Br J Dermatol 2008;158:549 - 557.

[28] Zhu B, Edson-Heredia E, Guo J, MaedaChubachi T, Shen W, Kimball A B: Itching is a significant problem and a mediator between disease severity and quality of life for patients with psoriasis: results from a randomized controlled trial. Br J Dermatol 2014;171:1215 - 1219.

[29] Papp K, Reich K, Leonardi C L, Kircik L, Chimenti S, Langley R G, Hu C, Stevens R M, Day R M, Gordon K B, Korman N J, Griffiths C E: Apremilast, an oral phosphodiesterase 4 (PDE4) inhibitor, in patients with moderate to severe plaque psoriasis: results of a phase III, randomized, controlled trial(Efficacy and Safety Trial Evaluating the Effects of Apremilast in Psoriasis[ESTEEM] 1). J Am Acad Dermatol 2015;73:37 - 49.

[30] Paul C, Cather J, Gooderham M, Poulin Y, Mrowietz U, Ferrandiz C, Crowley J, Hu C, Stevens R M, Shah K, Day R M, Girolomoni G, Gottlieb A B: Efficacy and safety of apremilast, an oral phosphodiesterase 4 inhibitor, in patients with moderate-to-severe plaque psoriasis over 52 weeks: a phase III, randomized controlled trial(ESTEEM 2). Br J Dermatol 2015;173:1387 - 1399.

[31] Taneda K, Tominaga M, Negi O, Tengara S, Kamo A, Ogawa H, Takamori K: Evaluation of epidermal nerve density and opioid receptor levels in psoriatic itch. Br J Dermatol 2011;165:277 - 284.

[32] Krueger G, Koo J, Lebwohl M, Menter A, Stern R S, Rolstad T: The impact of psoriasis on quality of life: results of a 1998 National Psoriasis Foundation patientmembership survey. Arch Dermatol 2001; 137:280 - 284.

[33] Lebwohl M G, Bachelez H, Barker J, Girolomoni G, Kavanaugh A, Langley R G, Paul C F, Puig L, Reich K, van de Kerkhof P C: Patient perspectives in the management of psoriasis: results from the population-based Multinational Assessment of Psoriasis and Psoriatic Arthritis Survey. J Am Acad Dermatol 2014;70:871 - 881. e1 - e30.

[34] Reich A, Hrehorów E, Szepietowski J C: Itch is an importan t factor negatively influencing the well-being of psoriatic patients. Acta Derm Venereol 2010;90:257 - 263.

[35] O'Neill J L, Chan Y H, Rapp S R, Yosipovitch G: Differences in itch characteristics between psoriasis and atopic dermatitis patients: results of a web-based questionnaire. Acta Derm Venereol 2011; 91: 537 - 540.

[36] Ograczyk A, Miniszewska J, Kępska A, Zalewska-Janowska A: Itch, disease coping strategies and quality of life in psoriasis patients. Postepy Dermatol Alergol 2014;31:299 - 304.

[37] Zimolag I, Reich A, Szepietowski J C: Influence of psoriasis on the ability to work. Acta Derm Venereol 2009;89:575 - 576.

[38] Kimball A B, Edson-Heredia E, Zhu B, Guo J, Maeda-Chubachi T, Shen W, Bianchi M T: Understan ding the relationship between pruritus severity and work productivity in patients with moderateto-severe psoriasis: sleep problems are a mediating factor. J Drugs Dermatol 2016;15:183 - 188.

[39] Remröd C, Sjöström K, Svensson A: Pruritus in psoriasis: a study of personality traits, depression and anxiety. Acta Derm Venereol 2015;95:439 - 443.

[40] Janowski K, Steuden S, Bogaczewicz J: Clinical and psychological characteristics of patients with psoriasis reporting various frequencies of pruritus. Int J Dermatol 2014;53:820 - 829.

[41] Verhoeven L, Kraaimaat F, Duller P, van de Kerkhof P, Evers A: Cognitive, behavioral, and physiological reactivity to chronic itching: analogies to chronic pain. Int J Behav Med 2006; 13: 237

－243.

[42] Reich A, Szepietowski J C: Mediators of pruritus in psoriasis. Mediators Infla mm 2007;2007:64727.

[43] Nakamura M, Toyoda M, Morohashi M: Pruritogenic mediators in psoriasis vulg aris: comparative evaluation of itchassociated cutan eous factors. Br J Dermatol 2003;149:718－730.

[44] Saraceno R, Kleyn C E, Terenghi G, Griffiths C E: The role of neuropeptides in psoriasis. Br J Dermatol 2006;155:876－882.

[45] Amatya, B, El-Nour H, Holst M, Theodorsson E, Nordlind K: Expression of tachykinins and their receptors in plaque psoriasis with itch. Br J Dermatol 2011;164:1023－1029.

[46] Kou K, Nakamura F, Aihara M, Chen H, Seto K, Komori-Yamaguchi J, Kambara T, Nagashima Y, Goshima, Y, Ikezawa Z: Decreased expression of semaphorin－3A, a neurite-collapsin g factor, is associated with itch in psoriatic skin. Acta Derm Venereol 2012;92:521－528.

[47] Kupczyk P, Reich A, Wysokińska E, Gajda M, Hołysz M, Hwang T, Kobuszewska A, Nowakowska B, Drukała J, Szepietowski JC: Opioid receptors expression and PGP 9.5－positive epidermal nerve fiber density in psoriasis-relationship with itch. Folia Neuropathol 2014;52:340－341.

[48] Madej A, Reich A, Orda A, Szepietowski J C: Vascular adhesion protein－1(VAP－1) is overexpressed in psoriatic patients. J Eur Acad Dermatol Venereol 2007;21:72－78.

[49] Nigam R, El-Nour H, Amatya B, Nordlind K: GABA and GABA(A) receptor expression on i mmune cells in psoriasis: a pathophysiological role. Arch Dermatol Res 2010;302:507－515.

[50] Narbutt J, Olejniczak I, SobolewskaSztychny D, Sysa-Jedrzejowska A, Slowik-Kwiatkowska I, Hawro T, Lesiak A: Narrow band ultraviolet B irradiations cause alteration in interleukin－31 serum level in psoriatic patients. Arch Dermatol Res 2012;305:191－195.

[51] Dawn A, Yosipovitch G: Treating itch in psoriasis. Dermatol Nurs 2006;18:227－233.

[52] Sobell J M, Foley P, Toth D, Mrowietz U, Girolomoni G, Goncalves J, Day RM, Chen R, Yosipovitch G: Effects of apremilast on pruritus and skin discomfort/pain correlate with improvements in quality of life in patients with moderate to severe plaque psoriasis. Acta Derm Venereol 2016;96: 514－520.

[53] Domagała A, Reich A: Antihistamines in the treatment of psoriatic pruritus: a double-blind placebo-controlled pilot study. Acta Derm Venereol 2015;95:885.

# 第 17 章　特殊部位皮肤瘙痒的治疗与管理

Laurent Misery

Department of Dermatology, University Hospital of Brest,
and Laboratory of Neurosciences of Brest, University of
Western Brittany, Brest, France

**摘要**　在头皮、肛门、生殖器等一些特殊小区域,瘙痒的治疗可能会特别复杂,原因有很多,例如这些区域的病因诊断常常比较差,神经支配非常密集以及这些区域在人的心理往往具有特殊的意义。头皮瘙痒的诊断比肛门、生殖器瘙痒相对容易。必须对患者进行临床检查,仔细检查患者所患疾病以及当地的流行疾病。在头皮、肛门、生殖器部位会经常使用局部药物进行治疗,必要的时候对毛发或黏液环境使用特定的药物制剂。尽管如此,全身性药物治疗或心理干预可能对治疗这些区域瘙痒也非常有用。

## 引言

针对某些小区域,例如头皮、肛门、生殖器的瘙痒治疗可能会显得非常的复杂,原因可能有很多:例如这些区域的病因诊断常常比较差,神经支配非常密集以及这些区域在人的心理往往具有特殊的意义。

由于头皮、肛门、生殖器这些部位的区域很小,因此经常会使用局部药物,例如毛发或黏液环境就需要特定的药物制剂帮助治疗。尽管如此,全身性药物治疗或心理干预也可能对治疗有帮助。这些治疗药物的选择在 Misery,Metz 和 Staubach,Pongcharoen 和 Fleischer 的第 7、8、9 章节中有详述,这里将讨论比较具体的内容。

## 1　头皮瘙痒

### 1.1　头皮瘙痒的定义和临床表现

研究报告指出头皮瘙痒的患病率很高,超过 20% 的法国人报告患有头皮瘙痒[1]。头皮具有复杂的神经解剖学结构,在毛囊皮脂腺单位中具有丰富的感觉神经末梢[2]。但是与手臂相比,头皮的 C 神经纤维却对温暖、热痛、瘙痒(组胺诱导的或黑黎豆诱导的)和神经源性炎症等显著不敏感[3]。

脂溢性皮炎(头皮屑)以及敏感性的头皮(仅凭主观感受的症状,有时是红斑)是头皮瘙痒最常见的主要原因[1-2,4-5],但头皮瘙痒还有许多其他原因,如虱子、银屑病(红斑鳞状病变)、头癣(秃头症、痘痘、真菌)、瘢痕性秃头症、神经性瘙痒(特定神经支部区域的瘙痒)、心因性瘙痒(过度的压力或休息)等。由于临床特征明显,这些疾病的诊断通常很明确,因此所有这些疾病都有特定的治疗方法。

### 1.2　治疗

针对头皮上存在的慢性瘙痒症治疗,对症治疗可以采用聚多卡醇(一种蛋白酶激活 2 型受体拮抗剂),这个药通常是洗发剂或洗剂的成分。如果可能的话,就需要针对病因进行针对性的治疗,例如治疗脂溢性皮炎用含有抗真菌和抗脱皮成分的洗发水,治疗银屑病导致头皮瘙痒用含皮质类固醇和水杨酸的洗发水,治疗癣用含真菌抑制剂的洗发水,治疗瘢痕性秃头用含皮质类固醇的洗发水等。

头皮瘙痒的连续抓挠经常伴随着患者心理压力的增加,可能是因为头皮比较容易接近或这个区域靠近我们的大脑从而影响我们的思维与情绪。在很多病例中,头皮是抓挠损伤比较频繁的一个区域。心理干预有时可用于阻断皮肤状况的恶性循环。据报道选择性5-羟色胺再摄取抑制剂可以用来治疗头皮瘙痒。

## 2　生殖器区域瘙痒

### 2.1　生殖器区域瘙痒的定义和临床表现

瘙痒在男性和女性的外生殖器区域也很常见,由于这个区域的神经支配非常的密集和特殊的象征意义,这个区域的瘙痒感觉会特别的强烈。虽然不同瘙痒的原因和症状会有许多共同特征,但是生殖器区域瘙痒显然存在性别差异,这与生殖器官的解剖结构的不同有关,也与外周和中枢神经系统功能的差异[6-7]和心理差异性[8]有关。

引起生殖器区域瘙痒的原因有很多[9-10]。它们在各个年龄段的情况都有所不同[11],老年患者会经常发生生殖器苔藓状病变和上皮内瘤变,女性患有念珠菌病的频率也更高,这些疾病会导致生殖器瘙痒。通常通过临床检查可以帮助诊断疾病,但可能还需要进行实验室样本检验。临床特征的总结在表 17.1 中。

念珠菌感染是生殖器瘙痒最常见的致痒原因,但也有其他可能的病因,如皮肤癣菌病、阴虱病、疥疮、蛲虫感染、毛滴虫病、疱疹、红癣或罕见病因(传染性软疣、链球菌感染或肠道细菌感染、血吸虫病等)。炎症性皮肤病也常常在生殖器区域发病,尤其是银屑病。众所周知,单纯性苔藓、硬化萎缩性苔藓或扁平苔藓只发生在特定生殖器部位。生殖器瘙痒的其他炎症原因还可能是接触性皮炎或家族性良性天疱疮(Hailey-Hailey 病)。此外,像福克斯-福代病(Fox-Fordyce 病)或血管瘤这样的良性肿瘤也经常会引起瘙痒。还有,上皮内瘤变或佩吉特病也可能诱发瘙痒。

在一些生殖器瘙痒病例中,研究发现瘙痒与皮肤没有关系。这样的生殖器瘙痒症被称为特发性瘙痒症,但是人们往往认为瘙痒是因为生殖器的皮肤非常敏感所造成的。这种错误的观念必须消除才行。而且这种错误观念被严重低估,一项研究表明,57%的女性和37%的男性认为其生殖器皮肤敏感[12]。相反,心因性的生殖器瘙痒症的诊断太简单,诊断有时候也过于反反复复,因而有必要针对心因性的生殖器瘙痒制定限制性的标准[13]。在一些病例中神经性瘙痒[14]也可能发生在生殖器区域,主要原因可能是带状疱疹后遗神经痛、阴部神经痛或 Tarlov 囊肿(骶神经根囊肿)等引起。

### 2.2　治疗

所有这些生殖器区域瘙痒疾病都有特定的治疗方法(表 17.1)。化妆产品也可用于治疗相应的病症。治疗很重要的一点是要避免所有刺激性接触和紧身衣服,也避免使用合成洗涤剂或碱性皂。

虽然严重的心因性瘙痒很罕见,但压力会加重瘙痒,心理因素也会导致慢性生殖器瘙痒。因此,有时候心理支持、心理治疗或精神药物对患者非常有帮助。

# 3 肛门和肛周区域瘙痒

## 3.1 肛门和肛周区域瘙痒的定义和临床表现

肛门和肛周区域瘙痒影响了全世界 1‰～5‰ 的人口,女性发病人口大约是男性的 4 倍,并且在 40～50 岁和 60～70 岁两个年龄层最常见[15]。生殖器区域瘙痒的所有原因也都可能导致肛门和肛周区域瘙痒,尤其是接触性湿疹或银屑病,但也有许多特定的直肠病因也可能导致肛门和肛周区域瘙痒。

任何其他的肛门疾病也都可能导致瘙痒或加剧瘙痒,痔疮最常见[15],其他如肛门癌症或直肠癌,功能性肠道疾病和创伤后病变也可能引起肛门和肛周区域瘙痒。

粪便污染也可能会导致瘙痒症。粪便污染导致的瘙痒不仅仅是因为长期接触潮湿物质或卫生问题,还有其他因素,但是其实是可以避免的。粪便污染可能是很明显的或隐匿的。对于个体而言,隐匿性污染通常是不易察觉的,但可能足以引发瘙痒和抓挠[15]。

食物也与肛门和肛周区域瘙痒有关,如含咖啡因的饮料、酒精、牛奶、花生、香料、柑橘类水果、葡萄、西红柿(组胺)和巧克力。一些研究发现,如果 14 天内避免摄入上述食物则可以减轻瘙痒症状[15]。

表 17.1　肛门、生殖器区域瘙痒的鉴别诊断和主要治疗方法

| 诊断 | 主要症状 | 主要治疗方法 |
| --- | --- | --- |
| 念珠菌病 | 红斑、脓疱 | 抗真菌药 |
| 皮肤癣菌病 | 轻度红斑 | 抗真菌药 |
| 阴虱病 | 毛发上有虱子 | 杀虫药 |
| 疥疮 | 疥虫隧道 | 杀虫药 |
| 蛲虫感染 | 蛲虫 | 杀虫药 |
| 阴道毛滴虫病 | 月经分泌物绿色 | 甲硝唑 |
| 疱疹 | 囊泡簇 | 抗病毒药 |
| 红癣 | 红斑 | 唑类和大环内酯类 |
| 传染性软疣 | 半透明丘疹 | 冷冻疗法 |
| 细菌感染 | 红斑 | 抗生素 |
| 血吸虫病 | 红斑 | 抗血吸虫病药物 |
| 银屑病 | 红斑 | 外用皮质类固醇 |
| 单纯性苔藓 | 发白的红斑 | 外用皮质类固醇 |
| 硬化萎缩性苔藓 | 红斑和萎缩 | 外用皮质类固醇 |
| 扁平苔藓 | 红斑 | 外用皮质类固醇 |
| 接触性皮炎 | 红斑和囊泡 | 外用皮质类固醇 |
| Hailey-Hailey 病 | 红斑和裂痕 | 激光 |
| Fox-Fordyce 病 | 丘疹 | 多种方法 |

续表

| 诊断 | 主要症状 | 主要治疗方法 |
| --- | --- | --- |
| 血管瘤 | 丘疹 | 激光 |
| 上皮内瘤 | 糜烂性红斑 | 激光 |
| 敏感型皮肤 | 无可见病变 | 温和的外用药物 |
| 心源性瘙痒 | 压力诱导 | 心理治疗 |
| 神经性瘙痒 | 神经病变 | 抗癫痫药 |

### 3.2　治疗

首先要准确恰当地对病症进行诊断(表 17.1、表 17.2)。治疗由 3 个并行的治疗模块组成:减少刺激物和抓挠,一般的控制措施和积极主动的治疗措施[15]。患者必须尽量避免接触刺激物,如面霜、肥皂、泡泡浴、卫生纸、抓挠,以及某些食物和饮料。理想情况下,会阴部的清洁应该蹲位进行,以便可以清洗肛门残留的粪便[15]。清洁是必需的,但过度的清洁反而会适得其反,就像生殖器瘙痒发病一样。患者必须依据病因采取积极的治疗措施。

要谨慎地使用强效局部皮质类固醇,因为它们可能导致皮肤变薄、急性皮炎和接触性皮炎超敏[15]。有时候,停止使用皮质类固醇后还有可能导致瘙痒反弹,又需要进一步地使用皮质类固醇,研究者认为这是一种成瘾[16]。另外,一些口服药物,如泻药、科帕明、秋水仙碱、奎尼丁、薄荷油和一些抗生素似乎也会导致肛周瘙痒[15]。

表 17.2　肛门和肛周区域瘙痒的具体原因、鉴别诊断和主要治疗方法

| 诊断 | 主要症状 | 主要治疗方法 |
| --- | --- | --- |
| 痔疮 | 蓝色肿块 | 外科手术 |
| 癌症 | 黏膜肿瘤 | 外科手术 |
| 过敏性肠综合征 | 疼痛、腹泻、便秘 | 多种方法 |
| 创伤后病变 | 瘢痕 | 外用皮质类固醇 |
| 粪便污染 | 粪便污染 | 注意卫生 |
| 食物刺激引起的 | 通过既往史 | 远离刺激物 |
| 泻药刺激引起的 | 通过既往病史 | 避免接触 |
| 其他药物刺激引起的 | 通过既往病史 | 避免接触 |

如同生殖器瘙痒一样,压力、特定的人格特质、焦虑和抑郁也导致肛门和肛周区域瘙痒加重。但是,最关键的是通过检查、回顾以及实验室检验结果找到诱发或加重瘙痒的躯体原因。

(杨雁　译,伍冠一　校)

**参考文献**

[1] Misery L, Rahhali N, Duhamel A, Taieb C: Epidemiology of dandruff, scalp pruritus and associated symptoms. Acta Derm Venereol 2013;93:80-81.

[2] Bin Saif G A, Ericson M E, Yosipovitch G: The itchy scalp-scratching for an explanation. Exp Dermatol 2011;20:959 - 968.

[3] Bin Saif G A, Alajroush A, MacMichael A, Kwatra S G, Chan S G, MacGlone F, Yosipovitch G: Aberrant C nerve fibre function of the healthy scalp. Br J Dermatol 2012;167:485 - 489.

[4] Misery L, Sibaud V, Ambronati M, Macy G, Boussetta S, Taieb C: Sensitive scalp: does this condition exist? An epidemiological study. Contact Dermatitis 2008; 58:234 - 238.

[5] Elewski B E: Clinical diagnosis of co mmon scalp disorders. J Invest Dermatol Symp Proc 2005;10:190 - 193.

[6] Ständer S, Stumpf A, Osada N, Wilp S, Chatzigeorgakidis E, Pfleiderer B: Gender differences in chronic pruritus: women present different morbidity, more scratch lesions and higher burden. Br J Dermatol 2013;168:1273 - 1280.

[7] Stumpf A, Burgmer M, Schneider G, Heuft G, Schmelz M, Phan N Q, et al: Sex differences in itch perception and modulation by distraction-an fMRI pilot study in healthy volunteers. PLoS One 2013;8: e79123.

[8] Stumpf A, Ständer S, Warlich B, Fritz F, Bruland P, Pfleiderer B, Heuft G, Schneider G: Relations between the characteristics and psychological comorbidities of chronic pruritus differ between men and women: women are more anxious than men. Br J Dermatol 2015;172:1323 - 1328.

[9] Welsh B, Howard A, Cook K: Vulval itch. Aust Fam Physician 2004;33:505 - 510.

[10] Eichmann A R: Dermatoses of the male genital area. Dermatology 205;210:150 - 156.

[11] Bohl T G: Overview of vulvar pruritus through the life cycle. Clin Obstet Gynecol 2005;48:786 - 807.

[12] Farage M A: Perceptions of sensitive skin of the genital area. Curr Probl Dermatol 2011;40:142 - 154.

[13] Misery L, Alexandre S, Dutray S, Chastaing M, Consoli S G, Audra H, Bauer D, Bertolus S, Callot V, Cardinaud F, Corrin E, Feton-Danou N, Malet R, Touboul S, Consoli S M: Functional itch disorder or psychogenic pruritus: suggested diagnosis criteria from the French Psychodermatology Group. Acta Derm Venereol 2007;87:341 - 344.

[14] Misery L, Brenaut E, Le Garrec R, Abasq C, Genestet S, Marcorelles P, Zagnoli F: Neuropathic pruritus. Nat Rev Neurol 2014;10:408 - 416.

[15] Siddqi S, Vijav V, Ward M, Mahendran R, Warren S: Pruritus ani. Ann R CollSurgEngl 2008;90: 457 - 463.

[16] Kligman A M, Frosch P J: Steroid addiction. Int J Dermatol 1979;18:23 - 31.

# 第18章　神经性瘙痒的治疗与管理

Ekin Şavk

Department of Dermatology, Faculty of Medicine,
Adnan Menderes University, Aydın, Turkey

**摘要**　神经性瘙痒是指各种神经系统功能异常引起的皮肤瘙痒。这种瘙痒是由神经系统解剖学结构发生变化所导致的,被称为神经病理性瘙痒。引起神经病理性瘙痒的病因广泛,如外周神经局部卡压和小神经纤维一般性退化都可引发。通常用于其他类型瘙痒的止痒药物,例如抗组胺类药物和皮质类固醇类药物对神经性瘙痒的治疗疗效欠佳。目前,还没有某种治疗方法可以缓解所有类型的神经性瘙痒,治疗策略也因为病因不同而有所不同。在神经性瘙痒的诊断和治疗之初,与神经科学家合作配合来确定适当的检查和治疗方案是患者最佳的选择。神经性瘙痒的治疗方法包括一般性的止痒措施、局部或全身药物治疗、各种物理疗法和手术。在出现脊柱或脑部肿块、脓肿或出血性中风的情况下,外科手术是优先的治疗选择,可以缓解发病区域的神经卡压。绝大多数患者都需要进行对症治疗,所以一般性的止痒措施建议常规应用。从用药范围来看,局部用药都可以发挥一定的止痒疗效,这些药物包括辣椒素、局部麻醉剂、多虑平、他克莫司和 A 型肉毒毒素等。而目前的全身性治疗主要依赖于抗惊厥药,例如加巴喷丁和普瑞巴林。在一些特殊的病例中,光疗、经皮神经电刺激和物理疗法也具有一定效果。对于神经性瘙痒新的治疗方法的探索还在继续,包括大脑的经颅磁刺激、新的局部大麻素受体激动剂、各种针灸方法、修复触觉的整体方法以及脊髓细胞移植都是具有研究价值和前景的备选方案。

## 引言

神经性瘙痒临床治疗的第一步,也可能是最关键的一步,是临床医生认为或者怀疑瘙痒症状由神经系统病变引起并进行相应的诊断。

## 1　神经性瘙痒的定义及临床特征

各种神经系统功能障碍所引起的瘙痒症状被定义为神经性瘙痒。根据病因不同,有研究者将神经性瘙痒分为功能性痒(单纯的神经功能异常)和器质性痒(神经解剖病理性病变)两类。他们提出两个专业术语来进行专业分类,即"神经源性瘙痒"和"神经病理性瘙痒"[1-2]。从病理生理学角度出发,"神经化学性瘙痒"和"神经解剖性瘙痒",可当作神经源性和神经病理性瘙痒的同义词[3]。神经源性瘙痒被认为由神经化学活动的变化引起。在胆汁淤积性肝病中,由于阿片肽水平上升而解除了对瘙痒的抑制,引发患者发生明显瘙痒症状是目前这类瘙痒的典型例证。神经病理性瘙痒则被定义为由于神经解剖学结构病变引起的瘙痒。换句话说,参与瘙痒感觉的传导和信息处理的神经元,出现任何损伤或者病变则会发生神经病理性瘙痒。这一类型的瘙痒相比于神经源性瘙痒可以由更多的疾病所引发。由于胆汁淤积性瘙痒治疗在本书的其他章节已经展开讨论,因此本章将重点关注各种病因导致的神经病理性瘙痒的治疗。

从外周神经局部卡压到小神经纤维一般性退化都可以导致神经病理性瘙痒的发生[4]。最近发现一种由局限性疾病引起全身性瘙痒的临床现象,即臂桡侧瘙痒症(Brachioradial prurated,BRP)[5]。虽然这种疾病的确切机制尚未阐明,但中枢敏感化被认为在其中扮演重要的角色。无论瘙痒是局部的还是全身性的,所有形式的神经性瘙痒都有两个共同点。第一个共同点:瘙痒还会伴随着其他各种不同的异常感觉,包括电流感、针刺痛感、灼热感和麻木感等。所有这些伴随的异常感觉都是诊断神经性瘙痒的重要线索[3,6]。神经性瘙痒也常常与中枢敏感有密切的关系,例如痛觉异常(Allodynia,由非疼痛刺激引起的疼痛),痛觉超敏(对疼痛刺激的疼痛感反应增强),痒觉异常(Alloknesis,由正常非痒觉刺激引起的瘙痒)和痒觉超敏(Hyperknesis,对瘙痒刺激的瘙痒感反应增强)[7]。第二个共同点:通常用于其他类型瘙痒的止痒药物缺乏疗效。以抗组胺药和局部皮质类固醇为代表的传统止痒药物对于不同类型的神经性瘙痒均无明显止痒作用[8]。然而,这些止痒效果不佳的药物却在临床上常用来治疗不同形式的神经性瘙痒。目前,没有统一的治疗方案可以缓解所有类型的神经性瘙痒,治疗策略也因病因而异。表18.1显示了以神经性瘙痒为特征的临床病症列表和文献中提出的一些治疗选择。

**表 18.1　神经性瘙痒临床病症与治疗方案**

| 临床病症 | 疾病名称 | 治疗方案 |
|---|---|---|
| 特定部位的神经病理性瘙痒 | 臂桡侧瘙痒症 | 辣椒素贴片、阿米替林/氯胺酮乳膏、加巴喷丁、A型肉毒毒素 |
| | 桡神经浅支卡压综合征 | 手术减压及其他措施 |
| | 生殖器、肛门瘙痒 | 皮质类固醇＋利多卡因(如果有神经根病变)、他克莫司、局麻药 |
| | 舌痛 | 辣椒素漱口液、加巴喷丁 |
| | 隐神经炎 | 安慰剂 |
| | 感觉异常性疼痛 | 手术减压及其他措施 |
| | 神经性瘙痒 | 辣椒素贴片、理疗、奥卡西平、A型肉毒毒素、UVB光疗 |
| | 头皮感觉障碍 | 普瑞巴林 |
| | 三叉神经营养综合征 | 加巴喷丁、他克莫司 |
| 皮肤科神经性瘙痒 | 带状疱疹后瘙痒 | 加巴喷丁、阿米替林/氯胺酮凝胶 |
| | 瘢痕/瘢痕疙瘩 | 普瑞巴林 |
| | 烧伤后瘙痒 | 多虑平乳膏、局麻药、加巴喷丁 |
| 各种临床疾病所致神经性瘙痒 | 脓肿 | 手术治疗联合抗生素 |
| | 克雅病 | 原发病治疗 |
| | 多发性硬化病 | 原发病治疗 |
| | 视神经脊髓炎 | 原发病治疗 |
| | 截肢幻觉痒 | 抓挠假肢 |

续表

| 临床病症 | 疾病名称 | 治疗方案 |
|---|---|---|
| 各种临床疾病<br>所致神经性瘙痒 | 中风 | 原发病治疗 |
| | 脊髓空洞症 | 手术、加巴喷丁 |
| | 创伤性脊髓损伤 | 普瑞巴林 |
| | 肿瘤（脊髓、脑部） | 手术、加巴喷丁 |
| | 小神经纤维病变 | 加巴喷丁 |

## 2 神经性瘙痒的诊断

对疑似神经性瘙痒患者的诊断应首先排除皮肤病和其他全身性疾病。一旦排除这些因素，就应该基于病史和神经系统检查寻找其发病的神经病理生理学机制。在此阶段，最好咨询神经科医生，并与他们合作确定适当的临床检测项目和程序。

神经性瘙痒目前没有特殊的诊断检测方法。肌电图和神经传导检查有助于发现可能与瘙痒有关的各种神经病理性疾病，但这些指标正常不能排除神经病理性障碍的存在，因为上述神经生理检查不能测量引起瘙痒的 C 类神经纤维的活动情况。由于所检测结果不是总能保持客观，因此测量各种感觉阈值意义并不大。有研究通过观察神经性疼痛患者感觉阈值没有发现有诊断意义的模式存在[9]。

皮肤的组织病理学检查也常常用来帮助诊断神经性瘙痒，它可以让医生和研究者知道皮肤神经支配的变化。进行神经性瘙痒研究的时候，也常常用这种方法。由于需要进行复杂的组织处理以及难以对神经纤维密度进行定量评估，我们建议将病变样本与对侧非病变皮肤进行比较从而可以更好地评估皮肤病变状况[9-10]。

目前，诊断神经性瘙痒最常用的工具是放射显像。从简单的 X 射线到计算机断层扫描和核磁共振成像已经广泛地被应用于脑和脊柱肿瘤、梗死、各种炎症损伤和神经压迫后椎体病变的检测[8-9,11-16]。核磁共振成像和高分辨率超声等新技术，可以帮助判断和提供神经卡压的状况和精确定位。这些高分辨率神经成像方法可以对每一根神经束进行成像，可以帮助医生或者研究者对局灶性和非局灶性神经病变进行区分。这些新方法尚未被用于神经性瘙痒的诊断，但由于它们可以检测到的解剖学异常的范围非常广泛，包括纤维、肌肉和血管堵塞、肥厚性和缺血性神经病、肿瘤或肉芽状浸润和瘢痕组织等，因此这些方法具有广大的应用前景[9,17]。

## 3 神经性瘙痒的治疗

神经性瘙痒的治疗方法包括一般性的止痒措施、局部或全身药物治疗、各种物理治疗和手术。发现和消除潜在的致病原因是治疗最主要的目标。然而，神经性瘙痒的疗效研究仍然是尚待开展的新领域，许多已发表的治疗数据都是以病例报告的形式呈现，很少有随机对照研究。

当病因是脊髓或大脑出现肿块、脓肿或出血性中风时，最佳的治疗选择就是手术清除肿块或者致病因素。特殊的外周神经卡压会导致感觉异常，例如手部桡神经浅表分支卡压会导致感觉异常性手痛,大腿外侧股外侧皮神经卡压也会导致感觉异常性股痛,如果是颈椎或胸椎神经出现卡压,可能会导致手臂的背外侧部分引起 BRP,或感觉异常性背痛(NP)。通过外科手术解除神经卡压,上述疾病都能得到缓解,尤其是症状比较严重的病例效果更为明显[15, 18-20]。另外研究者还推荐,通过物理治疗的方法,同时消除制约的因素,例如手镯、紧身衣和超重等,可以帮助强化肌肉能力和矫正姿势[21-22]。如果神经性瘙痒没有伴随其他临床表现,那么放射科医生、神经科医生和神经外科医生联合诊断和治疗此病也并不常见。在这些科室或者专业中,对瘙痒可能源于神经疾病的认识尚不普遍或者不受重视。也许很难去说服外科医生对患有瘙痒的患者进行手术,因为这种症状通常不像疼痛那样严重。

对于很大一部分神经性瘙痒患者而言,由于不能根治致病的病因,即使是进行了成功的手术,也只能部分缓解瘙痒。因此,针对症状的治疗也是很有必要的[15, 23]。不管诊断情况如何,我们都应该强调使用常用的止痒药物,这样可以帮助抑制瘙痒行为,改善因为持续抓挠而破坏的皮肤屏障功能[23-24]。应该鼓励患者使用低 pH 的润肤剂和清洁剂以打破瘙痒—抓挠的恶性循环。在使用润肤剂期间进行温和按摩有助于提高止痒效果[25]。其他有用的止痒措施还包括避免温度过高的环境、穿着宽松的衣服、不留长指甲、并且在某些情况下使用防护服如手套或头盔[1,9,23-24,26]。

与患者保持良好而持久的沟通是成功治疗这种疾病的至关重要的一环[6]。认知行为疗法有助于打破瘙痒—抓挠的恶性循环或者至少可以教育患者使用破坏性较小的抓挠方法,在某种程度上对治疗疾病是有益的[9,26]。例如,在一些较轻微的病例中,许多神经性瘙痒患者只要告知瘙痒症状不是恶性肿瘤引起的,他们也不会多想,瘙痒就容易处理。但是,也有些患者,比如 BRP 患者,则对瘙痒进行治疗有非常强烈的要求。这被认为是这种疾病的一个特征,冰袋形式的冷敷常用来治疗 BRP 患者,不过这种治疗只能短暂有效[27]。

### 3.1 神经性瘙痒的局部药物治疗

局部缓解症状的药物治疗策略是指利用局部涂抹或者病灶内给药进行治疗,目前各种局部治疗药已经被广泛应用于不同类型的神经性瘙痒。但是,到目前为止,只有案例报告提供了一些数据。目前已知有效的局部药物包括辣椒素、局部麻醉药、多虑平、他克莫司和 A 型肉毒毒素[28]。辣椒素是一种从辣椒中提取的化合物,瞬时受体电位通道 $V_1$(TRPV$_1$)激活后可以从外周向中枢神经系统传递感觉信号,导致产生类似过热的感觉,通过激活 TRPV$_1$ 可使感觉神经纤维脱敏。最开始的灼热感后,持续给予辣椒素,皮肤和黏膜内的感觉神经末梢内包括 P 物质在内的神经肽被耗尽,TRPV$_1$ 随之失活[7]。据报道,低浓度(0.025%～0.1%)的辣椒素乳膏可改善 NP 和 BRP 患者的瘙痒症状[29-30]。如果在口腔清洗剂加入辣椒素也可以缓解灼口综合征患者的症状[31]。最近,针对那些难治神经性瘙痒患者,其他止痒药物疗效不佳时,研究者推出一种新的含有 8% 辣椒素的单剂量高浓度贴剂,对一小部分患者具有长效止痒作用[32]。据研究报道,其他局部麻醉药如普拉莫星、利多卡因、丙胺卡因和利多卡因的共晶体混合物以及阿米替林/氯胺酮对 NP、BRP 和疱疹后瘙痒具有短期止痒疗效[14,24,26,28,33]。目前,它们被推荐作为辅助的短期治疗药物[28]。

对于慢性烧伤后瘙痒,已经有许多新的解剖学、神经生理学和药理学证据支持神经病理机制参与其中[34]。在烧伤伤口愈合的炎症和增生早期,组胺是介导瘙痒信号的主要介质之一;但是在伤口愈合后期,皮肤重新恢复的阶段,抗组胺药和抗炎药如皮质类固醇没有止痒效果。研究报道,局部给予具有强效抗组胺特性的三环类抗抑郁药多虑平,已成功治疗烧伤带来的持续性瘙痒[35]。但是,如果长期使用此药物可能增加接触性皮炎的风险,另外,不少国家不允许使用此药,也限制了多虑平进行进一步的实验研究。

他克莫司是钙调神经磷酸酶抑制剂,与辣椒素类似,可增加 $TRPV_1$ 的内向电流,提高细胞内钙离子浓度,并增强热敏性皮肤 C 类神经纤维的放电。据研究报道,局部使用他克莫司可使 NP 患者的瘙痒症状得到缓解,另外他克莫司和全身药物的联合使用对三叉神经营养综合征的患者有效[36-37]。另一种作用方式类似于辣椒素的药物是 A 型肉毒毒素。部分 NP、BRP、感觉异常性股痛和带状疱疹后瘙痒症的患者使用 A 型肉毒毒素进行治疗,间隔 1.5～2 厘米的范围注射 0.3～4 IU,临床效果不一致[26,38,39]。

### 3.2　神经性瘙痒的全身性药物治疗

神经性瘙痒的全身性药物治疗适用于局部治疗无效或难以应用的情况。如果皮质类固醇和抗组胺药仅表现出后者的催眠作用而对瘙痒症状没有帮助,那么能够提供缓解瘙痒的全身性药物主要就是抗惊厥药。限制全身性药物治疗瘙痒的最主要因素是药物疗效持续时间短,所有能够缓解神经性瘙痒症的全身性治疗药物都需要连续服用或至少在重复周期中连续服用。但是在许多国家,很少有此类别的药物被批准或推荐用于治疗瘙痒,因此,这些因素都阻碍了药物长期使用疗效数据的收集。因此,到目前为止,治疗神经性瘙痒的全身性药物大多都是各种使用指南外的药物[8]。在使用单一药物的时候,一般推荐从低剂量开始,然后逐渐增加剂量,直到达到止痒效果或出现难以忍受的副作用的剂量。如果要联合用药,应该是在使用单一药物耐受最高浓度药效被清除之后再进行。

普瑞巴林和加巴喷丁都是与抑制性神经递质 γ-氨基丁酸(GABA)的结构类似的药物。普瑞巴林是加巴喷丁进一步优化的化合物,与受体结合的能力强于加巴喷丁。两者都是疼痛的调节剂,已被证明可用于神经病理性疼痛的治疗[23-24,26]。加巴喷丁是一种安全性较好的药物,只发生包括镇静、头晕、体重增加和外周水肿等轻微的副作用。病例报告显示,加巴喷丁对各种神经性瘙痒患者包括 BRP 和 NP、疱疹后瘙痒和烧伤后瘙痒等均有止痒作用,一般建议治疗剂量为每日 300～1 800 毫克[23-24,26,40-41]。另有研究报道,当给予患者每日 150 毫克剂量的普瑞巴林对慢性瘙痒症有效。然而,应用普瑞巴林治疗神经性瘙痒的案例较少,目前仅限于两例病例报告。一例患者为 Brown-Séquard 综合征,另一例则是患有头皮瘙痒的患者[26,42]。到目前为止,欧洲专家建议全身性治疗神经性瘙痒的药物仅有普瑞巴林和加巴喷丁这两种药物[28]。另外抗惊厥药物也对神经性瘙痒有效。抗惊厥药奥卡西平是卡马西平的酮类似物,具有类似的镇痛效果,但是副作用少,研究发现它对少数 NP 病例具有止痒作用[43]。此外,虽然抗抑郁药如米氮平、帕罗西汀、拉莫三嗪、多西平和阿米替林已被用于治疗神经病理性疼痛,一些专家也建议将其用于治疗神经性瘙痒,但是目前尚未有研究报道其疗效的数据[4,24]。

### 3.3　其他治疗方法

光疗法、经皮神经电刺激法、物理疗法和针灸等治疗方法在少数病例中也取得了较好的止痒效果[14,22,28,44-46]。窄频 UVB 室光疗[44]和局部 UVB 光疗(非临床经验)均可以帮助少数 NP 患者在一定程度上缓解瘙痒症状。经皮神经电刺激和物理治疗在特定的病例中对局部神经性瘙痒也具有治疗效果[14,22,45]。上述这些治疗方法安全性好,能够与药物治疗相结合对瘙痒进行联合治疗。

未来还需要进一步探索的新治疗方法包括大脑的非侵入性经颅磁刺激、新的外用大麻素受体激动剂、阿片 κ 受体激动剂和阿片 μ 受体拮抗剂、各种针灸方法,以及修复触觉的整体方法[23,24,26]。最后,还有细胞移植技术,最近的一项研究发现,通过基因技术敲除小鼠脊髓背角 GABA 能中间神经元,这种神经元可抑制瘙痒信号的传递,当 GABA 能中间神经元被敲除后会导致小鼠神经性瘙痒,再把 GABA 能神经祖细胞移植到小鼠脊髓中可以重构脊髓对瘙痒信号的控制,最终减轻神经性瘙痒症状。这种通过细胞介导的干预方法有助于修复脊髓损伤,这种方法不仅可以作为抗瘙痒治疗,还可以作为针对脊柱病理病因的一种纠正治疗[47]。

总之,目前针对神经性瘙痒的治疗方法和设备表明,我们离完全治愈神经性瘙痒还有很长的路要走,对于神经性瘙痒我们依然有很多需要探究的问题,需要神经科学家、皮肤研究工作者继续努力、深入研究。对研究瘙痒的研究者而言,如果医疗设备能够不断进步与发展,克服瘙痒的工作能够继续保持一腔热情,以及瘙痒研究越来越被重视,这些都将是一种莫大的鼓励。上述必将推动整个学界继续努力攻克神经性瘙痒这一难题。

(王中立 译,陈曦 校)

**参考文献**

[1] Twycross R, Greaves M W, Handwerker H, Jones E A, Libretto S E, SzepietowskiJC, Zylicz Z: Itch: scratching more thanthe surface. QJM 2003;96:7 - 26.

[2] Ständer S, Weisshaar E, Mettang T, Szepietowski J C, Carstens E, Ikoma A, Bergasa N V, Gieler U, Misery L, Wallengren J, Darsow U, Streit M, Metze D, Luger T A, Greaves M W, Schmelz M, Yosipovitch G, Bernhard J D: Clinical classification of itch: a position paper of the International Forum for the Study of Itch. Acta Derm Venereol 2007;87:291 - 294.

[3] Bernhard J D: Itch and pruritus: what arethey, and how should itches be classified? Dermatol Ther 2005; 18:288 - 291.

[4] Stumpf A, Ständer S: Neuropathic itch: diagnosis and management. Dermatol Ther 2013;26:104 - 109.

[5] Kwatra S G, Ständer S, Bernhard J D, Weisshaar E, Yosipovitch G: Brachioradial pruritus: a trigger for generalizationof itch. J Am Acad Dermatol 2013;68:870 - 873.

[6] Bernhard J D: Not all itches arise in theskin. Br J Dermatol 2015;172:309 - 311.

[7] Ikoma A: Updated neurophysiology ofitch. Biol Pharm Bull 2013;36:1235 - 1240.

[8] Ständer S, Zeidler C, Magnolo N, Raap U, Mettang T, Kremer A E, Weisshaar E, Augustin M: Clinical management of pruritus. J Dtsch Dermatol Ges 2015;13:101 - 115.

[9] Oaklander A L: Neuropathic Itch; inCarstens E, Akiyama T (eds): Itch: Mechanisms and Treatment. Boca Raton, CRC Press/Taylor and Francis, 2014.

[10] Savk E, Dikicioğlu E, Culhaci N, Karaman G, Sendur N: I mmunohistochemical findings in notalg ia paresthetica. Dermatology 2002;204:88 - 93.

[11] Savk E, Savk O, Bolukbasi O, Culhaci N, Dikicioğlu E, Karaman G, Sendur N: Notalg ia paresthetica: a study on pathogenesis. Int J Dermatol 2000;39:754 - 759.

[12] Savk O, Savk E: Investigation of spinalpathology in notalg ia paresthetica. J AmAcad Dermatol 2005; 52:1085 - 1087.

[13] Marziniak M, Phan N Q, Raap U, Siepmann D, Schürmeyer-Horst F, PogatzkiZahn E, Niederstadt T, Ständer S: Brachioradial pruritus as a result of cervicalspine pathology: the results of a magnetic resonance tomography study. J AmAcad Dermatol 2011;65:756 - 762.

［14］ Mirzoyev S A, Davis M D: Brachioradialpruritus: Mayo Clinic experience overthe past decade. Br J Dermatol 2013;169:1007 - 1015.

［15］ Soltan i-Arabshahi R, Vanderhooft S, Hansen C D: Intractable localized pruritus as the sole manifestation of intramedullary tumor in a child: case reportan d review of the literature. JAMA Dermatol 2013;149:446 - 449.

［16］ Thornsberry L A, English J C 3rd: Scalpdysesthesia related to cervical spine disease. JAMA Dermatol 2013;149:200 - 203.

［17］ Pham M, Bäumer T, Bendszus M: Peripheral nerves and plexus: imaging byMR-neurography and high-resolutionultrasound. Curr Opin Neurol 2014;27:370 - 379.

［18］ Tosun N, Tuncay I, Akpinar F: Entrapment of the sensory branch of the radialn erve(Wartenberg's syndrome): an unusual cause. Tohoku J Exp Med 2001;193:251 - 254.

［19］ Binder A, Fölster-Holst R, Sahan G, Koroschetz J, Stengel M, Mehdorn H M, Schwarz T, Baron R: A case of neuropathic brachioradial pruritus caused bycervical disc herniation. Nat Clin PractNeurol 2008;4:338 - 342.

［20］ Gohar A: Neuropathic hand pruritus. Indian J Dermatol Venereol Leprol2009;75:531 - 532.

［21］ Massey E W: Sensory mononeuropathies. Semin Neurol 1998;18:177 - 183.

［22］ Fleischer A B, Meade TJ, Fleischer AB: Notalg ia paresthetica: successful treatment with exercises. Acta Derm Venereol 2011;91:356 - 357.

［23］ Grundmann S, Ständer S: Chronic pruritus: clinics and treatment. Ann Dermatol 2011;23:1 - 11.

［24］ Yosipovitch G, Bernhard JD: Clinicalpractice. Chronic pruritus. N Engl J Med2013;368:1625 - 1634.

［25］ Zachariah J R, Rao AL, Prabha R, GuptaAK, Paul MK, Lamba S: Post burn pruritus-a review of current treatment options. Burns 2012;38:621 - 629.

［26］ Dhand A, Aminoff M J: The neurology ofitch. Brain 2014;137:313 - 322.

［27］ Bernhard J D, Bordeaux J S: Medicalpearl: the ice-pack sign in brachioradialpruritus. J Am Acad Dermatol 2005;52:1073.

［28］ Weisshaar E, Szepietowski J C, Darsow U, Misery L, Wallengren J, Mettang T, Gieler U, Lotti T, Lambert J, Maisel P, Streit M, Greaves M W, Carmichael A J, Tschachler E, Ring J, Ständer S: European guideline on chronic pruritus. ActaDerm Venereol 2012;92:563 - 581.

［29］ Wallengren J, Klinker M: Successfultreatment of notalg ia paresthetica withtopical capsaicin: vehicle-controlled, double-blind, crossover study. J AmAcad Dermatol 1995;32:287 - 289.

［30］ Wallengren J: Brachioradial pruritus: arecurrent solar dermopathy. J Am AcadDermatol 1998; 39: 803 - 806.

［31］ de Moraes M, do Amaral Bezerra B A, daRocha Neto P C, de Oliveira Soares A C, Pinto L P, de Lisboa Lopes Costa A: Randomized trials for the treatment ofburning mouth syndrome: an evidencebased review of the literature. J OralPathol Med 2012;41:281 - 287.

［32］ Misery L, Erfan N, Castela E, Brenaut E, Lantéri-Minet M, Lacour J P, Passeron T: Successful treatment of refractory neuropathic pruritus with capsaicin 8%patch: a bicentric retrospective studywith long-term follow-up. Acta DermVenereol 2015;95:864 - 865.

［33］ Griffin J R, Davis M D: Amitriptyline/ketamine as therapy for neuropathicpruritus and pain sec ondary to herpeszoster. J Drugs Dermatol 2015;14:115 - 118.

［34］ Goutos I: Neuropathic mechanisms inthe pathophysiology of burns pruritus: redefining directions for therapy andresearch. J Burn Care Res 2013;34:82 - 93.

［35］ Goutos I, Dziewulski P, Richardson P M: Pruritus in burns: review article. J BurnCare Res 2009;30:

221 - 228.

[36] Nakamizo S, Miyachi Y, Kabashima K: Treatment of neuropathic itch possiblydue to trigeminal trophic syndromewith 0. 1% topical tacrolimus and gabapentin. Acta Derm Venereol 2010;90:654 - 655.

[37] Ochi H, Tan L X, Tey H L: Notalg ia paresthetica: treatment with topical tacrolimus. J Eur Acad Dermatol Venereol2016;30:452 - 454.

[38] Wallengren J, Bartosik J: Botulinumtoxin type A for neuropathic itch. Br J Dermatol 2010;163: 424 - 426.

[39] Pérez-Pérez L, García-Gavín J, Allegue F, Caeiro J L, Fabeiro J M, Zulaica A: Notalg ia paresthetica: treatment usin g intradermal botulinum toxin A. ActasDermosifiliogr 2014;105:74 - 77.

[40] Loosemore MP, Bordeaux JS, Bernhard JD: Gabapentin treatment for nostalg ia paresthetica, a co mmon isolated peripheral sensory neuropathy. J Eur Acad Dermatol Venereol 2007;21:1440 - 1441.

[41] Bueller H A, Bernhard J D, Dubroff L M: Gabapentin treatment for brachioradial pruritus. J Eur Acad Dermatol Venereol 1999;13:227 - 228.

[42] Sarifakioglu E, Onur O: Women with scalp dysesthesia treated with pregabalin. Int J Dermatol 2013; 52:1417 - 1418.

[43] Savk E, Bolukbasi O, Akyol A, Karaman G: Open pilot study on oxcarbazepine for the treatment of notalg ia paresthetica. J Am Acad Dermatol 2001;45:630 - 632.

[44] Pérez-Pérez L, Allegue F, Fabeiro J M, Caeiro J L, Zulaica A: Notalg ia paresthesica successfully treated with narrowband UVB: report of five cases. J Eur Acad Dermatol Venereol 2010;24:730 - 732.

[45] Savk E, Savk O, Sendur F: Transcutan eous electrical nerve stimulation offers partial relief in notalg ia paresthetica patients with a relevant spinal pathology. J Dermatol 2007;34:315 - 319.

[46] Carlsson C P, Wallengren J: Therapeutic and experimental therapeutic studies on acupuncture and itch: review of the literature. J Eur Acad Dermatol Venereol 2010;24:1013 - 1016.

[47] Braz J M, Juarez-Salinas D, Ross S E, Basbaum A I: Transplant restoration of spinal cord inhibitory controls ameliorates neuropathic itch. J Clin Invest 2014;124:3612 - 3616.

# 第19章 心因性瘙痒的治疗与管理

Jacek C. Szepietowski Radomir Reszke

Department of Dermatology, Venereology and Allergology,
Wrocław Medical University, Wrocław, Poland

**摘要** 瘙痒是一种常见的令患者感到烦恼的皮肤或者非皮肤疾病。心因性瘙痒,也称为功能性痒觉异常,是一种独特的临床病种。根据法国心理皮肤病学研究小组(FPDG)2007年提出的定义,该疾病的特点如下:主诉是瘙痒,主要由心理因素导致瘙痒症状的产生发展、恶化和维持。研究者提出了具体的诊断标准,包括3个强制性标准、7个可选标准,但是7个可选标准必须满足其中3个,方可以满足条件并确诊。心因性瘙痒可能需要皮肤科专家、精神病学家和心理学家之间相互合作才能诊断并进行治疗。心理治疗和精神药物治疗是治疗该疾病的主要方法。然而,关于心因性瘙痒治疗的出版物并不常见。首先,病人必须采取止痒常用的措施,包括避免刺激因素、防止皮肤干燥,以及经常使用润肤剂。其次,与治疗其他病因的瘙痒一样,也会使用到一些药物,尤其是作用于中枢神经系统的药物:$H_1$受体抗组胺药(羟嗪、氯苯那敏、赛庚啶、苯海拉明、异丙嗪),三环类抗抑郁药(多虑平),四环类抗抑郁药(米氮平),选择性5-羟色胺再摄取抑制剂(西酞普兰、依他普仑、氟西汀、氟伏沙明、帕罗西汀、舍曲林),抗精神病药物(匹莫齐特),抗惊厥药(托吡酯)和苯二氮䓬类药物(阿普唑仑)。在选择药物的时候,还应考虑与瘙痒共存的其他症状。

## 1 心因性瘙痒的定义与临床特征

瘙痒被认为是各种皮肤病中最常见的症状,它显著降低了患者的生活质量。在临床不同科室的医疗实践中也会经常遇到这种令人厌烦的症状。系统性的内分泌、血液、肝脏、传染病、肾脏或神经等疾病都可能是潜在病因[1]。但是,有时候慢性瘙痒症的起源重点放在心理领域,会特别强调"大脑是瘙痒的主导,而不是皮肤"[2]。瘙痒在精神病患者中也很常见(17.5%～32%),超过70%的慢性瘙痒症的皮肤科住院患者也有精神疾病问题[3-5]。有研究指出,在195名皮肤科门诊病人中,大约10.3%患有躯体性瘙痒[6]。心因性瘙痒被认为是一种独立的临床疾病,其中瘙痒是主要症状,而心因性因素在瘙痒的诱发、强化和维持等方面起至关重要的作用[7]。心因性瘙痒定义是法国心理皮肤病学研究小组(FPDG)在2007年提出来的。研究者讨论了与心因性瘙痒相关的术语(表19.1),认为"功能性瘙痒异常"是最合适的,因为它将疾病置于"功能异常"的范畴内,研究者认为把这种病放在"心因性"的范畴内不是很恰当,可能是过度强调心理因素了。但是无论如何,心因性瘙痒的命名还存在争议。

根据FPDG的定义,诊断心因性瘙痒有几个标准,在Reich和Szepietowski撰写的第5章节有论述。有3个必须符合的标准或者条件:出现的局部瘙痒或者全身性瘙痒不是因为原发性皮肤病变引起的,瘙痒时间至少持续6周以上,瘙痒也不是身体本身的疾病引起的。此外,还需要满足7个可选标准中的3个。Misery等人报道了7个可选标准在心因性瘙痒患者中发生的概率(图 19.1)[8]。在确诊心因性瘙痒的诊断之前,必须排除各种皮肤和皮肤以外的可能原因,这可能要耗费大量的时间且费用昂贵。更重要的是,心因性瘙痒的诊断和其他瘙痒疾病诊断不一样,既不像特发性瘙痒症(不明原因的瘙痒症)也不像老年性瘙痒症,尽管上述疾病也必须尽职尽责地排除各种诱发因素。此外,心理因素一般也可能影响其他病因的瘙痒。虽然 FPDG 诊断标准在临床实践中很有用,但"持续 6 周的瘙痒"这条标准存在争议,有研究报道了心理因素能够引起急性瘙痒[9]。

表 19.1　文献中与心因性瘙痒相关的术语

功能性瘙痒

躯体性瘙痒

身心性瘙痒

非器质性皮肤瘙痒

与心理障碍相关的瘙痒

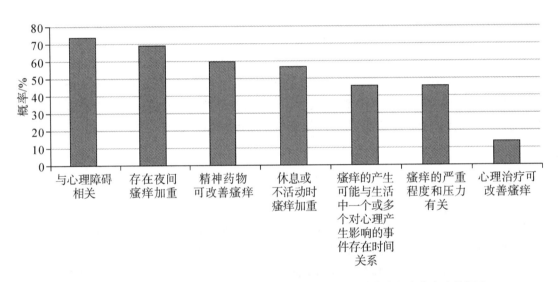

**图 19.1　根据 Misery 等人[8]描述的 7 个可选标准在心因性瘙痒患者中发生的概率**

## 2　治疗

　　尽管心因性瘙痒是根据疾病的特殊特征制定相应的治疗策略,但是基本的治疗方案与其他类型瘙痒的治疗方案是一样的。例如,一般建议避免皮肤干燥和接触刺激因素[1]。因此,尽量避免过于频繁的洗涤、热水浴、空气湿度低的环境、辛辣的食物和饮料、酒精,不要涂抹利凡诺或洋甘菊化妆品,不要穿羊毛衣服以及不要与空气过敏原接触。不管是什么原因引起的瘙痒,每天至少两次使用润肤剂就可改善皮肤屏障并减轻瘙痒。还可以局部涂抹尿素、单宁、薄荷醇、聚多卡醇、利多卡因以及湿润或脂肪湿润的包裹物,可以短时间缓解瘙痒,打破"瘙痒—抓挠—瘙痒"恶性循环。

　　制定心因性瘙痒的特定治疗方案常常由皮肤科专家、精神病学家、心身医学专家和心理学家之间跨学科合作共同制定。Fried[10]提出了对心因性瘙痒治疗的"三维度",这三个维度是病变、情绪和认知水平。在医生和患者之间建立基于信任的关系也很重要。通常,使用心理疗法和精神药物疗法治疗心因性瘙痒。瘙痒的心理治疗是一个复杂且与临床相关的主题(参见 Evers 等人谱写的第 11 的章节)。虽然精神病学的诊断可能很有帮助,但是皮肤科医生可以通过了解心理皮肤病学的基本原理来制定和启动药物治疗。如果出现精神疾病(例如抑郁症、一般性焦虑症、精神分裂症),在临床上,治疗应该由精神科医生先治疗精神疾病。值得注意的是,抗抑郁药物治疗可能会导致青少年抑郁症患者产生自杀的意念、计划和尝试[11]。因此,密切监视患有精神病的患者的行为很有必要。

必须指出的是,以心因性瘙痒为主题的研究非常缺乏。大多数已发表的论文都是个别案例报告或系列案例,安慰剂对照试验很少见到。治疗心因性瘙痒的药物可能有不同作用的机制,主要影响中枢神经系统。在经典药物中,使用第一代抗组胺药(尤其是羟嗪)作为一线治疗药物主要是因为它们还具有镇静作用[11]。但是,第二代抗组胺药没有镇静作用,在临床实践中效果较差。其他相关药物还包括三环类抗抑郁药(TCA,如多虑平)、四环类抗抑郁药(如米氮平)、选择性 5-羟色胺再摄取抑制剂(SSRIs,如依他普仑、西酞普兰、氟西汀、舍曲林)、抗精神病药物(例如匹莫齐特)、苯二氮䓬类药物(BDZ,如阿普唑仑)和抗惊厥药(如托吡酯)[12-17]。

## 2.1 抗组胺药物

羟嗪是第一代 $H_1$ 抗组胺药,是 $H_1$ 受体的反向激动剂[18]。另外,羟嗪还具有抗毒蕈碱、抗肾上腺素和抗血清素的功效。对于心因性瘙痒,羟嗪具有抗焦虑、止痒、止吐和镇静作用,镇静作用在老年人中更为明显。由于羟嗪具有亲脂性,因此它可以透过血脑屏障抑制中枢神经系统。其他第一代抗组胺药包括氯苯那敏、苯海拉明、异丙嗪和赛庚啶(表 19.2)。口服摄入 $H_1$ 抗组胺药后,吸收效果好,大约 2 小时后在血浆中浓度可达到峰值[19]。不过,它们可以导致过度的肝微粒体代谢。

**表 19.2 抗组胺 $H_1$ 受体药物的药理特性**[19-20]

| 药物 | 推荐剂量 | 生物利用度/半衰期 | 是否可代谢 | 排泄方式 | 副作用 |
|---|---|---|---|---|---|
| 羟嗪 | 25~30 毫克,3 次/天 | 80%/ 7~20 小时[(20±4.1)小时] | 是 | 肾脏 | 嗜睡、头痛、黏膜干燥、神志不清、头晕、震颤、惊厥、肝毒、低血压、尿潴留、心律失常 |
| 扑尔敏 | 8~12 毫克,2 次/天 | (27.9±8.7)小时 | 是 | 肾脏 | |
| 赛庚啶 | 4~8 毫克,2~3 次/天 | 16 小时 | 是 | 主要通过肾脏 | |
| 异丙嗪 | 10 毫克,2 次/天 25 毫克,1 次/天 | 5%/ 7~14 小时 | 是 | 主要通过肾脏 | |
| 苯海拉明 | 25~50 毫克,3 次/天 | 42%~62%/3.4~9.3 小时[(9.2±2.5)小时] | 是 | 肾脏 | |

## 2.2 多虑平

多虑平是一种典型的三环类抗抑郁药物,对不同类型的受体都具有拮抗作用。首先它对 $H_1$ 和 $H_2$ 受体有极强的阻断作用,对 $5HT_2$ 受体、$\alpha_1$ 肾上腺素能受体和毒蕈碱受体的拮抗作用也很强,对 $5HT_1$ 受体的阻断作用是中等程度的,对多巴胺 D2 受体和 $\alpha_2$ 肾上腺素能受体的拮抗作用比较弱[21]。它是最有效的 $H_1$ 受体拮抗剂之一,与羟嗪和苯海拉明相比,多虑平的亲和力是它们的 56 倍和 775 倍[14]。多虑平具有显著的止痒、抗焦虑、镇静、催眠和抗抑郁等特性。通常,每日常用剂量是 75～150 毫克;然而,我们的经验表明,即使更低的剂量(每日 30 毫克)也可能对瘙痒有止痒作用。口服的多虑平很容易被吸收,但是也存在很强的首过代谢[22]。多虑平的半衰期约为 18 小时,一般在肝脏中代谢,最后通过尿液排出体外。很多国家允许局部外用多虑平(5%的乳膏)治疗瘙痒。多虑平的副作用与其他第一代 $H_1$ 抗组胺药物的副作用类似,但是多虑平副作用更为明显。如果使用多虑平的同时又使用其他精神药物和摄入酒精可能会增加多虑平诱导的镇静作用。此外,多虑平还可能导致室性心律失常和低血压,这是使用三环类抗抑郁药物导致死亡的常见原因[23]。

在皮肤病学中,全身性给予多虑平,除了心因性瘙痒之外,也可以帮助治疗过敏性皮肤病引起的瘙痒[24],尤其是患者出现睡眠问题的时候多虑平是个不错的药物。此外,多虑平还可以治疗由于头皮感觉异常、终末期肾病、HIV 感染以及在治疗期间接触硫与硫酸芥茉等引起的瘙痒[25-28]。5%多虑平乳膏在治疗特应性皮炎、接触性皮炎、钱币状湿疹和单纯性扁平苔藓等疾病效果良好[29-32]。但是,令人遗憾的是,用这个乳膏偶尔也会产生过敏性的接触性皮炎[33-34]。

### 2.3　米氮平

米氮平是一种四环类抗抑郁药,可归为去甲肾上腺素能和特异性 5-羟色胺能抗抑郁药[35]。它的作用机制比较复杂,可以拮抗 $\alpha$ 肾上腺素能受体、$5HT_2$ 和 $5HT_3$ 受体,还可以增加去甲肾上腺素的释放。此外,米氮平还可以促进 $5HT_1A$ 受体介导的信息传递增加。米氮平口服摄入后的平均生物利用度约为 50%,其半衰期根据年龄和性别不同而不同,在 20～40 小时之间变化[36]。米氮平主要由 CYP2D6 和 CYP3A4 同工酶代谢,超过 75%的剂量通过尿液排出。一般,米氮平每天的剂量是 7.5～45 毫克(对于瘙痒患者,最常见的是在晚上给予 7.5～15 毫克)。Fawcett 和 Barkin[37]评估了因抑郁症而接受米氮平治疗的359 名患者的情况,发现米氮平最常见的副作用包括口干、食欲改变、嗜睡、过度镇静、疲劳、便秘和体重增加。与三环类抗抑郁药相比,米氮平导致性功能障碍和过量服用的风险相对低。除了治疗抑郁症外,米氮平还可用于治疗晚期癌症、胆汁淤积、肝功能衰竭、肾功能衰竭、特应性湿疹、单纯性扁平苔藓、皮肤 T 细胞淋巴瘤[13,38-41]。米氮平通过拮抗 $5HT_2$ 受体产生抗焦虑作用,还可以缓解瘙痒,虽然止痒作用可能是通过其他作用机制完成的。

### 2.4　选择性5-羟色胺再摄取抑制剂(SSRIs)

SSRIs 是抗抑郁药物,可以与中枢神经系统中的突触前 5-羟色胺再摄取载体结合,从而导致突触间隙中的 5-羟色胺浓度升高[42]。5-羟色胺再摄取在重摄取中的作用比较特别。不过,去甲肾上腺素重摄取和多巴胺重摄取,以及多巴胺、毒蕈碱和肾上腺素能受体亲和力等也会影响临床治疗的结果。选择性 5-羟色胺再摄取抑制剂在胃肠道中吸收很慢,但吸收率很高。氟伏沙明、氟西汀和帕罗西汀具有非线性动力学特点。所以,增加剂量并不会成比例地增加药物实际浓度[43]。

重要的是,临床上用 SSRIs 对瘙痒进行治疗 2～3 周后才开始起效,在治疗 4～6 周后才观察到最大的疗效。除了治疗抑郁症外,SSRIs 还被推荐用于治疗强迫症、广泛性焦虑症、创伤后应激障碍和进食障碍[44-45]。由于心理情绪因素可能影响到瘙痒的阈值[2],高达

10.1%的慢性瘙痒症患者会出现抑郁症状[5]，因此使用抗抑郁药是有必要的。在 Ständer 等人的一项研究中[46]，72 名患有慢性瘙痒的患者接受帕罗西汀或氟伏沙明治疗，结果发现，49 名患者（约 68%）瘙痒症状减轻，40 名患者（约 55.6%）报告止痒效果不错或非常好。Biondi 等人[15]也建议在患有精神瘙痒症的患者中使用帕罗西汀。

尽管可能会出现一些不良反应，但与 TCA 相比，SSRIs 的安全性更高。不过，有趣的是，SSRIs 也被认为是瘙痒的诱发因素[47]。

值得注意的是，SSRIs 是 CYP 酶（细胞色素酶）的有效抑制剂（尤其是 CYP2D6、CYP2C9 和 CYP2C19），并且通过 CYP 本身进行代谢。这个信息主要来自临床实践，可能是因为药物的相互作用，尤其是接受多种药物治疗的患者容易发生这种情况。SSRIs 的药理学特征在表19.3 中。

**表 19.3　SSRIs 的药理学特征**[42-43,48-49]

| 药物 | 推荐剂量 | 生物利用度/半衰期 | 是否可代谢 | 排泄方式 | 副作用 |
|---|---|---|---|---|---|
| 西酞普兰 | 20~60 毫克 | 100%/36 小时 | 是 | 50% 从肾脏 | 虚弱、出汗、便秘、食欲减退、口干、恶心、焦虑、头晕、神经紧张、感觉异常、嗜睡、震颤、射精异常、血清素综合征 |
| 艾司西酞普兰 | 10~20 毫克 | 80%/（32.5 ± 14.2）小时 | 是 | 肾脏 | |
| 氟苯氧丙胺 | 8~12 毫克，2 次/天 | <90%/24~96 小时 | 是 | 肾脏，10% 残留 | |
| 氟伏沙明 | 4~8 毫克，2~3 次/天 | >53%/8~28 小时 | 是 | 肾脏 | |
| 帕罗西汀 | 10 毫克，2 次/天<br>25 毫克，1 次/天 | 50%/9.8~21 小时 | 是 | 36% 的代谢物通过粪便 | |
| 舍曲林 | 25~50 毫克，3 次/天 | 22.4~46.7 小时 | 是 | 肾脏，50% 的代谢物通过粪便 | |

### 2.5　匹莫齐特

在对患有精神病性皮肤病的患者进行治疗的各种方法中，研究者也对抗精神病药物进行了尝试和评估。匹莫齐特是一种高效的多巴胺受体拮抗剂，主要阻断中枢神经系统中的D2 受体。匹莫齐特口服后，可达到 50% 的生物利用度，半衰期约为 29 小时[50]。匹莫齐特主要通过肝脏代谢、尿液排泄。匹莫齐特除了可以拮抗多巴胺能受体外，还可以阻断 α 肾上腺素能受体，抑制电压依赖性钙通道电流，对阿片能系统和 $5HT_2$ 受体也具有拮抗作用[50-51]。尽管 Lorenzo 和 Koo[52]建议起始剂量为 0.5~1.0 毫克，每周增加 1 毫克，但是一般常用剂量为 1~2 毫克/天，每日或每周增加 1~2 毫克。此外，几个研究小组还报道了匹莫齐特可以治疗寄生虫病妄想症[53-55]。其中一个组的研究者 Hamann 和 Avnstorp[54]强调使用匹莫齐特后寄生虫病妄想症患者的瘙痒症状明显减轻。不过，重要的是，匹莫齐特在许多国家并没有允许注册使用，并且寄生虫妄想症患者也可以用新的抗精神病药进行治疗，治疗也很成功，如利培酮（1~3 毫克/天）或奥氮平（2.5~10 毫克/天）[56]。

匹莫齐特可能存在以下副作用：锥体外系反应（静坐不能、震颤、僵直、流涎、面具脸）、失眠、厌食、恶心、腹痛、腹泻、便秘、低血压、镇静、嗜睡、失眠、焦虑、激动、兴奋、幻觉和口干[57]。

### 2.6　阿普唑仑

苯二氮䓬类化合物是配体门控氯离子通道受体 γ-氨基丁酸 A（GABAa）受体的阳性构

象变构调节剂(激动剂)[58]。一般认为,GABA 是中枢神经系统中的抑制性神经递质与分子,可以降低神经元的兴奋性。由于上述的特点,BDZ 可以作为有效的抗焦虑药、镇静剂、催眠药、抗惊厥药和肌肉松弛药使用。另外,BDZ 可诱导健忘症,BDZ 也被麻醉师用作麻醉药物。阿普唑仑是常用的三唑苯并二氮䓬类化合物。口服阿普唑仑可迅速被吸收,生物利用度达到 84%～92%[59],平均半衰期为 10～18 小时。阿普唑仑由肝微粒体酶代谢,代谢物通过尿液排出体外。尽管 BDZ 治疗的效果很好并且过量 BDZ 的症状通常也是轻微或中度的、并不严重,但是副作用的病例也很多,因此,医生在用此药进行治疗的时候必须考虑副作用的影响。BDZ 的副作用包括嗜睡、复视、构音障碍、共济失调和智力障碍[60],偶尔还会出现危及生命的心肺不良反应。长期使用 BDZ 也会存在依赖和戒断症状的风险[61]。与其他药物或酒精联合使用也可能对中枢神经系统产生抑制作用。

在心理皮肤病学方面,研究者建议阿普唑仑的剂量是每天 3 次,每次 0.25～0.5 毫升,用于治疗焦虑症患者的心因性瘙痒或心因性抓挠[10]。

### 2.7　托吡酯

托吡酯是一种硫酸酯取代的单糖,通过不同的机制发挥抗癫痫作用,例如托吡酯可阻断电压敏感的钠通道,增强 GABAa 受体介导的氯电流,降低谷氨酸介导的神经传递,增大钾电导,抑制碳酸酐酶同工酶,以及与蛋白激酶磷酸化位点相互作用等[62]。除了可治疗神经系统相关的疾病以外,托吡酯还可以治疗精神疾病,特别是双相情感障碍、单相抑郁症、精神分裂症、进食障碍、创伤后应激障碍、酒精依赖和 Tourette 综合征等[63]。通常,托吡酯的每日剂量在 50～400 毫克之间。口服托吡酯,生物利用度可达到 80%,半衰期为 19～23 小时。托吡酯大多通过尿液直接排泄,被代谢分解很少。使用托吡酯可能会出现的不良反应包括头晕、头痛、感觉异常、共济失调、言语障碍、嗜睡、精神性运动减慢、神经紧张、记忆力减退和体重减轻[64]。不过,有几篇研究论文报道摄入托吡酯后诱发瘙痒[65-67]。另一方面,Calabrò等人报道了一个有趣的病例[68],他们发现每天用 150 毫克托吡酯可以成功治疗难治性心因性瘙痒。

总之,心因性瘙痒是一个极具挑战性的临床难题。对心因性瘙痒患者而言,心理治疗方法看起来是至关重要的。但是,正如前所述,有部分患者需要精神药物进行治疗。此外,更重要的一点,我们必须强调某一些药物,如 SSRIs,已经被用作其他类型慢性瘙痒的二线或三线治疗了。

(袁晓琳、梁坚强　译,伍冠一　校)

**参考文献**

[1] Weisshaar E, Szepietowski J C, Darsow U, Misery L, Wallengren J, Mettang T, Gieler U, Lotti T, Lambert J, Maisel P, Streit M, Greaves MW, Carmichael AJ, Tschachler E, Ring J, Ständer S: European guideline on chronic pruritus. Acta Derm Venereol 2012;92:563 - 581.

[2] Paus R, Schmelz M, Bíró T, Steinhoff M:Frontiers in pruritus research:scratching the brain for more effective itchtherapy. J Clin Invest 2006;116:1174 - 1186.

[3] Halvorsen J A, Dalg ard F, Thoresen M, Thoresen M, Bjertness E, Lien L:Itch and mental distress: a cross-sec tional study among late adolescents. Acta Derm Venereol 2009;89:39 - 44.

[4] Mazeh D, Melamed Y, Cholostoy A, Aharonovitzch V, Weizman A, Yosipovitch G: Itching in the psychiatric ward. Acta Derm Venereol 2008;88:128 - 131.

[5] Schneider G, Driesch G, Heuft G, Evers S, Luger T A, Ständer S: Psychosomatic cofactors and psychiatric comorbidity in patients with chronic itch. Clin Exp Dermatol 2006;31:762 - 767.

[6] Stangier U, Köhnlein B, Gieler U: Somatoforme Störungen bei ambulanten dermatologischen Patienten. Psychotherapeut 2003;48:321 - 328.

[7] Misery L, Alexandre S, Dutray S, Chastaing M, Consoli S G, Audra H, Bauer D, Bertolus S, Callot V, Cardinaud F, Corrin E, Feton-Danou N, Malet R, Touboul S, Consoli S M: Functional itch disorder or psychogenic pruritus: suggested diagnosis criteria from the French Psychodermatology Group. Acta Derm Venereol 2007;87:341 - 344.

[8] Misery L, Wallengren J, Weisshaar E, Zalewska A; French Psychodermatology Group. Validation of diagnosis criteria of functional itch disorder or psychogenic pruritus. Acta Derm Venereol 2008;88:503 - 504.

[9] Halvorson H, Crooks J, Lahart D A, Farrell K P: An outbreak of itching in an elementary school-a case of mass psychogenic response. J Sch Health 2008; 78:294 - 297.

[10] Fried R G: Evaluation and treatment of 'psychogenic' pruritus and self-excoriation. J Am Acad Dermatol 1994;30:993 - 999.

[11] Harth W, Gieler U, Kusnir D, Tausk F A(eds): Clinical Management in Psychodermatology, ed 1. Berlin, Springer, 2009.

[12] Harris B A, Sherertz E F, Flowers F P: Improvement of chronic neurotic excoriations with oral doxepin therapy. Int J Dermatol 1987;26:541 - 543.

[13] Davis M P, Frandsen J L, Walsh D, Andresen S, Taylor S: Mirtazapine for pruritus. J Pain Symptom Manage 2003;25:288 - 291.

[14] Shaw R J, Dayal S, Good J, Bruckner A L, Joshi S V: Psychiatric medications for the treatment of pruritus. Psychosom Med 2007;69:970 - 978.

[15] Biondi M, Arcangeli T, Petrucci R M: Paroxetine in a case of psychogenic pruritus and neurotic excoriations. Psychother Psychosom 2000;69:165 - 166.

[16] Pukadan D, Antony J, Mohandas E, Cyriac M, Smith G, Elias A: Use of escitalopram in psychogenic excoriation. Aust NZ J Psychiatry 2008;42:435 - 436.

[17] Koo J Y, Ng T C: Psychotropic and neurotropic agents in dermatology: unapproved uses, dosages, or indications. Clin Dermatol 2002;20:582 - 594.

[18] Church D S, Church M K: Pharmacology of antihistamines. World Allergy Organ J 2011;4(3 suppl): S22 - S27.

[19] Simons F E: Advances in $H_1$ - antihistamines. N Engl J Med 2004;351:2203 - 2217.

[20] Paton D M, Webster D R: Clinical pharmacokinetics of $H_1$ - receptor antagonists(the antihistamines). Clin Pharmacokinet 1985;10:477 - 497.

[21] Singh H, Becker P M: Novel therapeutic usage of low-dose doxepin hydrochloride. Expert Opin Investig Drugs 2007; 16:1295 - 1305.

[22] Virtanen R, Scheinin M, Iisalo E: Single dose pharmacokinetics of doxepin in healthy volunteers. Acta Pharmacol Toxicol(Copenh) 1980;47:371 - 376.

[23] Pentel P R, Benowitz N L: Tricyclic antidepressant poisoning. Management of arrhythmias. Med Toxicol 1986;1:101 - 121.

[24] Smith P F, Corelli R L: Doxepin in the management of pruritus associated with allergic cutan eous reactions. Ann Pharmacot her 1997;31:633 - 635.

[25] Hoss D, Segal S. Scalp dysesthesia. Arch Dermatol 1998;134:327 - 330.

[26] Pour-Reza-Gholi F, Nasrollahi A, Firouzan A, Nasli Esfahani E, Farrokhi F: Low-dose doxepin for treatment of pruritus in patients on hemodialysis. Iran J Kidney Dis 2007;1:34 - 37.

[27] Smith K J, Skelton H G, Yeager J, Lee R B, Wagner K F: Pruritus in HIV - 1 disease: therapy with drugs which may modulate the pattern of i mmune dysregulation. Dermatology 1997;195:353 - 358.

[28] Shohrati M, Tajik A, Harandi A A, Davoodi S M, Akmasi M: Comparison of hydroxyzine and doxepin in treatment of pruritus due to sulfur mustard. Skinmed 2007;6:70 - 72.

[29] Berberian B J, Breneman D L, Drake L A, Gratton D, Raimir S S, Phillips S, Sulica V I, Bernstein J E: The addition of topical doxepin to corticos teroid therapy: an improved treatment regimen for atopic dermatitis. Int J Dermatol 1999;38:145 - 148.

[30] Drake L A, Fallon J D, Sober A: Relief of pruritus in patients with atopic dermatitis after treatment with topical doxepin cream. The Doxepin Study Group. J Am Acad Dermatol 1994;31:613 - 616.

[31] Drake L A, Millikan L E: The antipruritic effect of 5% doxepin cream in patients with eczematous dermatitis. Doxepin Study Group. Arch Dermatol 1995;131:1403 - 1408.

[32] Breneman D L, Dunlap F E, Monroe E W, Schupbach C W, Shmunes E, Phillips S B: Doxepin cream relieves eczema-associated pruritus within 15 min and is not accompanied by a risk of rebound upon discontinuation. J Dermatol Treat 1997; 8:161 - 168.

[33] Shelley W B, Shelley E D, Talanin N Y: Self-potentiating allergic contact dermatitis caused by doxepin hydrochloride cream. J Am Acad Dermatol 1996;34:143 - 144.

[34] Bonnel R A, La Grenade L, Karwoski C B, Beitz J G: Allergic contact dermatitis from topical doxepin: Food and Drug Administration's postmarketing surveillance experience. J Am Acad Dermatol 2003; 48:294 - 296.

[35] Anttila S A, Leinonen E V: A review of the pharmacological and clinical profile of mirtazapine. CNS Drug Rev 2001;7:249 - 264.

[36] Ti mmer C J, Sitsen J M, Delbressin e LP: Clinical pharmacokinetics of mirtazapine. Clin Pharmacokinet 2000;38:461 - 474.

[37] Fawcett J, Barkin R L: Review of the results from clinical studies on the efficacy, safety and tolerability of mirtazapine for the treatment of patients with major depression. J Affect Disord 1998;51:267 - 285.

[38] Hundley J L, Yosipovitch G: Mirtazapine for reducing nocturnal itch in patients with chronic pruritus: a pilot study. J Am Acad Dermatol 2004;50:889 - 891.

[39] Bigatà X, Sais G, Soler F: Severe chronic urticaria: response to mirtazapine. J Am Acad Dermatol 2005;53:916 - 917.

[40] Demierre M F, Taverna J: Mirtazapine and gabapentin for reducing pruritus in cutan eous T-cell lymphoma. J Am Acad Dermatol 2006;55:543 - 544.

[41] Lee J J, Girouard S D, Carlberg V M, Mostaghimi A: Effective use of mirtazapine for refractory pruritus associated with carcinoma en cuirasse. BMJ Support Palliat Care 2016;6:119 - 121.

[42] van Harten J: Clinical pharmacokinetics of selective serotonin reuptake inhibitors. Clin Pharmacokinet 1993;24:203 - 220.

[43] Hiemke C, Härtter S: Pharmacokinetics of selective serotonin reuptake inhibitors. Pharmacol Ther 2000;85:11 - 28.

[44] Aigner M, Treasure J, Kaye W, Kasper S; WFSBP Task Force On Eating Disorders: World Federation of Societies of Biological Psychiatry(WFSBP) guidelines for the pharmacological treatment of eating disorders. World J Biol Psychiatry 2011; 12:400 - 443.

[45] Bandelow B, Sher L, Bunevicius R, Hollander E, Kasper S, Zohar J, Möller H J; WFSBP Task Force

on Mental Disorders in Primary Care; WFSBP Task Force on Anxiety Disorders, OCD and PTSD: Guidelines for the pharmacological treatment of anxiety disorders, obsessive-compulsive disorder and posttraumatic stress disorder in primary care. Int J Psychiatry Clin Pract 2012;16:77 - 84.

[46] Ständer S, Böckenholt B, SchürmeyerHorst F, Weishaupt C, Heuft G, Luger TA, Schneider G: Treatment of chronic pruritus with the selective serotonin re-uptake inhibitors paroxetine and fluvoxamine:results of an open-labelled, two-arm proof-of-concept study. Acta Derm Venereol 2009; 89:45 - 51.

[47] Cederberg J, Knight S, Svenson S, Melhus H:Itch and skin rash from chocolate during fluoxetine and sertraline treatment:case report. BMC Psychiatry 2004; 4:36.

[48] Rao N:The clinical pharmacokinetics of escitalopram. Clin Pharmacokinet 2007; 46:281 - 290.

[49] Kaufman J M:Selective serotonin reuptake inhibitor(SSRI) drugs:more risks than benefits? J Am Physicians Surg 2009;14:7 - 12.

[50] Tennyson H, Levine N:Neurotropic and psychotropic drugs in dermatology. Dermatol Clin 2001;19: 179 - 197.

[51] Cohen M L, Carpenter R, Schenck K, Wittenauer L, Mason N:Effect of nitrendipine, diltiazem, trifluoperazine and pimozide on serotonin2(5-HT$_2$) receptor activation in the rat uterus and jugular vein. J Pharmacol Exp Ther 1986; 238:860 - 867.

[52] Lorenzo C R, Koo J:Pimozide in dermatologic practice:a comprehensive review. Am J Clin Dermatol 2004;5:339 - 349.

[53] Reilly T M, Jopling W H, Beard A W:Successful treatment with pimozide of delusional parasitosis. Br J Dermatol 1978; 98:457 - 459.

[54] Hamann K, Avnstorp C:Delusions of infestation treated by pimozide:a double-blind crossover clinical study. Acta Derm Venereol 1982;62:55 - 58.

[55] Zomer S F, De Wit R F, Van Bronswijk J E, Nabarro G, Van Vloten W A:Delusions of parasitosis. A psychiatric disorder to be treated by dermatologists? An analysis of 33 patients. Br J Dermatol 1998; 138:1030 - 1032.

[56] Lepping P, Freudenmann R W:Delusional parasitosis:a new pathway for diagnosis and treatment. Clin Exp Dermatol 2008;33:113 - 117.

[57] Pinder R M, Brogden R N, Swayer R, Speight T M, Spencer R, Avery G S:Pimozide:a review of its pharmacological properties and therapeutic uses in psychiatry. Drugs 1976;12:1 - 40.

[58] Griffin C E 3rd, Kaye A M, Bueno F R, Kaye A D:Benzodiazepine pharmacology and central nervous system-mediated effects. Ochsner J 2013;13:214 - 223.

[59] Greenblatt D J, Wright C E:Clinical pharmacokinetics of alprazolam. Therapeutic implications. Clin Pharmacokinet 1993;24:453 - 471.

[60] Gaudreault P, Guay J, Thivierge R L, Verdy I:Benzodiazepine poisoning. Clinical and pharmacological considerations and treatment. Drug Saf 1991;6:247 - 265.

[61] Baldwin D S, Aitchison K, Bateson A, Curran H V, Davies S, Leonard B, Nutt D J, Stephens D N, Wilson S:Benzodiazepines:risks and benefits. A reconsideration. J Psychopharmacol 2013;27:967 - 971.

[62] Guerrini R, Parmeggiani L:Topiramate and its clinical applications in epilepsy. Expert Opin Pharmacother 2006;7:811 - 823.

[63] Arnone D:Review of the use of topiramate for treatment of psychiatric disorders. Ann Gen Psychiatry 2005;4:5.

[64] Wong I C, Lhatoo S D: Adverse reactions to new anticonvulsant drugs. Drug Saf 2000; 23: 35 – 56.

[65] Ochoa J G: Pruritus, a rare but troublesome adverse reaction of topiramate. Seizure 2003; 12: 516 – 518.

[66] Aggarwal A, Kumar R, Sharma R C, Sharma D D: Topiramate induced pruritus in a patient with alcohol dependence. Indian J Dermatol 2011; 56: 421 – 422.

[67] Signorelli M S, Cinconze M, Nasca M R, Marino M, Martinotti G, Di Giannantonio M, Aguglia E: Can topiramate induce pruritus? A case report and review of literature. CNS Neurol Disord Drug Targets 2015; 14: 309 – 312.

[68] Calabrò R S, Bramanti P, Digangi G, Mondello S, Italiano D: Psychogenic itch responding to topiramate. Psychosomatics 2013; 54: 297 – 300.

# 第 20 章　尿毒症瘙痒的治疗与管理

Thomas Mettang

DKD Helios Klinik, Wiesbaden, Germany

**摘要**　尿毒症瘙痒在进展期肾病或肾衰竭患者中很常见,临床病人遭受瘙痒的异常折磨,严重影响患者的生活质量。据一项代表性研究表明:血液透析患者慢性瘙痒的发生率为 25%,但如果考虑排除国家对病人的帮助支持和透析的疗效对瘙痒的影响,慢性瘙痒发生率可能达到 50% 以上。关于尿毒症瘙痒的发病机制我们知之甚少。除甲状旁腺激素外,组胺、类胰蛋白酶和磷酸钙代谢的改变等都是导致尿毒症瘙痒的可能因素。最近,研究者开始调查研究阿片类药物系统的紊乱和炎症状况,这些因素也被怀疑参与尿毒症瘙痒发病机制,但到目前为止仍未得到证实。目前,透析患者进行慢性瘙痒的治疗仍然很困难。局部给予保湿或免疫调节化合物,例如 γ-亚麻酸或他克莫司,以及纳洛芬治疗慢性瘙痒可能有一定帮助。除上述之外,加巴喷丁和普瑞巴林是有希望可以缓解尿毒症瘙痒的药物。在很多病例治疗中,UVB 光疗也可有效降低瘙痒的强度。但是,在治疗患者时,还应考虑到大多数有效的药物未获得治疗瘙痒的许可。因此,应该选择经过深思熟虑、充分考虑好的风险-治疗效果关系的治疗方案。在非常严重和难治的病例中,适合肾移植的患者可能会转为“高度危急”的病情,只能通过肾移植进行治疗,在大多数情况下,成功的肾移植可治愈尿毒症瘙痒。

## 1　尿毒症瘙痒的定义和临床特征

尿毒症瘙痒,也称为尿毒症瘙痒症或慢性肾脏疾病(Chronickidney disease,CKD)相关瘙痒,一直是许多晚期或终末期肾病患者的常见和很令人痛苦的临床问题[1]。对上述患者的慢性瘙痒(Chronic itch,CI)治疗,尤其是瘙痒症严重的患者,已被证明相当困难。

目前治疗尿毒症瘙痒的问题是无法制定有效治疗方法和方案,主要是因为缺乏对尿毒症瘙痒发病机制的认识,以及不够了解 CKD 相关瘙痒在临床上多样性的情况[2]。由于系统性研究很难获得数据,因此研究很少。

CKD 相关瘙痒的强度可能差别很大,从白天到夜晚,有的可能是轻微不适,有的可能让人难以忍受。当发生尿毒症瘙痒时,除了皮肤颜色的常见变化以及经常能看到的皮肤干燥以外,大多数患者的皮肤外观都是正常的。在抓挠后皮肤会出现有脓疱或者无脓疱的病变,在某些病例中还可以观察到结节性痒疹(图 20.1)。CKD 相关瘙痒发病部位分布有差异,25%～50% 的患者声称他们的瘙痒是全身性的[3-4]。最近,在德国的一项横断面研究(GEHIS)中,血液透析患者慢性瘙痒发生的部位主要在背部、腿部和头皮上,尤其是在血液透析期间和透析之后瘙痒程度是最严重的[1]。但是另一项研究报告称,只有 25% 的患者严重的瘙痒与血液透析过程直接相关[5]。

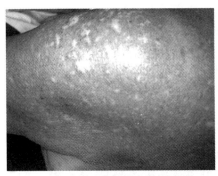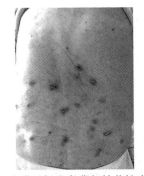

(a) 血液透析患者肩膀上的深瘢痕 　　(b) 腹膜透析患者背部结节性痒疹

**图 20.1　尿毒症瘙痒患者皮肤变化**

尿毒症瘙痒的诊断可能是很困难的。因为,许多晚期 CKD 的患者(IV-V)还患有其他疾病,例如心血管疾病、糖尿病、慢性肝脏或血液疾病,疾病的本身或者治疗这些疾病的药物也可能引起瘙痒。此外,晚期 CKD 的患者还可能患上瘙痒性皮肤病。Hayani 等人[2] 报道,18%的血液透析慢性瘙痒患者受到皮肤病的影响。

## 2　尿毒症瘙痒的患病率

在过去的 20 年中,血液透析中慢性瘙痒的患病率似乎有所下降。在 20 世纪 70 年代早期,近85%的患者会有 CKD 相关性瘙痒症[6],但在 20 世纪 80 年代后期,患病率降至50%~60%[7]。许多研究虽然报告了血液透析患者慢性瘙痒的患病率,但是这些研究的诊断和患者选择标准都不相同,并且他们的数据大多数仅来自一个或几个血液透析中心。来自不同国家血液透析患者的透析结果和实践模式研究(DOPPS)的数据显示,约 45%的患者患有 CKD 相关性瘙痒[8]。最近在德国进行的第一次全国范围内横断面研究表明,CKD 相关性瘙痒患病率显著降低了(降低至 25%)[1]。

有趣的是,对于透析(腹膜透析和血液透析)的幼儿患者,发生严重瘙痒的病例似乎较少。在一项针对所有德国儿科透析中心进行的系统评价研究中,涉及 199 名儿童,只有9.1%的透析儿童抱怨存在瘙痒。而且,报告还指出上述的瘙痒并不严重[9]。但是,最近另一项研究报告指出,腹膜透析和血液透析的儿童患者慢性瘙痒的患病率为 23%[10]。

腹膜透析的患者患慢性瘙痒症患病率的数据非常少。虽然只有少数研究数据披露,但是这些数据重点强调了以下观点——腹膜透析与血液透析患者发生慢性瘙痒的患病率是相似的[9,11]。

## 3　病理生理机制

目前,研究者已经提出了多种关于 CKD 相关瘙痒的病理生理机制的假说。甲状旁腺激素是可能的原因之一,因为血液透析慢性瘙痒患者中甲状旁腺功能亢进患者瘙痒最为严重,如果进行甲状旁腺切除,那么瘙痒就会缓解[12-13]。但是,其他的研究无法证实甲状旁腺激素是引起瘙痒的物质[14]。此外,研究认为,在透析中钙或磷酸盐在皮肤的沉积和血清中钙结合蛋白的量都与慢性瘙痒无关[15-16]。另外,组胺或类胰蛋白酶尽管在尿毒症患者中的浓度水平增高[17-19],但没有证据表明组胺或类胰蛋白酶在 CKD 中诱导了瘙痒的产生[7,18,20]。CKD 患者的常见症状干皮症,对于饱受慢性瘙痒困扰的透析患者而言,可能会导致患者瘙痒强度的增加[21]。

根据其他研究的观察和数据,越来越多的证据表明:尿毒症瘙痒是系统性疾病而不是单独的皮肤疾病,尿毒症瘙痒的发病机制很可能是通过促炎的方式造成免疫系统的功能紊乱,这也可能是 CKD 相关瘙痒的发病机制之一。Virga 等人在一项研究中发现,存在 CKD 相关瘙痒的血液透析患者的 C 反应蛋白水平明显高于没有 CKD 相关瘙痒的患者[22]。

我们在一项多中心的研究中发现,患有慢性瘙痒的血液透析患者的 T 细胞分化比没有慢性瘙痒的患者更明显[23]。此外,CKD 相关瘙痒患者血液中的 C 反应蛋白和白细胞介素水平比没有瘙痒的患者显著增加。上述结果支持炎症状态可能参与或至少是伴随 CKD 相关瘙痒的假设。

# 4　治疗

治疗 CKD 相关瘙痒的方法很少。最重要的治疗方法是:

- 使用不同软膏进行局部治疗。
- 用阿片 $\mu$ 受体拮抗剂和 $\kappa$ 受体激动剂进行全身性治疗。
- 利用具有抗炎特性的药物进行治疗。
- 加巴喷丁和普瑞巴林。
- 光疗。
- 针灸。

表 20.1 总结了最重要的透析慢性瘙痒患者的对照试验。

## 4.1　利用他克莫司和 $\gamma$-亚麻酸软膏进行局部治疗

每日使用补水润肤剂进行局部治疗是最基本的治疗策略与要求。如果在润肤剂中添加薄荷醇等凉感的物质,那么可能会进一步增强药物的止痒效果,但目前还缺乏适当的对照研究。

表 20.1　对透析慢性瘙痒进行的重要对照试验

| 第一作者,参考文献,年份 | 干预/药物治疗 | 设计 | 治疗的患者数量 | 治疗持续时间 | 结果 |
|---|---|---|---|---|---|
| Gunal[38],2004 年 | 加巴喷丁 300 毫克,口服,每周 3 次 | 随机对照试验 | 25 人 | 4 周 | 极显著的差异 |
| Razeghi[39],2009 | 加巴喷丁 100 毫克,口服,每周 3 次 | 交叉随机对照试验 | 34 人 | 4 周 | 极显著的差异 |
| Wikstrom[31],2005 | 纳呋拉啡 5 微克,静脉注射,每周 3 次 | Meta 分析 2 项随机对照试验 | 144 人 | 2~4 周 | 显著的差异 |
| Kumagai[32],2010 | 纳呋拉啡 2.5 微克或 5 微克,口服,每天 | 随机对照试验 | 337 人 | 2 周 | 显著的差异 |
| Peer[29],1996 | 纳呋拉啡 50 毫克,口服,每天 | 交叉随机对照试验 | 15 人 | 7 天 | 极显著的差异 |
| Pauli-Magnus[30],2000 | 纳呋拉啡 50 毫克,口服,每天 | 交叉随机对照试验 | 23 人 | 28 天 | 无效果(安慰剂和治疗之间无差异) |

续表

| 第一作者,参考<br>文献,年份 | 干预/药物治疗 | 设计 | 治疗的<br>患者数量 | 治疗持续<br>时间 | 结果 |
|---|---|---|---|---|---|
| Silva[36],1994 | 沙利度胺 100 毫克,<br>每日 1 次 | 随机对照试验 | 29 人 | 7 天 | 中等但存在显<br>著差异($P <$<br>0.05) |
| Duo[46],1987 | 电针刺激,每周 3 次 | 对照组(假针灸<br>治疗) | 6 人 | 2 周 | 显著的差异 |
| Che-Yi[47],2005 | 针灸,每周 3 次 | 对照组(假针灸<br>治疗) | 40 人 | 1 月 | 显著的差异 |
| Ko[44],2011 | 光疗(窄频 UVB) | 单盲 | 21 人 | 6 周 | 无显著差异 |
| Duque[27],2005 | 0.01% 他克莫司软<br>膏,每日 2 次 | 溶剂对照研究 | 22 人 | 4 周 | 对照组与治疗<br>组之间无显著<br>差异 |
| Chen[28],2006 | 2.2% γ-亚麻酸软<br>膏,每日 3 次 | 交叉随机对照<br>试验 | 17 人 | 2 周 | 显著的差异 |

他克莫司软膏对特应性皮炎的治疗效果非常好,治疗后疾病相关症状会完全或部分消退[24]。他克莫司软膏对 CKD 也有作用,我们报道了 3 例伴有严重的 CKD 相关性瘙痒腹膜透析患者,每天 2 次使用 0.03% 他克莫司软膏局部治疗瘙痒最严重的区域,持续 7 天,结果发现他克莫司可以显著降低瘙痒强度[25]。在一项没有对照的前瞻性研究中,25 名慢性瘙痒患者,接受他克莫司软膏局部治疗 6 周,发现瘙痒症状得到显著改善[26]。但是,另一项通过双盲、溶剂组对照研究的方法对 22 名血液透析慢性瘙痒患者进行他克莫司治疗,令人惊奇的是,治疗组和溶剂组的瘙痒强度均显著降低约 80%[27]。他克莫司和溶剂的作用差别并没有研究清楚。但是,研究者也解释不了为什么溶剂组可以降低瘙痒。

在 Chen 等人的一项针对 17 名患有严重慢性瘙痒 CKD 患者的研究中发现,含有高浓度 γ-亚麻酸和必需脂肪酸的乳膏能够降低瘙痒强度[28]。研究者推测,作为前列腺素类物质前体的 γ-亚麻酸,它的抗炎特性可能是止痒的机制。

### 4.2 用阿片 μ 受体拮抗剂和 κ 受体激动剂进行全身治疗

#### 4.2.1 阿片 μ 受体拮抗剂

应用阿片类拮抗剂治疗尿毒症瘙痒主要是根据内源性阿片肽可能参与尿毒症瘙痒发病机制的假设。Peer 等人做一项安慰剂对照的临床试验,发现口服阿片 μ 受体拮抗剂纳曲酮治疗后,所有严重尿毒症瘙痒患者的瘙痒症状都显著降低[29]。我们也对 23 例血液透析或腹膜透析患者进行了类似的研究(安慰剂对照,双盲,交叉),每天服用 50 毫克纳曲酮进行治疗,并持续 4 周。每日都通过视觉模拟评分量表(VAS)法对瘙痒强度评分,并每周详细统计评分[30]。但是,纳曲酮和安慰剂间的差异无统计学意义。我们很难解释上述两项研究结果为何不同。因为这些研究试验设计是相似的,不同的地方仅仅是评估不同组别的瘙痒强度方法可能存在差异。

### 4.2.2　阿片 κ 受体激动剂

有研究推测,激活真皮细胞和淋巴细胞上表达的阿片 κ 受体可抑制瘙痒。因此,当阿片 κ 受体未被充分刺激或阿片 μ 受体过度表达时,患者可能会遭受更严重的瘙痒。根据上述的假设,研究者测试了阿片 κ 受体激动剂(纳呋拉啡)是否能够减轻 CKD 相关的瘙痒。研究者发现阿片 κ 受体激动剂可能通过抑制脊髓内的传递痒觉信息的神经元,从而抑制痒觉冲动的传导。

纳呋拉啡是一种高选择性阿片 κ 受体激动剂。一项针对两项随机双盲和安慰剂对照研究的 Meta 分析发现,144 名血液透析慢性瘙痒患者使用纳呋拉啡进行治疗,每周 3 次血液透析后再短时间给予 5 微克纳呋拉啡,总共持续 2 周或 4 周。纳呋拉啡具有中等程度但显著的止痒作用[31]。另一项随机前瞻性安慰剂对照的 Ⅲ 期研究中,总计 337 例血液透析慢性瘙痒患者口服盐酸纳呋拉啡,每日剂量为 2.5 微克或 5 微克,持续 2 周[32]。研究发现,在用纳呋拉啡治疗 7 天后,瘙痒强度(通过 VAS 测量;0～100 毫米)分别显著降低 22 毫米(5 微克)和 23 毫米(2.5 微克)。给予安慰剂,慢性瘙痒只下降了 13 毫米。但是,两种剂量的治疗组药物不良反应(特别是失眠)要比安慰剂组发生得更频繁(5 微克时为 35.1%,2.5 微克时为 25%),安慰剂组发生不良反应仅为 16.2%。另外,一旦停止药物治疗,止痒效果就会快速消失。对 211 名血液透析患者在 52 周内口服 5 毫克纳富芬进行了一项开放性长期研究,在结果和药物不良反应方面获得了相似的结果[33]。

布托啡诺是一种阿片 κ 受体激动剂和阿片 μ 受体拮抗剂,它对 CKD 相关瘙痒中是否有效仍有待阐明。Dawn 和 Yosipovitch[34]已经在"顽固性瘙痒"患者中使用了这种药物,并取得了很好的效果。

### 4.3　具有抗炎特性的药物

#### 4.3.1　沙利度胺

沙利度胺是一种免疫调节剂,可用来治疗移植物抗宿主反应,抑制肿瘤坏死因子(TNF)-α 的产生,促进 Th₂ 淋巴细胞的分化,抑制产生 IL-2 的 Th₁ 细胞活化[35]。在一项安慰剂对照交叉随机双盲研究中,沙利度胺被用来治疗难治性尿毒症瘙痒。研究结果证明,接受沙利度胺治疗后,大约有 50% 的慢性瘙痒患者症状得到改善[36]。除了抑制 TNF-α 外,中枢的抑制作用也可能是沙利度胺止痒效果的原因之一。

#### 4.3.2　己酮可可碱

己酮可可碱是一种弱的 TNF-α 抑制剂。在一项开放性研究中,7 名对加巴喷丁治疗或 UVB 光疗无效的血液透析慢性瘙痒患者接受己酮可可碱治疗,每周 3 次静脉注射 600 毫克己酮可可碱(每次透析疗程结束时给药),给药 4 周。能够耐受该药物的患者,瘙痒几乎都消失,而且停止治疗后,效果还可持续至少 4 周[37]。考虑到有效的剂量至少需要有同等药物剂量的耐受性,有效的剂量比较高,要很高的耐受性,因此这种方法仅仅建议用于严重的难治性慢性瘙痒病例。

#### 4.3.3　加巴喷丁和普瑞巴林

加巴喷丁最初的设计是一种抗惊厥药,它可作用于中枢神经系统钙通道,是一种阻断剂,可以帮助神经性疼痛患者缓解疼痛。Gunal 等人用加巴喷丁治疗 25 例 CKD 相关瘙痒的血液透析患者,每周 3 次口服 300 毫克加巴喷丁,持续 4 周[38]。结果证明该疗法对于减轻瘙痒是安全且高效的。加巴喷丁治疗 4 周后,用 VAS 法评分测定瘙痒强度,从治疗前的 8.4

分降至治疗后的 1.2 分。在另一项双盲对照交叉研究中,每周 3 次口服加巴喷丁进行治疗,100 例患者有 34 例获得了与上述相似的结果,瘙痒强度下降[39]。加巴喷丁虽然还没有被允许用来治疗瘙痒,但它的耐受性非常好,可以考虑作为治疗透析慢性瘙痒患者的一种有效方法。

普瑞巴林是与加巴喷丁类似的一种药物,据报道普瑞巴林也可以减轻透析患者的慢性瘙痒。有研究对每周两次口服给予 75 毫克普瑞巴林与昂丹司琼或安慰剂治疗慢性瘙痒进行了比较。虽然可以证明普瑞巴林的显著作用,但使用昂丹司琼和安慰剂并没有产生显著的结果[40]。研究者在另一篇论文提出,由于普瑞巴林具有良好的止痒作用和耐受性,如果透析患者对加巴喷丁无反应或不耐受,可以转为用普瑞巴林进行治疗[41]。

### 4.4 光疗法

一系列的研究表明光疗也可以治疗 CKD 相关瘙痒,尤其是宽频 UVB 的治疗方法。Gilchrest 等人的研究显示,相当多的患者用 UVB 进行治疗后可缓解 CKD 相关瘙痒[42]。根据 Tan 等人的 Meta 分析,UVB 治疗仍然是有效的疗法,但是 UVA 似乎没有治疗效果[43]。

不过,研究无法证实窄频 UVB 光疗法治疗慢性瘙痒具有显著的止痒效果[44]。此外,还要时刻注意患者在 UVB 照射后皮肤恶性肿瘤生长和长期全身性免疫抑制的风险,尤其是对于计划要进行肾移植的透析患者更应该注意。

### 4.5 针灸

针灸常用来治疗不同疾病引起的疼痛,效果很好[45]。针灸也可以用来治疗肾病相关性瘙痒。第一次报道针灸治疗透析慢性瘙痒患者可以追溯到 1987 年,当时 Duo 对 6 名血液透析患者采用盲法电针刺激或假电针刺激治疗严重慢性瘙痒[46]。研究发现,与假电针刺激组相比,通过评分,电针刺激可以显著抑制瘙痒。在另一项研究中,40 名患有 CKD 相关瘙痒的患者接受针灸治疗,在穴位曲池(LI11)或穴位 2 厘米外侧非穴位的点进行针刺治疗,每周 3 次,持续 1 个月。研究使用瘙痒程度、瘙痒分布和睡眠状况进行评分,研究发现在正确穴位进行针刺治疗的患者瘙痒症状显著减轻,而非穴位针刺的患者,瘙痒没有显著变化[47]。鉴于这些结果,对于有经验的人而言,针灸可能是治疗 CKD 相关瘙痒的有用工具。

表 20.2 肾病透析慢性瘙痒的治疗方法

| | 药物 | 剂量 | 说明 | 药物推荐等级 |
|---|---|---|---|---|
| 1 | 加巴喷丁 | 50～100 毫克/天,口服 | 如果肾脏功能受损,应降低剂量,不会出现药物之间互相作用 | ⅠA |
| 2 | 普瑞巴林 | 2×75 毫克/周,口服 | 如果肾脏功能受损,应降低剂量,不会出现药物之间互相作用 | ⅠB |
| 3 | 环丙甲羟二羟吗啡酮 | 50 毫克/天 | 如果出现戒断症状:谨慎增加剂量;疼痛,定向障碍 | ⅡbB |
| 4 | 纳呋拉啡 | 2.5～5.0 毫克/天,口服 | 目前在欧洲没有获得批准;可能出现睡眠障碍、恶心症状 | ⅠB |
| 5 | 光疗以及局部治疗 | | 除其他全身治疗方法外 | ⅡbA—ⅡbC |

注:除了特殊的药物治疗外,所有患者都应接受每日局部治疗,使用润肤剂作为基础治疗。

　　总之,治疗透析患者慢性瘙痒时,强烈建议采用逐步的方法(表 20.2)。从一开始,就应该通过逐步尝试进行治疗,保证药物最大的安全性和有效性。除了局部药物治疗外,加巴喷丁、免疫调节药物和阿片 κ 受体激动剂等全身性药物可能对瘙痒严重的患者也有帮助。例如对于那些绝望的患者,主要是符合肾移植指征被宣布为"高度紧急"的患者,他们肾移植的等待时间将减少。在大多数情况下,成功的肾移植是可以减轻患者 CKD 相关的瘙痒[48]。

(陈曦　译,伍冠一　校)

## 参考文献

[1] Weiss M, Mettang T, Tschulena U, Passlick-Deetjen J, Weisshaar E:Prevalence of chronic itch and associated factors in haemodialysis patients:a representative cross-sec tional study. ActaDermVenereol 2015;95:816－821.

[2] Hayani K, Weiss M, Weisshaar E:Clinical findings and provision of care inhaemodialysis patients with chronicitch:new results from the German Epidemiological Haemodialysis Itch Study. ActaDermVenereol 2016;96:361－366.

[3] Morvay M, Marghescu S:Skin changesin hemodialysis patients(in German). Med Klin(Munich) 1988;83:507－510.

[4] Ponticelli C, Bencini P L:Uremic pruritus:a review. Nephron 1992;60:1－5.

[5] Gilchrest B A, Stern R S, Steinman TI, Brown RS, Arndt KA, Anderson WW:Clinical features of pruritus among patients undergoing maintenance hemodialysis. Arch Dermatol 1982;118:154－156.

[6] Young A W Jr, Sweeney E W, David D S,Cheigh J, Hochgelerenl E L, Sakai S, et al:Dermatologic evaluation of pruritus inpatients on hemodialysis. NY State JMed 1973;73:2670－2674.

[7] Mettang T, Fritz P, Weber J, Machleidt C, Hübel E, Kuhlmann U:Uremic pruritus in patients on hemodialysis or continuous ambulatory peritoneal dialysis(CAPD). The role of plasma histamine and skin mast cells.ClinNephrol 1990; 34:136－141.

[8] Pisoni R L, Wikstrom B, Elder S J, Akizawa T, Asano Y, Keen M L, et al:Pruritus in haemodialysis patients:International results from the Dialysis Outcomes and Practice Patterns Study (DOPPS). Nephrol Dial Transplant 2006;21:3495－3505.

[9] Schwab M, Mikus G, Mettang T, PauliMagnus C, Kuhlmann U:Urämischer Pruritus imKindes-und Jugendalter. MonatszeitschriftKinderheilkunde 1999;147:232.

[10] Wojtowicz-Prus E, Kilis-Pstrusinska K, Reich A, Zachwieja K, Miklaszewska M, Szczepanska M, et al:Disturbed skin barrier in children with chronic kidney disease. PediatrNephrol 2015;30:333－338.

[11] Narita I, Alchi B, Omori K, Sato F, Ajiro J, Saga D, et al:Etiology and prognostic significance of severe uremic pruritus in chronic hemodialysis patients. Kidney Int 2006;69:1626－1632.

[12] Massry S G, Popovtzer M M, Coburn J W, Makoff D L, Maxwell M H, Kleeman C R:Intractable pruritus as a manifestation of sec ondary hyperparathyroidism in uremia. Disappearance of itching after subtotal parathyroidectomy. N Engl J Med 1968;279:697－700.

[13] Hampers C L, Katz A I, Wilson R E, Merrill J P:Disappearance of 'uremic' itching after subtotal parathyroidectomy. N Engl J Med 1968;279:695－697.

[14] Stahle-Backdahl M, Hagermark O, Lins L E, Torring O, Hilliges M, Johansson O:Experimental and i mmunohistochemical studies on the possible role of parathyroid hormone in uraemic pruritus. J Intern Med 1989;225:411－415.

[15] Blachley J D, Blankenship D M, Menter A, Parker TF 3rd, Knochel J P: Uremic pruritus: skin

divalent ion content and response to ultraviolet phototherapy. Am J Kidney Dis 1985;5:237 - 241.

[16] Mettang T, Matterne U, Roth H J, Weisshaar E:Lacking evidence for calciumbinding protein fetuin-A to be linked with chronic kidney disease-related pruritus(CKD-rP). NDT Plus 2010;3:104 - 105.

[17] Stockenhuber F, Kurz R W, Sertl K, Grimm G, Balcke P:Increased plasma histamine levels in uraemic pruritus. ClinSci(Lond) 1990;79:477 - 482.

[18] Dimkovic N, Djukanovic L, Radmilovic A, Bojic P, Juloski T:Uremic pruritus and skin mast cells. Nephron 1992;61:5 - 9.

[19] Dugas-Breit S, Schopf P, Dugas M, Schiffl H, Rueff F, Przybilla B:Baseline serum levels of mast cell tryptase are raised in hemodialysis patients and associated with severity of pruritus. J DtschDermatolGes 2005;3:343 - 347.

[20] Hiroshige K, Kabashima N, Takasugi M, Kuroiwa A:Optimal dialysis improves uremic pruritus. Am J Kidney Dis 1995; 25:413 - 419.

[21] Szepietowski J C, Reich A, Schwartz R A:Uraemicxerosis. Nephrol Dial Transplant 2004;19:2709 - 2712.

[22] Virga G, Visentin I, La, Milia, V, Bonadonna A:Infla mmation and pruritus in haemodialysis patients. Nephrol Dial Transplant 2002;17:2164 - 2169.

[23] Kimmel M, Alscher D M, Dunst R, Braun N, Machleidt C, Kiefer T, et al:The role of micro-infla mmation in the pathogenesis of uraemic pruritus in haemodialysis patients. Nephrol Dial Transplant 2006;21:749 - 755.

[24] Gianni L M, Sulli M M:Topical tacrolimus in the treatment of atopic dermatitis. Ann Pharmacot her 2001;35:943 - 946.

[25] Pauli-Magnus C, Klumpp S, Alscher D M, Kuhlmann U, Mettang T:Shortterm efficacy of tacrolimus ointment in severe uremic pruritus. Perit Dial Int 2000;20:802 - 803.

[26] Kuypers D R, Claes K, Evenepoel P, Maes B, Vanrenterghem Y:A prospective proof of concept study of the efficacy of tacrolimus ointment on uraemic pruritus(UP) in patients on chronic dialysis therapy. Nephrol Dial Transplant 2004; 19:1895 - 1901.

[27] Duque M I, Yosipovitch G, Fleischer A B Jr, Willard J, Freedman B I:Lack of efficacy of tacrolimus ointment 0. 1% for treatment of hemodialysis-related pruritus: a randomized, double-blind, vehicle-controlled study. J Am AcadDermatol 2005;52:519 - 521.

[28] Chen Y C, Chiu W T, Wu M S:Therapeutic effect of topical ga mma-linolenic acid on refractory uremic pruritus. Am J Kidney Dis 2006;48:69 - 76.

[29] Peer G, Kivity S, Agami O, Fireman E, Silverberg D, Blum M, et al:Randomised crossover trial of naltrexone in uraemic pruritus. Lancet 1996;348:1552 - 1554.

[30] Pauli-Magnus C, Mikus G, Alscher D M, Kirschner T, Nagel W, Gugeler N, et al:Naltrexone does not relieve uremic pruritus:results of a randomized, doubleblind, placebo-controlled crossover study. J Am SocNephrol 2000;11:514 - 519.

[31] Wikstrom B, Gellert R, Ladefoged S D, Danda Y, Akai M, Ide K, et al:Kappaopioid system in uremic pruritus: multicenter, randomized, double-blind, placebo-controlled clinical studies. J Am SocNephrol 2005;16:3742 - 3747.

[32] Kumagai H, Ebata T, Takamori K, Muramatsu T, Nakamoto H, Suzuki H:Effect of a novel kappa-receptor agonist, nalfurafine hydrochloride, on severe itch in 337 haemodialysis patients:a phase III, randomized, double-blind, placebo-controlled study. Nephrol Dial Transplant 2010;25:1251 - 1257.

[33] Kumagai H, Ebata T, Takamori K, Miyasato K, Muramatsu T, Nakamoto H, et al:Efficacy and safety of a novel k-agonist for managing intractable pruritus in dialysis patients. Am J Nephrol 2012;

36:175 - 183.

[34] Dawn A G, Yosipovitch G: Butorphanol for treatment of intractable pruritus. J Am AcadDermatol 2006;54:527 - 531.

[35] McHugh S M, Rifkin I R, Deighton J, Wilson A B, Lachmann P J, Lockwood C M, et al: The immunosuppressive drug thalidomide induces T helper cell type 2(Th₂) and concomitan tly inhibits Th₁ cytokine production in mitogen-and antigen-stimulated human peripheral blood mononuclear cell cultures. ClinExpI mmunol 1995;99:160 - 167.

[36] Silva S R, Viana P C, Lugon N V, Hoette M, Ruzany F, Lugon J R: Thalidomide for the treatment of uremic pruritus: a crossover randomized double-blind trial. Nephron 1994;67:270 - 273.

[37] Mettang T, Krumme B, Bohler J, Roeckel A: Pentoxifylline as treatment for uraemic pruritus-an addition to the weak armentarium for a co mmon clinical symptom? Nephrol Dial Transplant 2007;22: 2727 - 2728.

[38] Gunal A I, Ozalp G, Yoldas T K, Gunal S Y, Kirciman E, Celiker H: Gabapentin therapy for pruritus in haemodialysis patients: a randomized, placebo-controlled, double-blind trial. Nephrol Dial Transplant 2004;19:3137 - 3139.

[39] Razeghi E, Eskandari D, Ganji M R, Meysamie A P, Togha M, Khashayar P: Gabapentin and uremic pruritus in hemodialysis patients. Ren Fail 2009;31:85 - 90.

[40] Yue J, Jiao S, Xiao Y, Ren W, Zhao T, Meng J: Comparison of pregabalin with ondansetron in treatment of uraemic pruritus in dialysis patients: a prospective, randomized, double-blind study. IntUrolNephrol 2015;47:161 - 167.

[41] Rayner H, Baharani J, Smith S, Suresh V, Dasgupta I: Uraemic pruritus: relief of itching by gabapentin and pregabalin. Nephron ClinPract 2013;122:75 - 79.

[42] Gilchrest B A, Rowe J W, Brown R S, Steinman T I, Arndt K A: Ultraviolet phototherapy of uremic pruritus. Long-term results and possible mechanism of action. Ann Intern Med 1979;91:17 - 21.

[43] Tan J K, Haberman H F, Coldman A J: Identifying effective treatments for uremic pruritus. J Am AcadDermatol 1991; 25:811 - 818.

[44] Ko M, Yang J, Wu H, Hu F, Chen S, Tsai P, et al: Narrowband ultraviolet B phototherapy for patients with refractory uraemic pruritus: a randomized controlled trial. Br J Dermatol 2011;165:633 - 639.

[45] Zhang R, Lao L, Ren K, Berman B M: Mechanisms of acupuncture-electroacupuncture on persistent pain. Anesthesiology 2014;120:482 - 503.

[46] Duo L J: Electrical needle therapy of uremic pruritus. Nephron 1987;47:179 - 83.

[47] Che-Yi C, Wen C Y, Min-Tsung K, ChiuChing H: Acupuncture in haemodialysis patients at the Quchi (LI11) acupoint for refractory uraemic pruritus. Nephrol Dial Transplant 2005;20:1912 - 1915.

[48] Altmeyer P, Kachel H G, Schäfer G, Fassbinder W: Normalization of uremic skin changes following kidney transplantation(in German). Hautarzt 1986;37:217 - 221.

# 第 21 章　胆汁淤积性瘙痒的治疗与管理

Asit Mittal

Department of Dermatology,

RNT Medical College and Associate Hospitals, Udaipur, India

**摘要**　胆汁淤积性瘙痒是许多肝胆疾病,例如原发性胆汁性肝硬化、原发性硬化性胆管炎、遗传性胆汁淤积和妊娠期肝内胆汁淤积的一个共同特征。尽管胆汁淤积性瘙痒被医生低估,但是它还是会给患者带来极大不适,并严重影响其生活质量。许多致痒物质如胆汁盐、阿片类药物、血清素和组胺可能参与了胆汁淤积性瘙痒,但这些物质与胆汁淤积性瘙痒之间的关系并不完全清楚。最近的研究结果发现:强效的神经元激活剂溶血磷脂酸和自分泌运动因子、溶血磷脂酸形成酶,可能是胆汁淤积性瘙痒发病机制中的关键因子。胆汁淤积性瘙痒患者的治疗方法包括消胆胺阴离子交换树脂、胆汁酸熊去氧胆酸、孕烷 X 受体(PXR)激动剂利福平、阿片拮抗剂纳曲酮和 5 - 羟色胺抑制剂舍曲林。这些药物应用时可采用逐步分开用药的治疗策略,不过上述有些方法治疗效果并不明显。对于药物治疗没有效果的患者,则可采用介入治疗的方法,例如白蛋白透析、血浆去除术、鼻胆管引流术,或者是使用某些理疗的方法如 UVB 光疗法。过去 10 年的研究已经阐明了许多受体和神经肽参与瘙痒感觉的诱发和传导,希望将来这些瘙痒的研究机制可以帮助开发用于胆汁淤积性瘙痒的新型止痒药物。

## 1　胆汁淤积性瘙痒的定义和临床特征

胆汁淤积性瘙痒是一种全身性瘙痒,主要发生在肝胆疾病中。胆汁形成被中断或胆汁向肠释放被阻滞称为胆汁淤积。这可能是由于肝细胞壶腹之间发生病变所致。胆汁淤积的原因可能是肝细胞无法分泌胆汁,可能是肝内胆管有阻塞或消失,还可能是肝外管阻塞。胆汁淤积性瘙痒的不同患病率可能与这些肝胆疾病之间存在差异有关。瘙痒也是妊娠期肝内胆汁淤积症(ICP)患者的主要症状[1]。高达 80% 的原发性胆汁性肝硬化和原发性硬化性胆管炎患者在患病期间的任何时间都可能出现瘙痒症状[2]。相反,瘙痒症状在梗阻性胆汁淤积[3]或慢性丙型肝炎感染患者身上很少有报道[4]。同样,慢性乙型肝炎感染、肠外营养诱导的胆汁淤积、胆道错构瘤、先天性胆管扩张(Caroli)综合征、先天性肝纤维化、酒精性或非酒精性脂肪性肝炎等疾病尽管也存在胆汁淤积,却很少出现瘙痒症状[5]。

瘙痒常常不被临床医生重视,但它是胆汁淤积患者的主要困扰,并会严重降低患者生活的质量。胆汁淤积性瘙痒的症状有时比较轻微而且可以忍受,但确实影响了一些患者的日常生活,甚至会使患者产生严重的睡眠障碍,从而导致其疲劳、抑郁,甚至自杀倾向。在极少数情况下,顽固性瘙痒也可能成为患者肝移植的主要病因[6]。此外,胆汁淤积性瘙痒通常表现出昼夜节律,患者在晚上和上半夜瘙痒的强度非常剧烈[7]。据研究报道,通常胆汁淤积性瘙痒在手掌和足底部位最强烈,但也可能是全身发病,瘙痒程度有轻有重,病情不一样,程度不等[8]。与其他皮肤病性瘙痒观察到的现象不同,在胆汁淤积性瘙痒患者身上观察不到原发性皮肤病变与损伤。但是,强烈的抓挠可能会导致皮肤继发性的病变和损伤,例如脱落和结节性痒疹,不过有时很难区分继发性皮肤病变和原发性皮肤病变。慢性肝病的临床症状如黄疸和手掌红斑毛细血管扩张仅在少数胆汁淤积性瘙痒患者中被发现,因为瘙痒经常发生在肝病的早期阶段。因此,当患者出现慢性瘙痒症状又没有出现特定的皮肤损伤症状时,应该考虑患者可能患上胆汁淤积性瘙痒,这时候应该要求患者进行包括碱性磷酸酶、γ-谷氨酰转移酶在内的肝功能检查。

## 2　胆汁淤积性瘙痒的致痒物质

　　胆汁淤积性瘙痒的发病机制仍然不清楚。由于胆汁淤积,在血浆和其他组织中积聚的化学物质常被认为是引起瘙痒的致痒物质。一些潜在的致痒物质,包括胆汁盐、内源性阿片类 μ 受体药物、组胺、5-羟色胺和类固醇,一直饱受争议。由于胆汁酸在胆汁淤积中浓度升高,因此被认为是一种潜在的致痒物质,受到了很多研究者的关注。但是,有证据充分表明,胆汁酸可能不是胆汁淤积性瘙痒症的致痒物质[9]。ICP 是一种特定于妊娠期发病的胆汁淤积性疾病,瘙痒会在怀孕后的第二和第三个月内发病,研究还发现黄体酮代谢物和胆汁盐同时也会增加[10]。有趣的是,使用熊去氧胆酸(UDCA)治疗前后,只有尿液中的二硫酸化孕酮代谢物水平与 ICP 患者的瘙痒强度相关,而在胆汁盐代谢物中却没有一个与瘙痒有类似的相关性[11]。

　　在临床试验中应用客观的研究方法证实了阿片拮抗剂可以改善胆汁淤积性瘙痒,这研究成果倾向支持阿片系统活动增强参与了胆汁淤积性瘙痒的假设[12-13]。胆汁淤积造成中枢神经信号传递改变的原因尚不清楚,但是在肝脏疾病中肝脏可能增加阿片类物质的浓度[14]。对于所有阿片类物质而言,在血清和/或组织中它们的浓度与瘙痒严重程度之间不存在相关性,它们和致痒的病因也没有形成关联性[15]。尽管这些阿片类物质可能会促进神经元信号级联放大并导致瘙痒行为的发生,但是它们看起来并不是直接引起瘙痒的分子。最近,胆汁淤积性瘙痒特异性生物标志物——自分泌运动因子的发现,帮助我们准确地区分胆汁淤积性瘙痒与其他形式的瘙痒,准确度可达到 70%,这增加了我们对胆汁淤积性瘙痒的认识,而且可能会为我们提供新的治疗靶点[16]。

## 3　治疗

　　对胆汁淤积性瘙痒患者的治疗可以考虑以下方法:

　　① 准确诊断:确认瘙痒是由于胆汁淤积引起的,需要明确胆汁淤积的肝脏病理原因并排除其他病因(皮肤病/系统性疾病)瘙痒。

　　② 治疗原发性肝脏疾病。

　　③ 对瘙痒症状进行有效的对症治疗。

　　如果引起胆汁淤积的原因是可逆的(例如某些类型的肝外胆管梗阻),那么只需要立即干预(即缓解梗阻)即可。可以通过支架置入术、鼻胆管或经皮引流术和胆汁消化道吻合术等手术来实现干预。有时候潜在的可逆原因(例如无导管缺失的药物诱导的胆汁淤积)需要明确病因并去除致病因素,达到胆汁淤积自发治愈的目的。

　　针对瘙痒症状的治疗方法是药物治疗或介入治疗(表 21.1、表 21.2)。值得注意的是,目前针对胆汁淤积性瘙痒的治疗建议都是基于一些精心设计的随机安慰剂对照试验和几项

Meta分析研究产生的[17]。

表 21.1　胆汁淤积性瘙痒药物治疗（治疗建议）

| 方法 | 药物治疗 | 剂量 | 证据 |
|------|----------|------|------|
| 当出现胆汁淤积 | 熊去氧胆酸 | 10～15 毫克/(千克·天) | Ⅰ |
| 一线用药 | 消胆胺 | 4～16 克/天(口服) | Ⅱ-2 |
| 二线用药 | 利福平 | 300～600 毫克/天(口服) | Ⅰ |
| 三线用药 | 纳曲酮 | 50 毫克/天(口服) | Ⅰ |
| 四线用药 | 舍曲林 | 100 毫克/天(口服) | Ⅱ-2 |

　　注：循证分类（基于 GRADE 分级系统）：Ⅰ＝随机对照试验；Ⅱ-1＝未随机化的对照试验；Ⅱ-2＝队列或病例对照分析研究；Ⅱ-3＝多个时间序列，差异较大非对照试验；Ⅲ＝权威专家的意见，描述性的流行病学。

表 21.2　有创性/外科治疗方法

1. 血浆除去法

2. 体外白蛋白透析

3. 等离子体分离和阴离子吸附

4. 胆汁部分外引流

5. 回肠转移

6. 鼻胆管引流

7. 肝移植——难治性病例的最终选择

药物或者干预治疗方法如下：

1. 如果轻度瘙痒，可以通过不可吸收的消胆胺阴离子交换树脂去除致痒因子。在比较严重的情况下可以用侵入性干预方法，例如鼻胆管和经皮引流或外部胆道转移去除致痒因子。

2. 通过肝脏生物转化诱导剂如利福平改变肝脏和/或肠道中致痒物质前体的代谢。

3. 分别通过阿片 μ 受体拮抗剂和选择性 5-羟色胺再摄取抑制剂影响内源性阿片能系统和 5-羟色胺能系统的方式来调节中枢痒觉信号。

4. 如果瘙痒难以根治，可通过侵入性方法如阴离子吸收、血浆置换或体外白蛋白透析从体循环中去除潜在的致痒物质。

# 4　治疗胆汁淤积性瘙痒的特效治疗方法

## 4.1　胆汁酸疗法

胆汁酸治疗使用的药物是 UDCA。它具有抗胆固醇作用[18]，是几种胆汁淤积性疾病如原发性胆汁性肝硬化、小儿胆汁淤积综合征和 ICP 的基本治疗药物。在 ICP 几项随机安慰剂对照试验中，UDCA 可以改善瘙痒和肝酶的异常，被认为是这类疾病的一线治疗药物[19]。UDCA 占人胆囊胆汁池的 3%。如果把 UDCA 当作药物给药，它可以使胆囊胆汁池更加亲水。这个作用的益处在于可以影响转运蛋白，帮助胆汁的解毒，对肝细胞和胆管细胞具有抗细胞凋亡作用以及刺激胆管细胞分泌。UDCA 推荐的剂量为每天 10～15 毫克/千克。在其他几项慢性胆汁淤积性疾病研究中发现 UDCA 耐受良好，但研究并没有将 UDCA 止痒作用作为考量点[20]。

### 4.2　阴离子交换树脂

除了 ICP 之外，与胆汁淤积相关的所有其他形式的瘙痒疾病，如果胆汁流不能通过介入治疗恢复，建议考虑将阴离子交换树脂作为第一治疗方法。阴离子交换树脂药物是用于治疗高胆固醇血症的基础性药物，包括消胆胺、考来替泊和盐酸考来维仑片[21]。这些药物的作用是增强胆汁中瘙痒致痒物质的肠道排泄。但是，其他的机制可能也参与其中，尤其是消胆胺，还应该考虑它有其他的作用机制。胆囊收缩素是一种内源性抗阿片类物质[22]，消胆胺可能会导致胆囊收缩素的释放，从而抑制阿片类物质介导的瘙痒。有一系列非对照的病例报道了消胆胺也具有止痒作用[23-24]。消胆胺推荐使用的剂量是每日 4～16 克，在早餐前后口服 4 克。消胆胺常见的不良反应包括腹胀、便秘、营养吸收不良以及包括凝血病在内的并发症。此外，还需要注意，消胆胺可能干扰其他药物的吸收。

### 4.3　肝酶诱导剂

利福平属于肝酶诱导剂药物。它被视为治疗胆汁淤积性瘙痒的二线药物。很少有前瞻性随机安慰剂对照试验证实利福平具有止痒功效[25-26]。利福平止痒的作用机制目前尚不清楚。它可以通过激活孕烷 X 受体来增强药物代谢酶和转运蛋白的活动。因此，利福平的止痒机制可能是促进了致痒物质的代谢和排泄。此外，利福平可能还具有抗阿片的特性，这可能帮助降低瘙痒强度。利福平使用的剂量不尽相同，如果血清胆红素＞3 毫克/分升，则推荐利福平使用的剂量为每日 2 次，每次 150 毫克；如果血清胆红素＜3 毫克/分升，则推荐利福平使用的剂量为每日 3 次，每次 150 毫克。上述治疗方案是治疗胆汁淤积性瘙痒的一种安全的短期疗法，然而，如果长期使用利福平，高达 13% 的患者可能会发生肝毒性。因此，长期使用药物，需要对患者的肝功能进行随访。巴比妥酸盐苯巴比妥是核受体雄甾烷（CAR）的一个配体，它的作用类似利福平，可诱导细胞色素 P450 家族同工酶。据报道，苯巴比妥可缓解胆汁淤积性瘙痒，但在随机交叉研究中发现，它的止痒作用明显不如利福平[27]。

### 4.4　阿片类拮抗剂

研究者和医生建议将阿片类拮抗剂作为第三线治疗药物。此类药物包括纳美芬、纳洛酮和纳曲酮。由于纳洛酮需要在肠胃外给药，因此纳洛酮难以长期使用。但是，对于顽固性瘙痒患者而言，它是一种有用的替代治疗方案。推荐的方案是快速静脉注射 0.4 毫克，输液的方式是连续静脉输液每分钟 0.2 微克/千克。随后，患者可以口服纳曲酮，每天 25～50 毫克的剂量。与纳曲酮类似，也可以施用纳美芬，剂量为 60～120 毫克/天。此外，在小型安慰剂对照试验中，纳曲酮每日剂量为 25～50 毫克，可以适度改善瘙痒[28-29]。上述药物可能产生的不良反应是阿片戒断样综合征，但阿片戒断样综合征可以通过不同方法避免，例如给予低剂量 12.5 毫克的纳曲酮或者逐步增加纳洛酮的静脉输注量。但是，要小心和警惕纳曲酮的潜在肝毒性。

### 4.5　选择性 5-羟色胺再摄取抑制剂

舍曲林是一种选择性 5-羟色胺再摄取抑制剂，每日用量 75～100 毫克。它可以作为第四线治疗药物使用。在系列病例中已经证实,舍曲林具有中等程度的止痒效果[30]。目前,舍曲林对瘙痒的作用与对情绪的作用之间的关系尚不清楚。值得注意的是,舍曲林是选择性5-羟色胺再摄取抑制剂,但是5-羟色胺拮抗剂(昂丹司琼)止痒效果也很好。这种矛盾效应背后的确切机制目前尚未确定。

# 5 其他治疗方案和方法

在胆汁淤积性瘙痒的治疗中很少运用到局部治疗的策略。但是,医生经常使用一些含薄荷醇的局部制剂来短期性地缓解瘙痒症状。治疗胆汁淤积性瘙痒主要是全身性药物,其他一些已经应用的全身性治疗方法与药物还包括弗醚奇诺[31]、抗氧化剂[32]和雄激素[33]。目前,有些已经证实对其他慢性瘙痒有效的止痒药物,包括GABA能药物、局部免疫调节剂如钙调神经磷酸酶抑制剂和抗组胺药等,尚未发现它们可用于治疗胆汁淤积性瘙痒。但是,有镇静作用的抗组胺药被广泛使用,可能是因为镇静作用也可以帮助缓解瘙痒症状。

## 5.1 光疗治疗胆汁淤积性瘙痒

用UVB[34]对皮肤进行光疗,或者用明亮的光线刺激眼睛[35],可用于治疗胆汁淤积性瘙痒。但是,它们的作用机制以及治疗效果尚不清楚。

## 5.2 有创干预疗法

大多数有创干预措施的基本原理是从血浆和胆汁中去除致痒物质。这种方法能够短时间的止痒是基于下述观点:致痒原会在胆汁淤积的血浆中累积,而且会不断经历肠肝循环。有创干预方法包括:血浆去除致痒物质[36],分子吸附后再经循环系统治疗[37],血浆分离和阴离子吸收[38],胆汁的部分外部转移,儿童回肠分流,儿童和成人的鼻胆管引流。但是,这些方法的大多数成功证据仅来自个别病例,而且这些案例研究都没有安慰剂对照组。所有这些方法对人体都是有创的,而且非常复杂昂贵,因此,在其他方法都无效的情况下,上述方法可保留用于难治性瘙痒。

## 5.3 肝移植治疗胆汁淤积性瘙痒

当所有的方法对瘙痒无效时,患者可考虑进行肝移植。肝移植可治愈肝脏疾病,从而抑制瘙痒。

# 6 前景与展望

随着在分子水平对瘙痒机制的进一步阐明以及瘙痒神经生理学不断涌现的最新进展,我们希望将来会有更多的针对胆汁淤积性瘙痒的治疗方法出现。胆汁淤积性瘙痒特异性生物标志物是自分泌运动因子,这个标志物为止痒治疗提供了新的靶点[39]。直接抑制自分泌运动因子或其产物溶血磷脂酸的药物是将来治疗胆汁淤积性瘙痒的可能方向之一。另外,那些通过抑制回肠胆汁酸转运蛋白活性从而防止胆汁酸肠肝再循环的药物,已经证明可用于治疗胆汁淤积性瘙痒。A4250是一种回肠胆汁酸转运蛋白抑制剂,目前已有患胆汁淤积性瘙痒的成年人开始用这种药物进行Ⅱ期临床评估了[40]。

(马远征　译,陈曦　校)

## 参考文献

[1] Geenes V, Williamson C:Intrahepatic cholestasis of pregnancy. World J Gastroenterol 2009;15:2049 – 2066.

[2] Sherlock S, Scheuer P J:The presentation and diagnosis of 100 patients with primary biliary cirrhosis. N Engl J Med 1973;289:674 – 678.

[3] McPhedran N T, Henderson R D:Pruritus and jaundice. Can Med Assoc J 1965; 92:1258 – 1260.

[4] Chia S C, Bergasa N V, Kleiner D E, Goodman Z, Hoofnagle J H, Di Bisceglie A M:Pruritus as a presenting symptom of chronic hepatitis C. Dig Dis Sci 1998;43:2177 – 2183.

[5] Ghent C N, Bloomer J R:Itch in liver disease:facts and speculations. Yale J Biol Med 1979;52:77 – 82.

[6] Heathcote E J:Management of primary biliary cirrhosis. The American Association for the Study of Liver Diseases practice guidelines. Hepatology 2000;31:1005 – 1013.

[7] Kremer A E, Beuers U, Oude-Elferink R P, Pusl T:Pathogenesis and treatment of pruritus in cholestasis. Drugs 2008; 68:2163 – 2182.

[8] Pusl T, Beuers U:Ursodeoxycholic acid treatment of vanishing bile duct syndromes. World J Gastroenterol 2006;12:3487 – 3495.

[9] Beuers U, Gerken G, Pusl T:Biliary drainage transiently relieves intractable pruritus in primary biliary cirrhosis. Hepatology 2006;44:280 – 281.

[10] Reyes H, Sjövall J:Bile acid and progesterone metabolites in therapeutic cholestasis of pregnancy. Ann Med 2000;32:94 – 106.

[11] Glantz A, Reilly S J, Benthin L, et al:Intrahepatic cholestasis of pregnancy:amelioration of pruritus by UDCA is associated with decreased progesterone disulphates in urine. Hepatology 2008; 47:544 – 551.

[12] Bergasa N V, Talbot T L, Alling D W, Schmitt J M, Walker E C, Baker B L, et al:A controlled trials of naloxane infusions for the pruritus of chronic cholestasis. Gastroenterology 1992; 102: 544 – 549.

[13] Bergasa N V, Alling D W, Talbot T L, Wells M, Jones E A: Oral nalmefene therapy reduces scratching activity due to pruritus of cholestasis:a controlled study. J Am Acad Dermatol 1999;41: 431 – 434.

[14] Bergasa N V:Hepatic Met-enkephalin i mmunoreactivity is enhanced in primary biliary cirrhosis. Liver 2002;22:107 – 113.

[15] Kremer A E, Oude Elferink R P, Beuers U:Pathophysiology and current management of pruritus in liver disease. Clin Res Hepatol Gastroenterol 2011;35:89 – 97.

[16] Kremer A E, van Dijk R, Leckie P, et al:Serum autotaxin is increased in pruritus of cholestasis, but not of other origin, and responds to therapeutic interventions. Hepatology 2012;56:1391 – 1400.

[17] EASL Clinical Practice Guidelines:Management of cholestatic liver diseases. J Hepatol 2009;51:237 – 267.

[18] Beuers U:Drug insight:mechanisms and sites of action of ursodeoxycholic acid in cholestasis. Nat Clin Pract Gastroenterol Hepatol 2006;3:318 – 328.

[19] EASL Clinical Practice Guidelines:Management of cholestatic liver diseases. J Hepatol 2009;51:237 – 267.

[20] Lindor K D: Ursodiol for primary sclerosin g cholangitis. Mayo Primary Sclerosin g Cholangitis-Ursodeoxycholic Acid Study Group. N Engl J Med 1997; 336:691 – 695.

[21] Datta D V, Sherlock S:Cholestyramine for long term relief of the pruritus complicating intrahepatic cholestasis. Gastroenterology1966;50:323 – 332.

[22] Wiertelak E P, Maier S F, Watkins L R: Cholecystokinin anti analg esia: safety cues abolished morphine analg esia. Science 1992;256:830 - 833.

[23] Van Itallie T B, Hashim S A, Crampton R S, Tennent D M: The treatment of pruritus and hypercholesteremia of primary biliary cirrhosis with cholestyramine. N Engl J Med 1961;265:469 - 474.

[24] Carey J B Jr, Williams G: Relief of the pruritus of jaundice with a bile-acid sequestering resin. JAMA 1961;176:432 - 435.

[25] Ghent C N, Carruthers S G: Treatment of pruritus in primary biliary cirrhosis with rifampin. Results of a double-blind, crossover, randomized trial. Gastroenterology 1988;94:488 - 493.

[26] Podesta A, Lopez P, Terg R, Villamil F, Flores D, Mastai R, Udaondo C B, Companc J P: Treatment of pruritus of primary biliary cirrhosis with rifampin. Dig Dis Sci 1991;36:216 - 220.

[27] Bachs L, Pares A, Elena M, Piera C, Rodes J: Comparison of rifampicin with phenobarbitone for treatment of pruritus in biliary cirrhosis. Lancet 1989;18:574 - 576.

[28] Carson K L, Tran T T, Cotton P, Sharara A I, Hunt C M: Pilot study of the use of naltrexone to treat the severe pruritus of cholestatic liver disease. Am J Gastroenterol 1996;91:1022 - 1023.

[29] Wolfhagen F H, Sternieri E, Hop W C, Vitale G, Bertolotti M, Van Buuren H R: Oral naltrexone treatment for cholestatic pruritus: a double-blind, placebo-controlled study. Gastroenterology 1997;113:1264 - 1269.

[30] Browning J, Combes B, Mayo M J: Longterm efficacy of sertraline as a treatment for cholestatic pruritus in patients with primary biliary cirrhosis. Am J Gastroenterol 2003;98:2736 - 2741.

[31] Turner I B, Rawlins M D, Wood P, James O F: Flumecinol for the treatment of pruritus associated with primary biliary cirrhosis. Aliment Pharmacol Ther 1994;8:337 - 342.

[32] Watson J P, Jones D E, James O F, Cann P A, Bramble M G: Case report: oral antioxidant therapy for the treatment of primary biliary cirrhosis: a pilot study. J Gastroenterol Hepatol 1999;14:1034 - 1040.

[33] Walt R, Daneshmed T, Fellows I: Effect of stan ozolol on itching in primary biliary cirrhosis. Br Med J 1988;296:607.

[34] Hanid M A, Levi A J: Phototherapy for pruritus in primary biliary cirrhosis. Lancet 1980;2:530.

[35] Bergasa N V, Link M J, Keogh M, et al: Pilot study of bright light therapy reflected towards the eyes for the pruritus of chronic liver disease. Am J Gastroenterol 2001;96:1563 - 1570.

[36] Cholen L B, Ambinder E P, Wolke A M, et al: Role of plasmapheresis in primary biliary cirrhosis. Gut 1985;26:29 - 294.

[37] Macia M, Aviles J, Navarro J, et al: Efficacy of molecular absorbent recirculating system for the treatment of intractable pruritus in cholestasis. Am J Med 2003;114:62 - 64.

[38] Pares A, Cisneros L, Salmeron J M, et al: Extracorporeal albumin dialysis: a procedure for prolonged relief of intractable pruritus in patients with primary biliary cirrhosis. Am J Gastroenterol 2004;99:1105 - 1110.

[39] Kremer A E, Bolier R, van Dijk R, et al: Advances in pathogenesis and management of pruritus in cholestasis. Dig Dis 2014;32:637 - 645.

[40] Clinical trial. Gov IBAT inhibitor A2450 for cholestatic pruritus. https://clinicaltrials.gov/ct2/show/NCT02360852?term=a4250&rank=1.

# 第 22 章　副肿瘤性瘙痒的治疗与管理

Brandon Rowe　Gil Yosipovitch

Department of Dermatology and Itch Center,

Temple University School of Medicine, Philadelphia, Pa, USA

**摘要**　副肿瘤性瘙痒是由于潜在的恶性肿瘤造成的全身反应引起的。副肿瘤性瘙痒常与淋巴组织增生导致的恶性肿瘤和实体瘤引发的胆汁淤积有关。副肿瘤性瘙痒可在没有原发性皮疹的患者身上发生，或在皮肤病如红皮病、黑棘皮病、皮肌炎、格罗弗病和发疹性脂溢性角化病等疾病患者身上发生。治疗副肿瘤性瘙痒主要集中于治疗引起全身反应的恶性肿瘤。在治疗难治性的恶性肿瘤病例中发现，其他疗法对副肿瘤性瘙痒也有效，包括选择性 5 - 羟色胺再摄取抑制剂、米氮平、加巴喷丁、沙利度胺、阿片类药物、阿瑞匹坦和组蛋白去乙酰化酶抑制剂。

## 1　副肿瘤性瘙痒的定义与临床特性

副肿瘤性瘙痒是发生在恶性肿瘤的自然进展中的瘙痒症或在恶性肿瘤确诊之前的瘙痒症[1]。如果是肿瘤肿块直接侵入或压迫导致瘙痒则不认为是副肿瘤性瘙痒。2015 年瘙痒国际研究论坛特别兴趣小组将副肿瘤性瘙痒定义为"瘙痒感觉是对出现实质性肿瘤或血液恶性肿瘤后的全身性(非局部)反应，不是由局部癌细胞引起的，也不是因为肿瘤的治疗引起的"[2]。

副肿瘤性瘙痒患病率的流行病学数据目前很有限。一项回顾性研究评估了 700 例实体瘤和血液系统恶性肿瘤患者的瘙痒状况，研究发现 13％的瘙痒患者普遍存在并发皮肤病[3]。不过，一项最大的前瞻性研究分析了没有明显皮肤病变或者损伤下、患有副肿瘤性慢性瘙痒患者的状况。这项研究共调查了 8 743 名没有皮疹的慢性瘙痒患者，发现与普通人群相比，无皮肤改变的慢性瘙痒患者患恶性肿瘤的风险增加 1 倍，发生胆管恶性肿瘤的风险增加 3 倍[4]。此外，另一项类似研究追踪了 12 813 名被诊断为慢性瘙痒患者的状况，研究发现与普通人群相比，这些患者 5 年内患癌症的总体患病率增加了 13％，血液系统恶性肿瘤增加了 68％[5]。副肿瘤性瘙痒发病最常见于淋巴组织增生性的恶性肿瘤，包括多发性骨髓瘤、非霍奇金淋巴瘤(15％患病率)和霍奇金淋巴瘤(25％患病率)[6-8]。

与副肿瘤性瘙痒相关的血液恶性肿瘤和胆汁淤积导致的实体肿瘤，却常常不会发生皮肤病变[1,7]。但是，几种皮肤损伤明显的瘙痒性皮肤病可继发于恶性肿瘤(图 22.1)，包括红皮病[9]、黑棘皮病、皮肌炎(DM)、暂时性棘层松解皮肤病(格罗弗病)和发疹性脂溢性角化病。

黑棘皮病是一种常见的皮肤病，以天鹅绒样增生、色素沉着过度的斑块为特征，通常发生在颈部和腋窝。一项对 90 例黑棘皮病患者的回顾性研究分析显示，17 例(约 19％)患有相关的恶性肿瘤，7 例患有全身性瘙痒症，而 3 例患者出现黑棘皮病之前就患有全身性瘙痒[10]。

DM 是一种自身免疫性皮肤病，其特征为近端肌无力、天疱疹、光敏性和 Gottron's 丘疹。它与多种恶性肿瘤有关,包括结肠癌、卵巢癌和乳腺癌。来自瑞典的一项针对 392 名 DM 患者的大规模人群评估研究发现 59 名患者(约 15%)在 DM 确诊的时候或诊断过后也并发相关的癌症[11]。与一般人群相比,男性患癌症的相对风险为 2.4(95%置信区间 1.6~3.6),女性为 3.4(95%置信区间 2.4~4.7)。一项前瞻性研究比较了美国和新加坡 DM 的临床特征,发现 3 例新加坡 DM 患者在 5 年内发生恶性肿瘤疾病,其中 2 例为鼻咽癌[12]。

一项关于 DM 患者的横向研究对瘙痒的患病率进行了调查,结果显示 85%的受试者患有某种程度的瘙痒症,58%的患者患有中度至重度的瘙痒[13]。另一项研究也证实瘙痒是 DM 的常见症状[12,14]。

格罗弗病是另一类与恶性肿瘤相关的瘙痒性皮肤病。其特征是涉及上躯干的瘙痒性丘疹性皮疹[15]。不过,这种疾病的瘙痒通常在发病后数周至数月内可自发减轻。据报道,格罗弗病会与慢性和急性髓性白血病、膀胱和肾的移行细胞癌以及多发性骨髓瘤同时发病或在这些肿瘤疾病确诊后发病[16]。

Leser-Trélat 征被认为是一种在潜在的内部恶性肿瘤发病的情况下,脂溢性角化性皮损的数量突然增加的疾病[17]。据报道,Leser-Trélat 征的患者大多会患瘙痒症[18]。但是,关于 Leser-Trélat 征是否属于副肿瘤征目前还存在争议,部分原因在于它通常也与黑棘皮病有关[19]。正如前面所讨论的,黑棘皮病是一种副肿瘤征,但是如果研究者试图确定 Leser-Trélat 征患者恶性肿瘤的真实患病率,黑棘皮病就会成为一个干扰因素。还有人指出,Leser-Trélat 征主要发病于老年人群中,老年人是恶性肿瘤发病最常见的年龄组。因此,未来需要进一步的统计分析来确定 Leser-Trélat 征与恶性肿瘤的真实流行病学的关系。

# 2 副肿瘤性瘙痒的治疗

治疗副肿瘤性瘙痒最有效的方法是治疗潜在的恶性肿瘤。对于那些难治性的瘙痒症状或许需要一定时间进行治疗的恶性肿瘤疾病,许多的治疗方法与策略已被证明可有效减轻瘙痒。下面的内容我们将根据药物的疗效、副作用和历史用途来讨论治疗的方案。我们将综述每种治疗药物的作用机制、疗效和副作用。

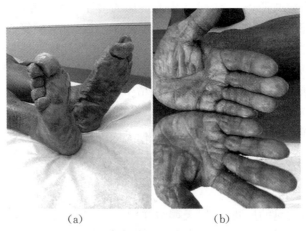

(a)                    (b)

图 22.1 一位 71 岁老人腿上出现色素沉积的斑块,被诊断为蕈样真菌病,随后发展成为掌跖角化病。患者报告全身出现强烈瘙痒,这是蕈样真菌病继发产生的副肿瘤性瘙痒,通过全皮肤电子束放射治疗后病情获得好转

### 2.1 选择性5-羟色胺再摄取抑制剂

选择性5-羟色胺再摄取抑制剂可抑制5-羟色胺的再摄取,从而增强中枢神经系统中5羟色胺的释放作用。但是,目前选择性5-羟色胺再摄取抑制剂的止痒作用机制尚不清楚,不过,有一种假说认为选择性5-羟色胺再摄取抑制剂可调节中枢阿片受体从而导致瘙痒减轻[20]。一项临床随机对照试验表明,当患者每天服用20毫克帕罗西汀,连续7天,副肿瘤性瘙痒的严重程度可降低50%[20]。选择性5-羟色胺再摄取抑制剂具有良好的耐受性,主要副作用是在一定剂量下会出现恶心和困倦。

### 2.2 米氮平

米氮平是一种作用于多受体的拮抗剂,这些受体包括中枢 $\alpha_2$ 肾上腺素能突触前自身受体,$5HT_2$,$5HT_3$ 和抗组胺 $H_1$ 受体。但是,尚不清楚哪种受体介导了米氮平的止痒作用。研究已经发现,每晚7.5~30毫克剂量的米氮平可以高效地减轻副肿瘤性瘙痒甚至消除瘙痒感觉[21]。此外,研究还发现米氮平对于慢性瘙痒症产生的夜间瘙痒特别有效,这可能是把米氮平用作治疗副肿瘤性瘙痒药物的一个重要考虑因素[22]。米氮平主要的副作用是镇静和增加体重[23-24]。

### 2.3 加巴喷丁

加巴喷丁是 $\gamma$-氨基丁酸(GABA)的结构类似物(衍生物)。长期以来,它一直被用于治疗神经性疼痛,它的作用机制是通过抑制神经元钙通道的方式降低细胞内谷氨酸水平和神经元兴奋性[25]。加巴喷丁抑制瘙痒的机制可能与上述类似,但尚未进行具体的研究。据研究报道,加巴喷丁可有效治疗皮肤T细胞淋巴瘤(CTCL)诱发的瘙痒,研究建议治疗该病使用的起始剂量为每晚300毫克,最大剂量为每日2400毫克[26]。此外,加巴喷丁通常也具有良好的耐受性,最常见的不良反应包括嗜睡(20%)、共济失调(17%)、眼球震颤(15%)和无力[27-28]等。

### 2.4 沙利度胺

沙利度胺作为一种高效止痒的化学治疗药物受到医学工作者的青睐。沙利度胺止痒的作用机制尚不清楚,但已被证明可抑制肿瘤坏死因子- $\alpha$、白细胞介素(IL)-6、IL-10 和 IL-12,并具有中枢抑制作用,上述可能是沙利度胺具有止痒效应的原因[29]。研究表明,沙利度胺可治疗霍奇金淋巴瘤继发性瘙痒[30],另外沙利度胺对于患有多发性骨髓瘤继发性瘙痒的患者也是一种极好的选择,因为有研究报道沙利度胺已经成功用于治疗一些标准化疗药物难以治疗的多发性骨髓瘤患者[31]。如果给育龄妇女用沙利度胺,必须慎重,因为沙利度胺对胎儿肢体形成有严重的致畸作用。由于周围神经病变的两年患病率为25%~56%,每一个服用沙利度胺超过3个月的患者都应进行周围神经病变的筛查与追踪[32]。

### 2.5 阿片类药物

阿片类 $\kappa$ 受体激动剂已被证明可有效地降低瘙痒强度[33-34]。据报道,镇痛药物布托啡诺是一种混合的阿片 $\mu$ 受体拮抗剂/阿片 $\kappa$ 受体激动剂药物,可迅速减轻非霍奇金淋巴瘤继发性瘙痒[35]。另一个具有相似药效的阿片类药物是纳布啡,它是一种混合的 $\mu$ 受体/$\kappa$ 受体激动剂药物,已被证明具有镇痛和止痒的功效。最近一项关于临床随机对照试验的 Meta 分析发现:纳布啡与吗啡在缓解疼痛方面没有显著差异;但是,服用吗啡的患者患上瘙痒症的可能性是服用纳布啡患者的5倍[36]。最近的临床研究表明,纳布啡可抑制吗啡引起的瘙痒和尿毒症瘙痒[37-38]。与其他阿片类药物类似，上述药物常见的副作用是恶心、镇静和精神错乱。

### 2.6 阿瑞匹坦

阿瑞匹坦是一种神经激肽-1受体抑制剂，最初它被用作化疗患者的止吐剂。通过小鼠模型实验已经证明神经激肽-1受体拮抗剂阻断由SP物质引起的瘙痒，SP物质是一种感觉神经肽，研究发现它与湿疹疾病严重程度具有相关性[39-40]。据报道，每天服用80毫克阿瑞匹坦可降低Sézary综合征患者的瘙痒程度，还可以治疗因严重的瘙痒症引起的失眠和抑郁症[41]。仅用阿瑞匹坦治疗1天后，患者就报告瘙痒程度会快速下降，用满分为10分的瘙痒视觉模拟评分量表进行评估，患者平均瘙痒严重程度从8分降至2.3分。服用阿瑞匹坦最常见的副作用是恶心、腹泻和便秘。

### 2.7 组蛋白去乙酰化酶抑制剂

最近研究发现组蛋白去乙酰化酶抑制剂如伏立诺他和罗米地辛可用于治疗CTCL。染色质的生成需要组蛋白的参与，这是恶性T细胞快速分裂的关键过程。如果恶性T细胞减少，那么会反过来降低它们的趋化因子输出，这与CTCL患者副肿瘤性瘙痒的病理生理机制有关。例如，IL-31是由$CD_4$辅助性T细胞产生的细胞因子，研究已发现其与CTCL患者中的瘙痒相关[42]。CTCL患者血清中IL-31水平的降低与瘙痒缓解有显著相关性[43]。组蛋白去乙酰化酶抑制剂可考虑用于治疗患有严重瘙痒症的CTCL患者，既可以治疗瘙痒也可以治疗恶性肿瘤。使用组蛋白去乙酰化酶抑制剂最常见的不良反应是恶心（81%）和疲劳（69%），此外还有肝功能酶指标的升高、中性粒细胞减少和病毒再激活，因此需要对用组蛋白去乙酰化酶抑制剂治疗的患者进行常规临床和实验室的监测[44]。

## 3 结论

许多疗法已显示出治疗副肿瘤性瘙痒的功效。我们根据药物疗效、副作用和药物的新颖性，制定了副肿瘤性瘙痒的治疗方案。对副肿瘤性瘙痒病理生理机制的深入研究将会促进更多针对患者的靶向治疗方法的出现。

（钟静 译，陈曦 校）

**参考文献**

[1] Yosipovitch G:Chronic pruritus:a paraneoplastic sign. Dermatol Ther 2010;23:590-596.

[2] Weisshaar E, Weiss M, Mettang T, Yosipovitch G, Zylicz Z:Paraneoplastic itch:an expert position statement from the Special Interest Group(SIG) of the International Forum on the Study of Itch(IFSI). Acta Derm Venereol 2015;95:261-265.

[3] Kilic A, Gul U, Soylu S:Skin findings in internal malignant diseases. Int J Dermatol 2007;46:1055-1060.

[4] Fett N, Haynes K, Propert K J, Margolis D J:Five-year malignancy incidence in patients with chronic pruritus:a population-based cohort study aimed at limiting unnecessary screening practices. J Am Acad Dermatol 2014;70:651-658.

[5] Johannesdottir S A, Farkas D K, Vinding G R, et al:Cancer incidence among patients with a hospital diagnosis of pruritus:a nationwide Danish cohort study. Br J Dermatol 2014;171:839-846.

[6] Erskine J G, Rowan R M, Alexander J O, Sekoni G A:Pruritus as a presentation of myelomatosis. Br

Med J 1977;1:687－688.

[7] Gobbi P G, Attardo-Parrinello G, Lattanzio G, Rizzo S C, Ascari E:Severe pruritus should be a B-symptom in Hodgkin's disease. Cancer 1983;51:1934－1936.

[8] Mandal S, Varma K, Jain S:Cutan eous manifestations in non-Hodgkin's lymphoma. Acta Cytologica 2007;51:853－859.

[9] Robak E, Robak T:Skin lesions in chronic lymphocytic leukemia. Leuk Lymphoma 2007;48:855－865.

[10] Brown J, Winkelmann R K:Acanthosis nigricans:a study of 90 cases. Medicine(Baltimore) 1968;47: 33－51.

[11] Sigurgeirsson B, Lindelof B, Edhag O, Allander E:Risk of cancer in patients with dermatomyositis or polymyositis. A population-based study. N Engl J Med 1992;326:363－367.

[12] Yosipovitch G, Tan A, LoSicco K, et al:A comparative study of clinical characteristics, work-up, treatment, and association to malignancy in dermatomyositis between two tertiary skin centers in the USA and Singapore. Int J Dermatol 2013;52:813－819.

[13] Shirani Z, Kucenic M J, Carroll C L, et al:Pruritus in adult dermatomyositis. Clin Exp Dermatol 2004;29:273－276.

[14] Hundley J L, Carroll C L, Lang W, et al:Cutan eous symptoms of dermatomyositis significantly impact patients' quality of life. J Am Acad Dermatol 2006;54:217－220.

[15] Grover R W:Transient acantholytic dermatosis. Arch Dermatol 1970;101:426－434.

[16] Guana A L, Cohen P R:Transient acantholytic dermatosis in oncology patients.J Clin Oncol 1994;12: 1703－1709.

[17] Kurzrock R, Cohen P R:Cutan eous paraneoplastic syndromes in solid tumors. Am J Med 1995;99: 662－671.

[18] Holdiness M R:Pruritus and the LeserTrélat sign. J Am Acad Dermatol 1988; 18:149.

[19] Rampen H J, Schwengle L E:The sign of Leser-Trélat:does it exist? J Am Acad Dermatol 1989;21: 50－55.

[20] Zylicz Z, Krajnik M, Sorge A A, Costan tini M: Paroxetine in the treatment of severe non-dermatological pruritus:a randomized, controlled trial. J Pain Symptom Manage 2003;26:1105－1112.

[21] Davis M P, Frandsen J L, Walsh D, Andresen S, Taylor S:Mirtazapine for pruritus. J Pain Symptom Manage 2003;25:288－291.

[22] Hundley J L, Yosipovitch G:Mirtazapine for reducing nocturnal itch in patients with chronic pruritus: a pilot study. J Am Acad Dermatol 2004;50:889－891.

[23] Puzantian T:Mirtazapine, an antidepressant. Am J Health Syst Pharm 1998; 55:44－49.

[24] Davis M P, Dickerson E D, Pappagallo M, Benedetti C, Grauer P A, Lycan J: Mirtazepine: heir apparent to amitriptyline? Am J Hosp Palliat Care 2001;18:42－46.

[25] Rose M A, Kam P C:Gabapentin:pharmacology and its use in pain management. Anaesthesia 2002; 57:451－462.

[26] Demierre M F, Taverna J: Mirtazapine and gabapentin for reducing pruritus in cutan eous T-cell lymphoma. J Am Acad Dermatol 2006;55:543－544.

[27] Magalhaes E, Mascarenhas A M, Kraychete D C, Sakata R K:Gabapentin to treat sacral perineural cyst-induced pain. Case report. Rev Bras Anestesiol 2004;54:73－77.

[28] Dahl J B, Mathiesen O, Moiniche S:'Protective premedication':an option with gabapentin and related drugs? A review of gabapentin and pregabalin in in the treatment of post-operative pain. Acta Anaesthesiol Scand 2004;48:1130－1136.

[29] Singhal S, Mehta J: Thalidomide in cancer. Biomed Pharmacot her 2002; 56:4 - 12.

[30] Goncalves F: Thalidomide for the control of severe paraneoplastic pruritus associated with Hodgkin's disease. Am J Hosp Palliat Care 2010; 27:486 - 487.

[31] Singhal S, Mehta J, Desikan R, et al: Antitumor activity of thalidomide in refractory multiple myeloma. N Engl J Med 1999; 341:1565 - 1571.

[32] Bastuji-Garin S, Ochonisky S, Bouche P, et al: Incidence and risk factors for thalidomide neuropathy: a prospective study of 135 dermatologic patients. J Invest Dermatol 2002; 119:1020 - 1026.

[33] Cowan A, Kehner G, Inan S: Targeting itch with ligands selective for κ opioid receptors. Handb Exp Pharmacol 2015; 226:291 - 314.

[34] Ko MC: Neuraxial opioid-induced itch and its pharmacological antagonism. Handb Exp Pharmacol 2015; 226:315 - 335.

[35] Dawn A G, Yosipovitch G: Butorphanol for treatment of intractable pruritus. J Am Acad Dermatol 2006; 54:527 - 531.

[36] Zeng Z, Lu J, Shu C, et al: A comparision of nalbuphine with morphine for analg esic effects and safety: meta-analysis of randomized controlled trials. Sci Rep 2015; 5:10927.

[37] Cohen S E, Ratner E F, Kreitzman T R, Archer J H, Mignano L R: Nalbuphine is better than naloxone for treatment of side effects after epidural morphine. Anesth Analg 1992; 75:747 - 752.

[38] Hawi A, Alcorn H Jr, Berg J, Hines C, Hait H, Sciascia T: Pharmacokinetics of nalbuphine hydrochloride extended release tablets in hemodialysis patients with exploratory effect on pruritus. BMC Nephrol 2015; 16:47.

[39] Andoh T, Nagasawa T, Satoh M, Kuraishi Y: Substan ce P induction of itch-associated response mediated by cutan eous NK₁ tachykinin receptors in mice. J Pharmacol Exp Ther 1998; 286:1140 - 1145.

[40] Hon K L, Lam M C, Wong K Y, Leung T F, Ng P C: Pathophysiology of nocturnal scratching in childhood atopic dermatitis: the role of brain-derived neurotrophic factor and substan ce P. Br J Dermatol 2007; 157:922 - 925.

[41] Duval A, Dubertret L: Aprepitan t as an antipruritic agent? N Engl J Med 2009; 361:1415 - 1416.

[42] Singer E M, Shin D B, Nattkemper L A, et al: IL - 31 is produced by the malignant T-cell population in cutan eous T-cell lymphoma and correlates with CTCL pruritus. J Invest Dermatol 2013; 133:2783 - 2785.

[43] Cedeno-Laurent F, Singer E M, Wysocka M, et al: Improved pruritus correlates with lower levels of IL -31 in CTCL patients under different therapeutic modalities. Clin I mmunol 2015; 158:1 - 7.

[44] Bates S E, Eisch R, Ling A, et al: Romidepsin in peripheral and cutan eous T-cell lymphoma: mechanistic implications from clinical and correlative data. Br J Haematol 2015; 170:96 - 109.

# 第 23 章　药物性瘙痒的治疗与管理

Toshiya Ebata

Department of Dermatology, The Jikei University School of Medicine,

Chitofuna Dermatology Clinic, Tokyo, JapanA

**摘要**　药物可能会导致瘙痒,这种瘙痒可能是药物引起的皮肤反应的伴随症状,或者药物虽然没有引起皮肤病变与损伤,但是可以直接引起瘙痒。药物性瘙痒被定义为由药物引起的没有皮肤损伤的全身性瘙痒。瘙痒是皮肤不良反应(dAEs)常见的症状之一,例如药物诱导的胆汁淤积会引起瘙痒。目前已知一些药物如阿片类药物、抗疟药和羟乙基淀粉会引起瘙痒,但是不会引起皮肤损伤。已经有研究专门针对这些药物引起瘙痒的临床特征和潜在作用机制进行了探讨。近年来,应用靶向抗癌药物治疗癌症提高了癌症患者的存活率。但是,这些靶向抗癌药物会引起显著的dAEs,如痤疮疹、皮肤干燥、手足综合征、甲沟炎和瘙痒。瘙痒也是表皮生长因子受体抑制剂常见的副作用。dAEs虽然不会危及生命,但会对患者的生活质量产生负面影响,因此只能降低药物剂量,这样可能会降低癌症治疗的效果。更重要的是不中断这些药物的给药,但是又能提供支持性的有效止痒治疗。本章综述了用于诊断和治疗药物性瘙痒的基本方法。治疗的原则一般是除抗癌药物外,停用可疑的致病药物。如果停药后瘙痒持续时间仍然很长或致痒药物不能停止使用,应采取针对瘙痒症状治疗效果更好的方法,并针对不同类型药物性瘙痒病因进行特异性治疗。

## 引言

药物性瘙痒被定义为由药物引起的没有皮肤损伤的全身性瘙痒[1]。药物诱发的局部瘙痒也属于药物性瘙痒类别里的一种[2]。可以经常观察到药物性瘙痒是由摩擦和抓挠引起的继发性皮肤病变与损伤,例如脱落、结痂、苔藓样、丘疹和结节。药物可引起瘙痒,也可能是药物引起的皮肤反应(药疹)的伴随症状。有时确实很难区分到底是药物直接引起的瘙痒还是伴随药疹的瘙痒。虽然药物性瘙痒的患病率尚未完全调查清楚,但许多药物由于能够诱导胆汁淤积和肝脏损伤,因此也会诱发瘙痒。已知一些药物如阿片类药物、抗疟药、羟乙基淀粉和靶向抗癌药物等可诱导瘙痒,但是没有皮肤损伤。药物性瘙痒的临床特征和作用机制已经进行了专门研究。本章将介绍药物性瘙痒的基本情况,主要聚焦在介绍引起瘙痒的特定药物以及它的治疗。

## 1　药物性瘙痒的患病率

任何药物都可能通过可能的过敏反应引起瘙痒,而且许多药物的说明书或者标签中都提到瘙痒是药物的副作用之一。例如,如果您在药品和医疗器械代理商网站(PMDA; www. pmda. go. jp)上搜索包装说明书中副作用含有"瘙痒"的日本处方药物,将会有7 892种药物符合您的要求。由于搜索结果中包括许多仿制药和同一品牌药品的不同剂型,因此实际符合要求的药品数量虽然比搜索结果要少,但数量仍然相当可观。由于存在瘙痒副作用的大多数报道都不知道细节,因此几乎不可能将所有引起瘙痒的药物汇总命名归类,也很难给出药物性瘙痒的精确患病率。有研究报道,在 3 671 例皮肤药物不良反应(ADRs)中,31.3%的患者常提到瘙痒[3]。没有皮肤损伤的药物性瘙痒比药疹性瘙痒少[4]。另两项研究报道,药物性瘙痒患病率为 1.4%和 12.5%[5-6]。特别的是,还有一些药物引起瘙痒的患病率很高。例如,鞘内和硬膜外给予阿片类药物后,引起瘙痒的患病率在30%～100%[7]。氯喹是一种广泛使用的抗疟药,在非洲黑人中使用会引起全身性瘙痒,它的患病率为 60%～70%[8]。表 23.1 列出了可能引起瘙痒而没有皮肤损伤的药物。

表 23.1 可能引起瘙痒而没有皮肤损伤的药物

| 药物组 | 示例 |
| --- | --- |
| ACE① 抑制剂 | 卡托普利、依那普利、赖诺普利 |
| 生物碱 | 阿托品、罂粟碱 |
| 抗心律失常药 | 胺碘酮、二吡咯烷酮、氟卡胺 |
| 抗焦虑药 | 地西泮、硝西泮、奥沙西泮 |
| 抗生素 | 阿莫西林、氨苄西林、头孢噻肟、红霉素、交沙霉素、米诺环素、氧氟沙星、青霉素、四环素 |
| 抗凝剂 | 噻氯匹定 |
| 抗癫痫药 | 卡马西平、氯硝西泮、加巴喷丁、拉莫三嗪 |
| 抗肿瘤药物 | 别嘌呤醇、秋水仙碱、丙磺舒 |
| 抗疟疾药 | 阿莫地喹、氯喹、卤虫腈、羟基氯喹 |
| 风湿病药 | 金盐类 |
| 抗结核药 | 异烟肼、利福平 |
| β-肾上腺素能阻滞剂 | 醋丁洛尔、阿替洛尔 |
| 钙拮抗剂 | 氨氯地平、地尔硫卓、硝苯地平、维拉帕米 |
| 儿茶酚胺 | 多巴酚丁胺 |
| 细胞因子 | 白细胞介素-2 |
| 细胞生长抑制剂 | 博莱霉素、培洛霉素 |
| 激素 | 雌激素、胰岛素、口服避孕药、三苯氧胺 |
| 抗精神病药 | 氯丙嗪、氟哌啶醇、利培酮 |
| 阿片类 | 可待因、芬太尼、吗啡 |
| 等离子扩张器 | 羟乙基淀粉 |
| 靶向抗癌药物 | 西妥昔单抗、厄洛替尼、帕尼单抗、维穆拉非尼 |

注:①ACE:血管紧张素转换酶。

## 2 药物性瘙痒的分类和发病机制

药物性瘙痒分为急性药物性瘙痒和慢性药物性瘙痒两类[9]。在急性药物性瘙痒中,药物的摄入与瘙痒出现之间存在明显的时间关系。在服用致痒药物以后,通常在几天到几周后,瘙痒可能会在身体的任何地方暴发,如果停止服用药物,瘙痒感觉很快就会消除。阿片类药物、抗疟药和选择性5-羟色胺再摄取抑制剂是已知的可诱发急性药物性瘙痒的药物。另一方面,如果停止服药,瘙痒仍然持续超过6周以上,这就符合慢性瘙痒的定义,被认为是慢性药物性瘙痒[10]。例如,在羟乙基淀粉诱导的瘙痒中,神经元储藏的化学物质可引起瘙痒。在羟乙基淀粉给药停止后,瘙痒感觉的消除取决于该物质的降解速率,降解平均持续时间超过6周[11]。此外,药物诱导的胆汁淤积性瘙痒可能会在服用药物开始后几周出现,而且,少数病例在停药后瘙痒仍然持续数月以上[12]。

对于所有引起瘙痒的药物而言,药物性瘙痒的发病机制尚未完全清楚。推测潜在的作用机制包括免疫Ⅰ型和Ⅳ型过敏、胆汁淤积、肝毒性、光过敏和光毒性、致痒物质如组胺、血清素和神经肽等释放增加、药物作用的增强、酶诱导、皮肤干燥症、沉积在皮肤中的神经元物质、神经系统功能改变、水源性瘙痒与水接触。大多数这些机制也可能与药物诱导的皮肤损伤所引起的瘙痒有关。

## 2.1　药物诱发胆汁淤积和肝毒性瘙痒

药物诱导的肝损伤是最常见的ADRs之一。它们可分为肝细胞损伤型、胆汁淤积型、混合型、急性肝衰竭以及其他型等。药物诱导的胆汁淤积经常会引起瘙痒,但不会引起皮肤损伤,不过可能出现黄疸或者不出现。尽管单个药物引起瘙痒患病率较低,但是能引起胆汁淤积和瘙痒的药物众多,使得该类别药物成为药物性瘙痒的最常见原因之一。多年前我们就已知与肝胆相关的雌激素、吩噻嗪类、别嘌呤醇、红霉素和氧代青霉素等能够引起瘙痒。但是,最近的研究报道,越来越多的药物如噻氯匹定、特比萘芬、氟喹诺酮、他汀类和阿莫西林-克拉维酸盐等都能引起瘙痒。目前,与胆汁淤积相关的瘙痒作用机制仍有待查明。胆汁淤积相关的瘙痒可能涉及胆汁盐的增加、阿片类药物、自分泌运动因子酶及其终产物溶血磷脂酸的血清水平等[12-13]。只要停止使用相关的药物,药物性的胆汁淤积性瘙痒很快就能消除。但是,有时候停药之后瘙痒依然持续存在,这时可能需要用熊去氧胆酸、利福平、消胆胺和紫外线B辐射等药物和治疗方法进行止痒治疗。有研究确实报道了一些病例,在停药几个月后,慢性的胆汁淤积性瘙痒还存在[14]。

## 2.2　阿片类物质诱导的瘙痒

阿片类物质被广泛应用于治疗急性与慢性疼痛。20世纪80年代以来,瘙痒一直被认为是阿片类药物通过椎管内给药方式给药的常见副作用[15]。阿片通过药物鞘内注射的方式使药物直接进入脑脊液中,更接近脊髓,或者从硬膜外进入硬膜外腔,可深度镇痛。与其他的给药方式相比,阿片类物质的中枢给药方式引起瘙痒的患病率更高。研究推测阿片诱导瘙痒的机制与阿片$\mu$受体介导的中枢作用有关。产科和术后的患者使用对$\mu$受体具有高亲和力的阿片类药物(例如吗啡和芬太尼)引起的瘙痒会更常见。阿片类药物引起的瘙痒有时会比较严重,这种情况会降低椎管内阿片类药物给药缓解疼痛的药用价值[16]。

$\mu$受体的拮抗剂如纳洛酮和纳曲酮、多巴胺(D2)受体的拮抗剂如氟哌啶醇、5-羟色胺(5HT$_3$)受体的拮抗剂如昂丹司琼和具有镇静作用的抗组胺药等都用于治疗阿片类药物引起的瘙痒,但是治疗效果有限。使用MORs的拮抗剂在理论上可行,研究报告指出这些拮抗剂对治疗和预防椎管内阿片类药物引起的瘙痒是有效的。但是,这些拮抗剂也能逆转阿片类药物的镇痛作用。阿片$\kappa$受体激动剂是一种镇痛药,但它们也是一种潜在的止痒物质。

纳布啡(部分阿片 κ 受体激动剂和 μ 受体拮抗剂)由于镇静副作用和疗效不一致,其有效性存在争议。最近的一项系统评价认为,纳布啡是治疗阿片类药物诱发瘙痒的最佳选择[17]。

### 2.3 氯喹引起的瘙痒

自 20 世纪 40 年代以来,氯喹一直被用于预防和治疗疟疾。它还可以用于治疗阿米巴肝脓肿、类风湿性关节炎和红斑狼疮。氯喹严重的副作用包括氯喹视网膜病变的眼部反应、癫痫发作和耳聋。氯喹引起的瘙痒在非洲黑人中患病率比较高,但是在其他种族中不太常见。最近一项研究报道,在巴西氯喹引起的瘙痒患病率为 22%[18]。对于亚洲人和高加索人[19]而言,氯喹引起的瘙痒似乎是一种很罕见的副作用(1 000 多名泰国疟疾患者用氯喹进行治疗,仅仅 1.9% 的患者出现瘙痒[20])。此外,据报道,其他抗疟疾药物如阿莫地喹、凡斯达尔、卤方特瑞和氯喹二磷酸盐也会诱发瘙痒。

在服用抗疟药引起瘙痒的患者中,40% 的人认为瘙痒是难以忍受的,21% 的人认为瘙痒是严重的。60% 的患者瘙痒分布在身体的所有部位,36% 的患者瘙痒仅仅限于手掌和脚掌。还有一些瘙痒患者还伴有刺痛感。服用氯喹后一般 6～24 小时出现瘙痒强度峰值。氯喹引起瘙痒在双胞胎和兄弟姐妹中的患病率高度一致,以及该药引起的瘙痒在种族间患病率不同,表明遗传因素对氯喹引起的瘙痒有重要的影响作用。氯喹可导致人体释放组胺、内源性阿片 μ 肽[21],以及氯喹还可使人体代谢减慢导致致痒物质浓度升高等,这些都是推测的瘙痒作用机制。但是,抗组胺药物对氯喹引起的瘙痒作用有限。据研究报道,泼尼松龙比抗组胺药更有效,对疟疾寄生虫的清除也没有负面的影响[22]。此外,纳曲酮也被证明可有效减轻氯喹诱导的瘙痒,它的作用与异丙嗪相似[21]。不过,最新的报道认为,一种在外周感觉神经元中表达的 G 蛋白偶联受体家族 Mrgprs(Mas 相关的 G 蛋白偶联受体)介导由氯喹引起的瘙痒[23]。这一新的研究发现将为非组胺依赖性瘙痒提供新的治疗靶点。

### 2.4 羟乙基淀粉引起的瘙痒

羟乙基淀粉是一种人工胶体,常用于临床外科和重症监护病房的血液相关治疗。羟乙基淀粉的副作用包括凝血病、临床出血、肾功能障碍和过敏反应。20 世纪 80 年代以后,研究人员逐渐发现羟乙基淀粉有可能带来严重的持续性瘙痒。20 世纪 90 年代以来,有很多的病例报告和临床研究都报道羟乙基淀粉引起瘙痒的副作用[11,24]。羟乙基淀粉引起瘙痒的原因是羟乙基淀粉在皮肤上沉积并且作用于神经系统。它的特征是出现延迟性瘙痒发作,瘙痒暴发的时间通常在羟乙基淀粉暴露后 1～6 周,瘙痒的频率和严重程度具有剂量依赖性。但是,15% 的患者在给予羟乙基淀粉 30 克时就会出现瘙痒,这仅仅是已知引起瘙痒的大约平均累积剂量的 1/10[25]。

原发性的皮肤病变在羟乙基淀粉瘙痒患者身上并没有观察到。多数患者的瘙痒是具有普遍性的,程度比较严重,对生活质量有负面影响。通过视觉模拟评分量表对羟乙基淀粉引起的瘙痒进行评估,严重程度的中位数为 9 分(满分 10 分),表明患者的瘙痒非常严重[25]。羟乙基淀粉引起的瘙痒可能由热、汗、精神压力和机械刺激促发。瘙痒平均持续时间为 9～15 周或者更长时间。目前大多数可用于瘙痒的治疗方法对羟乙基淀粉引起的瘙痒都无效。随着皮肤组织中羟乙基淀粉沉积物逐渐消失,瘙痒预期在数周至数月的时间内会逐渐减弱和停止。一些患者局部用辣椒素、紫外线光疗法和纳曲酮治疗有疗效[26-27]。

### 2.5 癌症生物疗法(靶向抗癌疗法)和瘙痒

在过去 10 年中,靶向抗癌药物的出现显著提高了患有各种恶性肿瘤的患者的存活率。

由于这些新型药物对癌症的生长和转移具有针对性的特定靶点和分子途径,它们大大降低了药物全身性毒性的风险,例如常规细胞毒性化学疗法常见的骨髓抑制、感染、恶心、呕吐和腹泻等副作用。但是,靶向药物大多与重大 dAEs 有关,这些不良反应包括痤疮样皮疹、皮肤干燥、手足综合征、甲沟炎和瘙痒。瘙痒症可能独立发生,也常与皮肤干燥和痤疮样皮疹有关[28]。靶向药物引起的瘙痒症可能会单独发生,也常会伴有皮肤干燥和痤疮样皮疹[28]。一项对 379 名癌症幸存者的调查研究报道,36% 的人在治疗期间出现了瘙痒症,其中 44% 的人认为生活质量下降[29]。在这些新药中,已经发现表皮生长因子受体(EGFR)抑制剂如西妥昔单抗、厄洛替尼和帕尼单抗常常会引起瘙痒。据研究报道,EGFR 抑制剂引起的不同程度的瘙痒症和最严重的瘙痒患病率分别为 $17.4\% \sim 31\%$ 和 $1.4\% \sim 2.0\%$。其他瘙痒患病率相对较高的靶向抗癌药物有细胞毒性 T 淋巴细胞抗原单克隆抗体 4、雷帕霉素哺乳动物靶点抑制剂、Raf 激酶抑制剂、Bcr-Abl 抑制剂、EGFR-HER$_2$ 抑制剂和 CD20 单克隆抗体[30]。

EGFR 抑制剂诱发瘙痒的发病机制尚不完全清楚。这些药物与表皮基底层角化细胞中的 EGFR 结合可能导致这些细胞的异常增殖、迁移、分化和细胞凋亡增加,最后导致皮肤屏障功能障碍,皮肤干燥以及出现以细胞因子的产生和释放增加为特点的炎症反应。EGFR 抑制剂还可能诱导干细胞因子的分泌,增加真皮肥大细胞数量,上述表明组胺和 SP 物质在 EGFR 抑制剂诱发的瘙痒中发挥作用。

尽管这些 dAEs 或皮肤病毒性通常并不是非常严重而且也不会危及生命,但是对患者生活质量会产生负面的影响。由于会干扰癌症治疗,因此 dAEs 需要减少剂量和中断抗癌治疗。一般,抗癌药物效果越好,病人的存活时间越长,dAEs 的程度就越严重。因此,需要充分了解这些 dAEs 以及对它们进行有效支持治疗,这对于更好地治疗癌症非常重要。我们应该牢记,抗癌药物可能会发生严重的免疫反应,当发生的时候我们应该停止给药。

## 2.6　药物诱导的皮肤反应(药疹)

黏膜皮疹(药疹)是最常见的皮肤不良反应之一。瘙痒通常与药疹有关[6]。虽然药疹不被归类为药物引起的瘙痒,但有时很难区分这两种类别。例如,急性全身性瘙痒,会在药物摄入后几分钟至几小时内发病,它可能是荨麻疹出现之前的一个过敏性反应早期征兆。一旦其他的过敏反应症状变得明显和突出,应立即开始用肾上腺素、皮质类固醇和抗组胺药进行全身治疗以及联合治疗休克症状的治疗方法进行治疗。

依据形态学的差异,皮肤 ADRs 可分为几种类型[31](表 23.2)。伴随药疹产生的瘙痒与上述提及的 ADRs 类型有关。但是,药疹的患病率和致病因素可能因国家和时代的不同而存在差异。一般而言,荨麻疹、红皮病和全身性接触性皮炎(湿疹型)在所有病例中几乎都会引起严重的瘙痒。其他药疹类型如苔藓样、多形性红斑、光敏性和固定药疹也会引起大多数患者瘙痒。在最常见的斑丘疹中,瘙痒的严重程度和患病率不尽相同。大多数斑丘疹患者会瘙痒,但通常并不严重。

表 23.2 药疹的形态分类与瘙痒的发生和程度有关

| 暴发类型 | 典型的诱发药物或诱发剂组 | 瘙痒发生 | 瘙痒强度 |
|---|---|---|---|
| 斑丘疹 | 抗生素、抗癫痫药、NSAIDs①、碘海醇、异丙肾上腺素 | 经常 | 一至＋＋ |
| 固定药疹 | 抗菌剂、NSAIDs、烯丙基乙酰脲、巴比妥类 | 总是 | ＋ |
| 荨麻疹 | NSAIDs、抗菌剂、碘海醇 | 总是 | ＋＋ |
| SJS②/TEN③ | NSAIDs、抗菌药、抗癫痫药、苯巴比妥、卡马西平 | 有时 | 一至＋＋ |
| 痤疮样药疹 | EGFR抑制剂、维莫非尼、易普利姆玛、皮质类固醇 | 有时 | 一至＋ |
| 多形性红斑 | 伊马替尼、抗癫痫药、NSAIDs、抗菌药、抗焦虑药 | 经常 | ＋至＋＋ |
| 红皮病 | 卡马西平、氰胺、别嘌呤醇、氨苄西林 | 总是 | ＋＋ |
| 光敏性 | 吡啶羧酸、NSAIDs、灰黄霉素 | 经常 | ＋至＋＋ |
| 系统性接触性皮炎 | 汞、氯霉素、普鲁卡因、氯苯那敏 | 总是 | ＋＋ |
| 苔藓样疹 | 硫普罗宁、卡托普利、干扰素-a | 经常 | 一至＋ |
| 紫癜 | 硫代硫酸钠、磺胺甲恶唑、青霉素、阿司匹林 | 很少 | 一至＋ |
| DRESS④ 或 DIHS⑤ | 卡马西平、美西律、苯巴比妥、苯妥英、别嘌呤醇、磺胺类药品 | 有时 | 一至＋＋ |
| 红人综合征 | 万古霉素 | 取决于输液速度 | ＋＋ |
| AGEP⑥ | 抗生素、NSAIDs、地尔硫卓、特比萘芬 | 有时 | 一至＋ |

注:1. 瘙痒强度:一＝无,＋＝轻度,＋＋＝重度。
①NSAIDs＝非甾体抗炎药。
②SJS＝史蒂文斯-约翰逊综合征。
③TEN＝中毒性表皮坏死松解症。
④DRESS＝伴有嗜酸性粒细胞增多和全身症状的药疹。
⑤DIHS＝药物引起的过敏综合征。
⑥AGEP＝急性泛发性发疹性脓疱病。

在中毒性表皮坏死松解症的早期阶段,患者出现瘙痒有时也伴随有疼痛,这表明存在严重的表皮炎症。中毒性表皮坏死松解症发病初期不一定有明显的瘙痒,但有时在大泡形成的时候会观察到患者可能突然暴发强烈瘙痒。瘙痒和疼痛关联的这些变化可以预测中毒性表皮坏死松解的进展,并提示需要考虑强化治疗。伴有嗜酸性粒细胞增多和全身症状的药疹[32]以及药物诱发的超敏综合征[33-34]最近被认为是一组严重的皮肤 ADRs,其特征是迟发性的,持续性皮疹伴发热,嗜酸性粒细胞增多,多器官受累,疱疹病毒 HHV-6、HHV-7、EBV 和巨细胞病毒被再度激活。这些疾病是由少数特殊的药物类别引起的(表 23.2)。上述疾病瘙痒的患病率各不相同,但在某些情况下可能会发生严重的瘙痒。

# 3 药物性瘙痒的治疗

## 3.1 诊断

由于缺乏明显的皮肤损伤,药物性瘙痒的诊断非常困难。在已经使用某些药物,而且已知药物可诱导瘙痒但是不会出现皮肤损伤的情况下,可以凭经验怀疑它就是药物性瘙痒。但是,有时候即使某种药物被怀疑是引起瘙痒的原因,可能也会没有可靠的方法来证明它就是"罪魁祸首",除非停止可疑用药和再次使用可疑药物都得到阳性的结果。而对于慢性药物性瘙痒而言,诊断可能会相当模糊。

对瘙痒患者进行完整的病史和体格检查是非常有必要的。研究人员要获取患者详细的既往病史,主要是关于瘙痒的强度、起始时间、发病时间长短、特性、发病部位和触发因素等。非常重要的是,要结合之前病史中出现的疾病,患者有没有过敏症状和特应性体质,询问和了解当前和最近的药物摄入量情况,包括手术室或紧急情况下使用过的药物、过量服用的药物、日常饮食以及草药[35]。

对瘙痒患者的身体检查应该包括彻底检查患者全身皮肤以及黏膜、头皮、头发、指甲、肛门和生殖器区域的状况。应注意尽量避免将原发性皮肤病变诊断为由摩擦和抓挠引起的继发性皮肤病变。另外,应该通过必要的实验室检查和成像诊断,谨慎地排除所有可能引起瘙痒的全身性疾病。如果需要排除其他皮肤病,可考虑进行皮肤活检。例如,可以直接通过应用免疫荧光抗体技术来排除肥大细胞增多和类天疱疮疾病。此外,电子显微镜技术可帮助提供皮肤中羟乙基淀粉沉积的确切证据,做出羟乙基淀粉诱导瘙痒的诊断。

诊断药物性瘙痒最可靠的方法是停药观察,随后再次服用疑似药物进行观察。但是,需要多长的诊断时间用于诊断却难以确定。此外,许多患者服用多种药物,使得这种测试变得复杂。如果瘙痒与肝功能障碍相关,那么禁止再次服用该药物或进行相关药物激发试验。

### 3.2　治疗

治疗药物性瘙痒的原则是明确鉴别和取消服用引起瘙痒的药物,除了慢性瘙痒,一般在不服用相关药物之后不久瘙痒症状就会消失,例如羟乙基淀粉引起的瘙痒和一些因药物导致胆汁淤积引起的瘙痒。另一方面,如果瘙痒是由抗癌药物引起的,那么停药其实并不是最好选择。应该继续进行抗癌治疗,同时针对瘙痒症状进行止痒辅助治疗,这样可以避免减少抗癌药物或者停用抗癌药物,以免导致预后不良。例如可以短期应用可的松进行全身性治疗,这也是一种应对瘙痒症状的治疗方法。

如果停止使用疑似药物后瘙痒仍然没有得到充分缓解,那么应采取针对瘙痒症状的治疗。常规的止痒措施对患者也是很有用的。这些措施包括保湿剂的应用、皮肤的降温、避免瘙痒恶化的因素如皮肤干燥、过度摩擦和抓挠皮肤、长时间用热水洗澡、精神紧张、吃辛辣食物、与睡觉和吃饭习惯有关的不规律生活方式等。

一线对症治疗药物包括局部保湿剂、全身性 $H_1$ 抗组胺药和局部外用皮质类固醇,以防继发性湿疹样皮肤病变。如果效果不佳,可以使用其他止痒药物和方法,包括局部辣椒素、局部钙调神经磷酸酶抑制剂、纳曲酮、加巴喷丁、普瑞巴林、环孢菌素和紫外线光疗。针对不同类型的药物性瘙痒的具体治疗方法已经列在表 23.3 中。要注意的是,应该谨慎使用那些方法,因为大多数方法都没有获得批准。在开处方之前必须让患者知情,并获得同意才可进行。

**表 23.3　拟用止痒药治疗特定类型的药物引起的瘙痒**

| 类型 | 一线治疗 | 二线治疗 | 三线治疗 |
|---|---|---|---|
| 阿片诱导 | MOR 拮抗剂、阿片 κ 受体激动剂 | 多巴胺受体拮抗剂 | 血清素 5HT$_3$ 拮抗剂、镇静抗组胺药 |
| 氯喹诱导 | 抗组胺药 | MOR 拮抗剂 | 泼尼松龙 |
| 羟乙基淀粉诱导 | MOR 拮抗剂 | 光疗法 | 外用辣椒素 |
| 药物性胆汁淤积 | 熊去氧胆酸利福平 | 消胆胺 | MOR 拮抗剂 |
| EGFRi[①] 诱导 | 抗组胺药、外用皮质类固醇和薄荷醇 | 加巴喷丁、普瑞巴林、系统皮质类固醇 | 阿瑞匹坦 |
| 其他类型的药物引起的瘙痒 | 大剂量抗组胺药 | MOR 拮抗剂 | 加巴喷丁、普瑞巴林、阿米替林 |

注:①EGFRi 为 EFGR 抑制剂,修改自 Reich 等人。[9, 表 Ⅲ]

（韩丝银　译,陈曦　校）

## 参考文献

[1] Weisshaar E, Greaves M W:Pruritus; inWilliams H, Bigby M, Diepgen T, Herxheimer A, Naldi L, Rzany B(eds):Evidence-Based Dermatology, ed 2. Oxford,Blackwell, 2008, pp 650 - 670.

[2] Szepietowski J, Reich A:Drugs; in Misery L, Ständer S(eds):Pruritus. London, Springer, 2010, pp 195 - 204.

[3] Patel T K, Thakkar S H, Sharma D C:Cutan eous adverse drug reactions in Indian population: a systematic review. Indian Dermatol Online J 2014;5(suppl2):s76 - s86.

[4] Sarno A M, Bernhard J D:Drug-inducedpruritus without a rash; in Bernhard JD(ed):Itch Mechanisms and Managementof Pruritus. New York, McGraw-Hill,1994, pp 329 - 335.

[5] Bigby M, Jick S, Jick H, Arndt K: Druginduced cutan eous reactions. A reportfrom the Boston Collaborative DrugSurveillance Program on 15,438 consec utive inpatients, 1975 to 1982. JAMA1986; 256:3358 - 3363.

[6] Raksha M P, Marfatia Y S:Clinical studyof cutan eous drug eruptions in 200 patients. Indian J Dermatol Venereol Leprol 2008;74:80.

[7] Szarvas S, Harmon D, Murphy D:Neuraxial opioid-induced pruritus:a review. J Clin Anesth 2003;15: 234 - 239.

[8] Ajayi A A, Oluokun O, Sofowora O, Akinleye A, Ajayi A T: Epidemiology ofantimalarial-induced pruritus in Africans. Eur J Clin Pharmacol 1989;37:539 - 540.

[9] Reich A, Ständer S, Szepietowski J C:Drug-induced pruritus:a review. ActaDerm Venereol 2009;89: 236 - 244.

[10] Ständer S, Weisshaar E, Mettang T, Szepietowski J C, Carstens E, Ikoma A, Bergasa N V, Gieler U, Misery L, Wallengren J, Darsow U, Streit M, Metze D, Luger T A, Greaves M W, Schmelz M, Yosipovitch G, Bernhard J D:Clinical classification of itch:a position paper of the International Forum for the Study of Itch. Acta Derm Venereol 2007;87:291 - 294.

[11] Bork K:Pruritus precipitated by hydroxyethyl starch:a review. Br J Dermatol 2005;152:3 - 12.

[12] Levy C, Lindor K D:Drug-induced cholestasis. Clin Liver Dis 2007;7:311 - 330.

[13] Kremer A E, van Dijk R, Leckie P, Schaap F G, Kuiper E M, Mettang T, Reiners K S, Raap U, van Buuren H R, van Erpecum K J, Davies N A, Rust C, Engert A, Jalan R, Oude Elferink R P, Beuers U: Serumautotaxin is increased in pruritus ofcholestasis, but not of other origin, andresponds to therapeutic interventions. Hepatology 2012; 56: 1391 – 1400.

[14] Kowdley K V, Keeffe E B, Fawaz K A: Prolonged cholestasis due to trimethoprimsulfamethoxazole. Gastroenterology1992; 102: 2148 – 2150.

[15] Ballantyne J C, Loach A B, Carr D B: Itching after epidural and spinal opiates. Pain 1988; 33: 149 – 160.

[16] Ko M C: Neuraxial opioid-induced itchand its pharmacological antagonism. Handb Exp Pharmacol 2015; 226: 315 – 335.

[17] Jannuzzi R G: Nalbuphine for treatmentof opioid-induced pruritus: a systematicreview of literature. Clin J Pain 2016; 32: 87 – 93.

[18] Braga C B, Martins A C, Cayotopa A D, Klein W W, Schlosser A R, DaSilva A F, deSouza M N, Andrade B W, Filg ueira-Junior J A, Pinto Wde J, da Silva-Nunes M: Side effects of chloroquine and symptom reduction in malaria endemic area (Mancio Lima, Brazil). Interdiscip Perspect Infect Dis 2015; 2015: 346853.

[19] Spencer H C, Poulter N R, Lury J D, Poulter C J: Chloroquine-associated pruritusin a European. Br Med J(Clin Res Ed)1982; 285: 1703 – 1704.

[20] Bussaratid V, Walsh D S, Wilairatana P, Krudsood S, Silachamroon U, Looareesuwan S: Frequency of pruritus inPlasmodium vivax malaria patientstreated with chloroquine in Thailand. Trop Doct 2000; 30: 211 – 214.

[21] Ajayi A A, Kolawole B A, Udoh S J: Endogeneous opioids, $\mu$-opiate receptors andchloroquine-induced pruritus: a doubleblind comparison of naltrexone andpromethazine in patients with malariafever who have an established history ofgeneralized choroquine-induced itching. Int J Dermatol 2004; 43: 972 – 977.

[22] Adebayo R A, Sofowora G G, Onayemi O, Udoh S J, Ajayi A A: Chloroquine-induced pruritus in malaria fever: contribution of malaria parasitaemia and theeffects of prednisolone, niacin, and theircombination, compared with antihistamine. Br J Pharmacol 1997; 44: 157 – 161.

[23] Liu Q, Tang Z, Surdenikova L, Kim S, Patel K N, Kim A, Ru F, Guan Y, Weng H J, Geng Y, Undem B J, Kollarik M, Chen Z F, Anderson D J, Dong X: Sensoryneuron-specific GPCR Mrgprs are itchreceptors mediating chloroquine-induced pruritus. Cell 2009; 139: 1353 – 1365.

[24] Wiedermann C J, Joannidis M: Accumulation of hydroxyethyl starch in humanand animal tissues: a systematic review. Intensive Care Med 2014; 40: 160 – 170.

[25] Ständer S, Richter L, Osada N, Metze D: Hydroxyethyl starch-induced pruritus: clinical characteristics and influence ofdose, molecular weight and substitution. Acta Derm Venereol 2014; 94: 282 – 287.

[26] Szeimies R M, Stolz W, Wlotzke U, Korting H C, Landthaler M: Successful treatment of hydroxyethyl starch-inducedpruritus with topical capsaicin. Br J Dermatol 1994; 131: 380 – 382.

[27] Metze D, Reimann S, Beissert S, Luger T: Efficacy and safety of naltrexone, anoral opiate receptor antagonist, in thetreatment of pruritus in internal anddermatological diseases. J Am Acad Dermatol 1999; 41: 533 – 539.

[28] Fischer A, Rosen A C, Ensslin C J, Wu S, Lacouture M E: Pruritus to anticanceragents targeting the EGFR, BRAF, andCTLA – 4. Dermatol Ther 2013; 26: 135 – 148.

[29] Gandhi M, Oishi K, Zubal B, Lacouture M E: Unanticipated toxicities from anticancer therapies: survivors' perspectives. Support Care Cancer 2010; 18: 1461 – 1468.

[30] Ensslin C J, Rosen A C, Wu S, Lacouture M E: Pruritus in patients treated withtargeted cancer therapies: systematicreview and meta-analysis. J Am AcadDermatol 2013;69:708 - 720.

[31] Fukuda H, Fukuda H: Collected Reportof Drug Eruptions in Japan, ed 16(inJapanese). Fukuoka, Fukuda Dermatology Clinic, 2015, pp 37 - 468.

[32] Bocquet H, Bagot M, Roujeau J C: Druginduced pseudolymphoma and drughypersensitivity syndrome (drug rashwith eosin ophilia and systemic symptoms: DRESS). Semin Cutan Med Surg1996;15:250 - 257.

[33] Tohyama M, Yahata Y, Yasukawa M, Inagi R, Urano Y, Yamanishi K, Hashimoto K: Severe hypersensitivity syndrome due to sulfasalazine associatedwith human herpes virus 6. Arch Dermatol 1998;134:1113 - 1117.

[34] Suzuki Y, Inagi R, Aono T, Yamanishi K, Shiohara T: Human herpesvirus 6 infection as a risk factor for the developmentof severe drug-induced hypersensitivitysyndrome. Arch Dermatol 1998;134:1108 - 1112.

[35] Weisshaar E, Szepietowski J C, Darsow U, Misery L, Wallengren J, Mettang T, Gieler U, Lotti T, Lambert J, Maisel P, Streit M, Greaves M W, Carmichael A, Tschachler E, Ring J, Ständer S: European Guideline on Chronic Pruritus. Acta Derm Venereol 2012;92:563 - 581.

# 第 24 章　妊娠瘙痒的治疗与管理

Julien Lambert

Department of Dermatology, University Hospital of Antwerp,

University of Antwerp, Edegem, Belg ium

**摘要**　瘙痒在妊娠期间很常见。这个疾病需要对患者进行详细的检查。瘙痒通常是皮肤病的症状,它可能在妊娠期间发病,或者是患者怀孕之前就存在的皮肤病,但是在怀孕期间发作。在某些病例中,它是因妊娠而引起的特异性皮肤病。由于对胎儿可能存在潜在影响,因此在检查的时候需要谨慎考虑诊断方式以及治疗方案。本章将重点介绍妊娠期间特发的瘙痒以及治疗孕妇瘙痒的局部药物和全身性药物。

## 引言

瘙痒是妊娠期可能出现的重要症状。瘙痒发病后,需要我们对患者进行彻底的检查。对于在怀孕期间发生的瘙痒性皮肤病,我们必须区分是在妊娠过程中偶然发生的,还是在怀孕之前就患有,但是在妊娠期间暴发的既往皮肤病(表 24.1),此外,还有妊娠期间的 4 种特发的皮肤病。

要查清瘙痒的问题,首先要了解完整详尽的病史,还要进行详细的临床检查,通过检查确定除了特定妊娠皮肤病之外其他类型的皮肤病以及这些皮肤病内在的病理改变状况。实际上,每 5 个妊娠瘙痒病例中有 1 例与妊娠期特定皮肤病无关[1]。

由于对胎儿可能存在潜在影响,因此在检查的时候需要谨慎考虑诊断方式以及治疗药物的选择。例如,在怀孕期间不适宜做皮肤点刺试验和斑贴试验[2]。上述测试都没有妊娠病人的测试指南,因此,对于每一个病人而言,我们都必须考虑和评估上述测试对母亲和胎儿所造成的风险。如果需要进行活组织的检查,利多卡因和肾上腺素低剂量用于局部麻醉都被认为是安全的[3]。对于肾上腺素还存在一些额外的争议,但使用少量肾上腺素的好处似乎超过了潜在的风险。本章将重点讨论妊娠性瘙痒以及治疗妊娠性瘙痒的局部药物和全身性药物。

**表 24.1　妊娠期间可能突然发病的瘙痒疾病**

| |
| --- |
| 银屑病① |
| 特应性皮炎① |
| 出汗障碍性湿疹 |
| 皮肌炎 |
| 艾滋病 |
| 荨麻疹(也叫皮肤划痕症) |
| 肥大细胞增多症① |
| 扁平红苔藓 |
| 神经纤维瘤病 |
| 细菌、真菌和病毒感染 |
| 玫瑰糠疹 |

注:①可能会加重。

# 1 妊娠特发的瘙痒疾病

瘙痒是妊娠特发皮肤病的一个非常显著的症状。最近关于妊娠特发皮肤病的分类有了进展,这些疾病包括妊娠期类天疱疮、妊娠期多形疹、妊娠期肝内胆汁淤积症和妊娠期特应性皮疹。妊娠期特应性皮疹是一种新的概念,类似于"伞"一样的概念,可以涵盖不同的内容,它包含妊娠期特应性皮炎、妊娠瘙痒疹和妊娠瘙痒性毛囊炎[4]。在瘙痒发病的时候我们需要考虑病史(初产妇、多胎妊娠)、临床表现和诊断测试的结果,这些都将有助于确立正确的诊断,这对于母亲和胎儿的治疗策略和预后至关重要。

# 2 妊娠期多形疹

妊娠期多形疹(PEP),以前称为"瘙痒性荨麻疹性丘疹和妊娠斑"(这一术语在美国文献中仍然是首选),一般发生在妊娠晚期(最常见于第 35～39 周)或产后立即发生[5]。PEP 是一种常见的妊娠特发性皮肤病,患病率大概是 160 例妊娠中有 1 例[6-7]。这种病与孕妇第一次怀孕、母亲体重过重(不是胎儿体重)和多胎妊娠有密切关系。目前,这种病的发病机制尚不完全清楚,但怀疑可能与皮肤的扩张和过度拉伸导致胶原纤维损伤有关系[8]。这种损伤将非抗原性分子转化为抗原性分子,最后可能诱发炎症反应[5]。在一项针对 200 名妊娠期多形疹患者的前瞻性研究中,44 例 PEP 患者的血清皮质醇显著降低,在统计学上存在差异,但是这种降低与疾病的相关性尚不清楚[9]。最后,一项针对 181 例 PEP 患者的研究结果发现,55% 的患者存在特应性这个特点,研究者推测,特应性背景可能影响 PEP 的发病[6]。特应性高频率发生在 PEP 疾病持续时间较长的患者中。

通过临床检查发现,几乎所有患者症状在开始时显示出强烈的瘙痒性荨麻疹性丘疹和斑块,随后会出现多形性症状,超过 50% 的患者会出现水疱、靶样结构以及湿疹病变等[6]。瘙痒的病灶开始于下腹部和/或近端大腿,特别是在内侧或外侧与膨胀纹相邻,并在大多数情况下扩散到臀部、腿部、手臂、胸部和背部。PEP 皮疹通常不太会在脐带区域(图 24.1)发生,即使发生通常在 6 周内会消退。病发早期的 PEP,经产妇和特应性女性患者皮疹的暴发可能会持续更长时间[6]。妊娠期多形疹复发是非常罕见的,仅在多胎妊娠的情况下出现。妊娠期多形疹的诊断通过具有典型特征的临床表现来进行判断。妊娠期多形疹和妊娠天疱疮最重要的区别是:妊娠期多形疹的膨胀纹病变区域多与脐带区病变是有关联的;但是妊娠期天疱疮膨胀纹病变是独立的,与脐带区病变没有关系,这两个区域常常一起发病。妊娠期多形疹的组织病理学不是特异性的,并且会随着疾病的不同阶段而变化。PEP 的直接免疫荧光和间接免疫荧光反应都是阴性的。一般而言,PEP 被认为与皮肤表现或对胎儿的风险没有关联,与产妇患病率也不相关。治疗的方法包括单独使用局部外用皮质类固醇或者与口服抗组胺药联用。在严重的情况下,可能需要短时间的全身性给予皮质类固醇。

# 3 妊娠期天疱疮

妊娠期天疱疮(PG),正式名称叫做妊娠疱疹,是一种罕见的大疱性自身免疫性疾病,发病的时间通常在妊娠后半期或产后。PG 的患病率大约为 60 000 例妊娠中有 1 例,目前,在全球范围内都有 PG 发病的报告[10-11]。这种病的发病机制是循环抗胎盘免疫球蛋白 G 抗体的产生,产生的抗体与真皮表皮连接处的半桥粒中的两种大疱性类天疱疮抗原(BP - 180 和

BP-230)结合,结合后导致膜损伤和张力性大疱的产生。最近的研究发现,在 PG 中也检测到 IgA 和 IgE 抗体与 BP-180 或 BP-230 结合[12]。

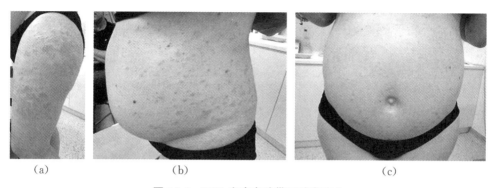

(a)     (b)     (c)

**图 24.1　PEP 皮疹在脐带区域发病少**

通过临床检查发现,妊娠期天疱疮的症状最初是瘙痒性荨麻疹性丘疹和环状斑块,随后会出现囊泡,最后是在红斑上出现大型张力性大疱。妊娠期天疱疮的病变开始于腹部,尤其是肚脐周边区域,也包括肚脐区域,与膨胀纹(妊娠纹)无关。病变还可以扩散到腹部的其他部位,甚至全身,但不包括面部和头皮(图 24.2)。黏膜也不会受到该病的影响。通过组织学特别是直接免疫荧光方法可以帮助诊断本病,妊娠期天疱疮显示 IgG 和 C3(补体)沿着真皮表皮连接处线性沉积。100% 的病例会报告出现 C3(补体),而仅有 25%～50% 的病例报告有 IgG[13]。妊娠期天疱疮在分娩后数周到数月后就会痊愈,但是如果再次怀孕可能会再次发病。早产儿和小于胎龄儿患此病的风险很高[8]。由于 IgG1 抗体会从母体被动转移到胎儿,因此大约 10% 的新生儿会出现轻微的妊娠期天疱疮临床症状,皮肤会出现类似荨麻疹或水疱病变[7]。治疗的方法包括口服皮质类固醇,每日剂量为 0.5 毫克/千克。根据疾病的情况,剂量可以逐渐减少到维持剂量[11]。如果患病的症状比较轻微,那么可以首先采用局部给予皮质类固醇和口服组胺的方法进行治疗。

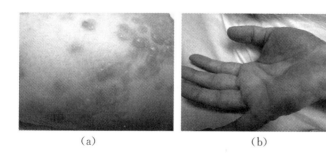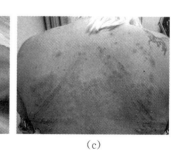

(a)     (b)     (c)

**图 24.2　妊娠期天疱疮**

# 4　妊娠期肝内胆汁淤积症

妊娠期肝内胆汁淤积症(ICP),也称为妊娠瘙痒症,这种病常常不被归为妊娠皮肤病类别的疾病,因为它是一种肝功能异常的疾病,与原发性的皮肤病变无关。妊娠期肝内胆汁淤积症患者因为抓挠会出现继发性皮肤病变与损伤。它是一种由激素引起的可逆性的胆汁淤积疾病,一般发生在妊娠最后阶段(孕中期、后期或妊娠晚期),遗传易感女性比较容易发病。

妊娠期肝内胆汁淤积症的患病率大约为1％,但是这个数据在不同地区变化很大,斯堪的纳维亚半岛南部、美国和南非的患病率较高[11]。这个病的发病机制涉及很多种因素,例如遗传、激素和环境因素,包括季节变化和饮食因素[14]。ICP的特点是不能排泄胆汁盐,使血清中的胆汁酸水平升高,最后导致母亲产生瘙痒的感觉,并对胎儿预后会产生负面影响。患此病会增加早产(20％～60％)、胎儿宫内窘迫(20％～30％)和死胎(1％～2％)的风险[7,14]。在严重或持续时间长的ICP中,胆汁淤积会导致患者及其产儿的维生素K缺乏以及出现凝血功能障碍[11]。

妊娠期肝内胆汁淤积的患者从掌跖区域开始,出现突发的瘙痒症状,很快就会扩展到整个身体各个部位。由于患者抓挠和摩擦,在患者手臂和腿的伸肌皮肤上出现继发性线条形的皮肤抓痕和痒疹结节病变。大约10％的患者在瘙痒发作后1～4周出现黄疸的迹象。此病确诊通过以下方式:首先要排除其他临床疾病,然后通过各种方法诊断是否存在胆汁淤积以及肝脏疾病,最后观察血清胆汁酸水平升高是否大于11微摩尔/升[8,14-15]。正常血清胆汁酸水平为6微摩尔/升,但在怀孕期间可耐受至11微摩尔/升,如果高于11微摩尔/升则可能患病。30％的患者肝功能检查不出现异常。血清胆汁酸水平升高具有预后判断价值:如果血清胆汁酸水平>40微摩尔/升,胎儿的风险会显著升高[15-16]。最近的一项研究认为,三硫酸化孕酮代谢物可作为ICP的预后指标。血清中这些化合物的浓度在妊娠9～19周和瘙痒症状出现前会显著升高[17]。ICP用熊去氧胆酸[15毫克/(千克·天)或500毫克、每天2次]治疗,可降低血清胆汁酸水平。这种治疗方法可以减轻孕妇的瘙痒程度,还可以改善胎儿的预后。目前,没有研究报道此药物对母体或胎儿有不良反应。难治性妊娠期肝内胆汁淤积的患者可用UVB光疗法进行治疗[11]。伴随着血清胆汁酸浓度和其他肝酶水平的正常化,瘙痒的症状通常会在分娩后1～2天消失。另外,再次怀孕可能会复发(风险:50％～70％),口服避孕药也可能导致此病复发。

# 5 妊娠期特应性皮疹

Ambros-Rudolph等人[4]在2005年提出了"妊娠期特应性皮疹"这一专业术语。一项关于妊娠期瘙痒皮肤病的前瞻性研究表明,特应性湿疹的患病率相当高[9]。这项研究的结果没有被考虑在以前的疾病分类之中。研究者观察到妊娠期特应性皮炎、妊娠瘙痒症和妊娠瘙痒性毛囊炎患者在临床特征和组织病理学方面存在着相当大的重叠,因此提出将它们合并在一个新的疾病综合体"妊娠特应性皮疹"中。关于这个术语目前仍然存在争议[18-19]。

妊娠特应性皮疹是最常见的妊娠皮肤病,几乎50％的妊娠皮肤病患者都会患此病[4]。在这些患者中,只有20％的患者怀孕之前就患有特应性皮炎、怀孕以后病情进一步加重,80％的患者在怀孕之前没有患过特应性的皮肤疾病、只是在怀孕期间才第一次发病[4]。关于"妊娠特应性皮疹"这个病种概念,Koutroulis等人[20]提出了这样一个问题,即患有"新特应性皮炎"的这些孕妇患者是否具有"纯粹的特应性"或者只是出现短暂的湿疹样皮疹,在产后不会复发或仅在怀孕期间复发。

研究发现,这些湿疹样的病变可能与怀孕期间$Th_2$免疫占主导有关。为了防止胎儿的排斥反应,正常妊娠的特点是$Th_1$细胞因子产生相对较低而$Th_2$细胞因子产生增加[21]。特应性皮炎被认为是$Th_2$占主导的疾病。$Th_2$细胞因子的浓度在妊娠过程中会增加,这就可以解释为什么妊娠期间特应性皮炎会加重。与妊娠的其他特发皮肤病相反,75％的妊娠特应性皮疹患者通常在妊娠早期或中期就发病。皮肤的损伤病变可分为湿疹型皮肤损伤病变或痒疹型皮肤损伤病变[4]，湿疹型皮肤损伤病变发病的部位是比较常见的部位，如面部、颈部、胸骨区域和四肢屈曲部位。痒疹型皮肤损伤病变发生在四肢伸肌上的皮肤表面。30%～70%的患者会存在血清 IgE 水平升高的现象[8]。但是，根据 Koutroulis 等人的观点[20]，不应把血清 IgE 的水平用作妊娠期特应性皮疹的诊断，因为正常妊娠中 IgE 的调节机制尚未阐明。

患此病的孕妇生育的胎儿一般不受影响。不过，如果再次怀孕，孕妇还有可能会复发此病。主要根据病情的严重程度制定治疗方案，一般都会首先局部给予皮质类固醇进行治疗。如果病情比较严重的情况下，可以考虑全身性给予皮质类固醇、抗组胺药和 UVB 光疗法进行治疗。

## 6　妊娠期瘙痒症的治疗

在妊娠期间，治疗瘙痒目前仍然是一个挑战，需要谨慎考虑和对待，因为药物有可能对胎儿造成潜在影响。除了针对具体明确病因的特定局部和全身性用药治疗外，常规的瘙痒症缓解措施应尽量避开促进皮肤干燥的因素，使用温和的肥皂，还可以考虑使用具有保湿作用的洗涤剂、淋浴液或沐浴油[22]。如果皮肤有损伤或发炎，患者接触水后应该轻轻擦干皮肤而不要强烈地搓擦皮肤。应建议患者每天对皮肤进行保湿护理，尤其是在淋浴和泡澡之后。还可以建议患者在局部使用一些含有止痒添加剂如薄荷醇、樟脑和聚多卡醇的药物。

局部外用皮质类固醇是治疗皮肤病最常用的药物，超过 6%的患病孕妇处方中含有这种药[23]。但是，关于局部皮质类固醇对胎儿影响的研究很少，对这一方面我们知之甚少。基于实证的欧洲治疗指南提出以下建议[24]：外用皮质类固醇小剂量/中等剂量的效果要优于大剂量的皮质类固醇，作为次选治疗方案，大剂量的局部使用皮质类固醇应尽可能限制使用，如果有需要，必须给予适当产科护理，因为大剂量皮质类固醇可能会增加胎儿生长受限的风险。最近的一项研究表明，如果在整个怀孕过程中使用＞300 克高剂量或者过高剂量的外用皮质类固醇，婴儿出生体重偏低的风险就会显著增加[23]。目前，没有研究数据可确定新的亲脂性外用皮质类固醇（糠酸莫米松、丙酸氟替卡松和甲基强的松龙酯）与不增加胎儿生长受限的风险（维持低风险）相关联。从理论上讲，它们的副作用更小一些。最后，一项最新的循证研究提供许多新的数据显示，母亲接触所有高剂量的外用皮质类固醇与妊娠不同结局（包括不同的分娩方式、先天性畸形、早产、胎儿死亡和低阿氏评分）没有因果关系[25]。但是，这个研究确定了婴儿出生的低体重与孕妇大量使用高剂量的强效外用皮质类固醇之间存在关联。此外，还发现了轻度至中度剂量局部皮质类固醇对胎儿免于死亡具有保护作用。

全身性给予皮质类固醇比局部给予皮质类固醇对胎儿的毒性更大，因为它的生物利用度更高。全身性给予皮质类固醇也与胎儿出生体重减少以及增加早产风险有关。如果在治疗方案中必须给予全身性皮质类固醇治疗，那么应给予非卤化的皮质类固醇[26]。研究发现，在胎盘中，皮质醇、泼尼松和泼尼松龙是失活的，但倍他米松和地塞米松不失活。因此，研究认为泼尼松龙是一种妊娠期可选用的皮质类固醇。根据疾病的性质和严重程度，常用的初始剂量是 0.5～2 毫克/（千克·天）。在妊娠早期前 3 个月，维持剂量不应超过 15 毫克/天，以避免增加唇裂/腭裂的风险。

在怀孕期间,如何使用抗组胺药物的认识,我们也非常的缺乏。较老的镇静类抗组胺药如二甲茚定和氯马斯汀被认为是安全的,因为它们已经在处方药中使用很长时间了[2]。使用羟嗪需要小心谨慎,研究报道在妊娠早期前 3 个月使用它有轻微增加婴儿畸形的风险[27],在妊娠后期使用它可能有引起新生儿癫痫[28]的风险。第二代抗组胺药如西替利嗪、氯雷他定、非索非那定、地氯雷他定、左西替利嗪和长春碱,一般只引起低镇静或无镇静作用,研究发现它们作为治疗妊娠瘙痒的药物并没有被人类大量的使用,动物研究也显示这些药物没有胚胎毒性或致畸性[2,29]。氯雷他定和西替利嗪是目前研究最多的第二代抗组胺药,如果治疗方案恰当,可以在妊娠早期前 3 个月的处方中使用。Smedts 等人[30]最近报道了两项病例对照研究,结果显示,在妊娠早期给予抗组胺药物治疗,先天性心脏缺陷的概率会增加。因此,必须尽量避免在出生前或出生后使用抗组胺药物。

对于妊娠瘙痒症患者而言,窄频以及宽频 UVB 光疗是安全的[3]。但是,窄频和宽频 UVB 光疗均可能降低叶酸水平。在妊娠早期前 3 个月,如果叶酸缺乏,那么容易导致神经管发育缺陷。因此,进行 UVB 光疗必须进行叶酸水平的随访与监控。补骨脂素是已知的诱变剂和致畸剂,因此怀孕期间不能用 PUVA(内含补骨脂素)进行治疗。

一般认为,用苄氯菊酯、苯甲酰苯甲酸盐和克罗米通治疗疥疮是安全的[3]。林丹具有潜在的神经毒性,应禁忌使用。而伊维菌素,目前在人身上没有发现致畸性。局部使用的钙调神经磷酸酶抑制剂如果全身性给药,吸收效果不好[3]。目前对于钙调神经磷酸酶抑制剂,没有人类怀孕期间用此药的安全性研究。如果没有其他替代药物,那么可以允许在小范围内局部使用。虽然目前不建议使用煤焦油治疗妊娠瘙痒,但是没有研究报道煤焦油对人有致畸的作用[3,30]。另外,辣椒素也不建议使用[31]。

(陈永欣 译,陈曦 校)

## 参考文献

[1] Roger D, Vaillant L, Fignon A, Pierre F, Dacq Y, Bréchot J F, Grangeponte M C, Lorette G: Specific pruritic diseases of pregnancy. A prospective study of 3192 pregnant women. Arch Dermatol 1994; 130: 7234 - 7239.

[2] Treudler R: Allergische Erkrankungen bei Schwangeren. Hautarzt 2010; 61: 1027 - 1033.

[3] Murase J E, Heller M M, Butler D C: Safety of dermatological medications in pregnancy and lactation: part I. Pregnancy. J Am Acad Dermatol 2014; 70: 401. e1 - 14.

[4] Ambros-Rudolph C M, Mullegger R R, Vaughan-Jones S A, Kerl H, Black M M: The specific dermatoses of pregnancy revisited and reclassified: results of a retrospective two center study on 505 pregnant patients. J Am Acad Dermatol 2006; 54: 395 - 404. [5] Matz H, Orion E, Wolf R: Pruritic urticarial papules and plaques of pregnancy: polymorphic eruption of pregnancy(PUPPP). Clin Dermatol 2006; 24: 105 - 108.

[6] Rudolph C M, Al-Fares S, VaughanJones S A, Mulleger R R, Kerl H, Black M M: Polymorphic eruption of pregnancy. Clinicopathology and potential trigger factors in 181 patients. Br J Dermatol 2006: 154: 54 - 60.

[7] Roth M M: Pregnancy dermatoses: diagnosis, management and controversies. Am J Clin Dermatol 2011; 12: 25 - 41.

[8] Ambros-Rudolph C M: Spezifische Schwangerschaftsdermatosen. Hautarzt 2010; 61: 1014 - 1020.

[9] Vaughan-Jones S A, Hern S, NelsonPiercy C, Seed P T, Black M M: A prospective study of 200 women with dermatoses of pregnancy correlating clinical findings with hormonal and immunopathological profiles. Br J

Dermatol 1999;141:71 - 81.

[10] Shornick J K, Bangert J L, Freeman R G, Gillian J N: Herpes gestationis: clinical and histologic features of twenty-eight cases. J Am Acad Dermatol 1983;8:214 - 224.

[11] Saverall C, Sand F L, Thomsen S F: Dermatological diseases associated withpregnancy: pemphigoid gestationis, polymorphic eruption of pregnancy, intrahepatic cholestasis of pregnancyand atopic eruption of pregnancy. Dermatol Res Pract2015;2015:979635.

[12] Beard M P, Millington G W M: Recentdevelopments in the specific dermatosesof pregnancy. Clin Exp Dermatol 2011;37:1 - 5.

[13] Intong L R A, Murrell D F: Pemphigoid gestationis: pathogenesis and clinical features. Dermatol Clin 2011;29:447 - 452.

[14] Ozkan S, Ceylan Y, Ozkan O V, Yildirim S: Review of a challenging clinical issue: intrahepatic cholestasis of pregnancy. WorldJ Gastroenterol 2015;21:7134 - 7141.

[15] Lehrhoff S, Pomeranz M K: Specific dermatoses of pregnancy and their treatment. Dermatol Ther 2013;26:274 - 284.

[16] Glantz A, Marschall H U, Mattsson L A: Intrahepatic cholestatis of pregnancy: relationships between bile acid levelsand fetal complication rates. Hepatology2004;40:467 - 474.

[17] Abu-Hayyeh S, Ovadia C, Lieu T, et al: Prognostic and mechanistic potential ofprogesterone sulfates in intrahepaticcholestasis of pregnancy and pruritusgravidarum. Hepatology 2016;63:1287 - 1298.

[18] Ingber A: Atopic eruption of pregnancy. J Eur Acad Dermatol Venereol 2010;24:984.

[19] Cohen L M, Kroumpouzos G: Pruriticdermatoses of pregnancy: to lump or tosplit? J Am Acad Dermatol 2007;56:708 - 709.

[20] Koutroulis I, Papoutsis J, Kroumpouzos G: Atopic dermatitis in pregnancy: current status and challenges. Obstet Gynecol Surv 2011;66:654 - 663.

[21] Garcia-Gonzalez E, Ahued-Ahued R, Arroyo E, Montes-De Oca D, GranadosJ: I mmunology of the cutan eous disorders of pregnancy. Int J Dermatol 1999;38:721 - 729.

[22] Weisshaar E, Szepietowski J C, Darsow U, et al: European guideline on chronicpruritus. Acta Derm Venereol 2012;92:563 - 581.

[23] Chi C C, Wang S H, Mayon-White R, Wojnarowska F: Pregnancy outcomesafter material exposure to topical cortico steroids: a UK population-based cohort study. JAMA Dermatol 2013;149:1274 - 1280.

[24] Chi C C, Kirtschig G, Aberer W, Gabbud J P, Lipozencic J, Karpati S, Haustein U F, Zubervier T, Wojnarowska F: Evidencebased ( S3 ) guideline on topical cortico steroids in pregnancy. Br J Dermatol2011;165:943 - 952.

[25] Chi C C, Wang W H, Wojnarowska F, Kirtschig G, Davies E, Bennett C: Safetyof topical cortico steroids in pregnancy. Cochrane Database Syst Rev 2015;10:CD007346.

[26] Ambros-Rudolph C M: Dermatoses ofpregnancy-clues to diagnosis, fetal riskand therapy. Ann Dermatol 2011;23:265 - 275.

[27] Gilboa S M, Strickland M J, Olshan A F, Werler M M, Correa A; National BirthDefects Prevention Study: Use of antihistamine medications during earlypregnancy and isolated main malformations. Birth Defects Res A Clin Teratol2009;85:137 - 150.

[28] Serreau R, Komiha M, Blanc F, Guillot F, Jacqz-aigrain E: Neonatal seizures associated with maternal hydroxyzine hydrochloride in late pregnancy. ReprodToxicol 2005;20:573 - 574.

[29] Lucero M L, Arteche J K, So mmer E W, Casadesus A: Preclinical toxicity profileof oral bilastine. Drug Chem Toxicol2012;35(suppl 1):25 - 33.

[30] Smedts H P M, De Jonge L, Bandola S J G, Baardman M E, Bakker M K, Stricker B H C, Steegers-Theunissen R P M: Early pregnancy exposure to antihistaminesand risk of congenital heart defects results of two case-control studies. Eur JEpidemiol 2014;29:653 - 661.

[31] Weisshaar E, Witteler R, Diepgen T L, Luger T A, Ständer S:Pruritus in derSchwangerschaft. Eine häufige diagnostische und therapeutische Herausforderung. Hautartz 2005;56:48 - 57.

# 第 25 章　儿童瘙痒的治疗与管理

Regina Fölster-Holst

Klinik für Dermatologie, Venerologie und Allergologie,
Universitätsklinikum Schleswig-Holstein, Kiel, Germany

**摘要**　儿童瘙痒是儿童时期一种非常常见的症状,主要与皮肤疾病有关,与潜在的系统性疾病相关性不高。儿童最常见的皮肤病包括特应性皮炎、接触性皮炎、昆虫叮咬、疥疮和头虱病。儿童瘙痒有特定的诊断流程,需要仔细评估病史和进行皮肤病学检查。对儿童进行治疗的时候,必须考虑到儿童尤其是婴儿与成人相比在生理机制和病理生理机制方面、药代动力学和药效学方面都存在差异。

## 引言

　　瘙痒是儿童的常见症状,但是令人惊讶的是,目前并没有关于儿童瘙痒在普通人群中患病率的相关数据。截至 2016 年 3 月 9 日在 PubMed 搜索"痒和儿童"和"瘙痒症和儿童"之后,分别可以检索出 2 629 篇和 2 136 篇文章,但大多数文章与特定疾病有关,很多是病例报告。儿童时期的瘙痒主要与皮肤病有关。与成人相比,全身性疾病和药物反应引起的儿童瘙痒很少见。儿童瘙痒性皮肤病包括湿疹性疾病(特别是特应性皮炎)、出疹、感染、荨麻疹/肥大细胞增多症、自身免疫性疾病,以及皮肤遗传病等。对于儿童瘙痒皮肤疾病的治疗(局部和全身),我们必须考虑儿童时期的生理学和病理生理学特征,以及药代动力学和药效学特点,这些特征特点与成人是不同的。

## 1　治疗时应考虑儿童早期的皮肤生理学、病理生理学和皮肤护理的特点

　　治疗儿童瘙痒时,必须考虑儿童尤其是婴儿的皮肤生理学和病理生理学特点。儿童的体表与体重的比例高[1],因此,局部应用药物和润肤剂的吸收程度比较好。此外,婴儿皮肤表皮和角质层相对很薄,角质细胞也比较小[1-2]。对婴儿表皮屏障功能进行物理测量时发现婴儿皮肤的天然保湿因子和表面脂质浓度与成人相比相对较少。此外,婴儿表皮还有以下特点:高 pH、高脱屑、高增殖率和经皮水分丢失率高[3]。上述婴儿表皮的特点容易导致表皮结构和功能受损,也容易造成局部外用药物吸收率升高,以及容易促进环境因素如刺激物、过敏原和感染因子的高渗透性[4]。因此,一般情况下,我们应该在婴儿的治疗中考虑上述因素,特别是那些患有已知皮肤屏障缺失疾病的婴儿,例如特应性皮炎[5]。但是,除了皮肤屏障的特性外,局部使用的润肤剂和其他药物的经皮吸收也与药物的物理和化学特性有关[6]。婴幼儿的润肤剂不应该加入香水、染料和防腐剂,因为这些成分有成为刺激物和造成过敏的风险。虽然润肤剂一般不具有止痒作用的特性,但是它们可以润滑和保湿皮肤,保护角质层和皮肤屏障的完整性,可以避免皮肤干燥[7]。有些研究的结果显示使用润肤剂可以缓解瘙痒[8-9]。

## 2　儿童时期的病史、皮肤病学检查和诊断的特点

儿童时期的医疗护理与成年期相比在很多方面是不同的。为了获得对病史的准确描述，必须与孩子和父母充分地接触交流。如果孩子处于学龄前/学龄阶段，医生的问诊应该包括父母和孩子两方面，问题也应包括瘙痒情况的询问。患者和医生之间的对话是良好信任关系的基础[4]，这也决定了患者对治疗方案的认可和遵守程度[4]。

关于儿童瘙痒既往病史的问诊问题与成人没有太大差别。但是，在这个年龄段也需要考虑询问一些特殊问题，包括与其他儿童的接触、衣物穿着、定期注射的疫苗、日常活动和饮食习惯等。在询问儿童瘙痒既往病史的时候，以下问题和检查是有帮助的：

- 瘙痒是局部的（局部感染、局部皮肤病）还是全身性的（对称分布的全身性皮肤病或系统性疾病）？
- 其他家庭成员是否也患有瘙痒症？
- 儿童和/或其他家庭成员是否有已知的疾病和/或过敏史（例如特应性疾病）？
- 瘙痒的感觉何时开始的？瘙痒的严重程度如何？
- 家里有宠物吗？孩子住的周边环境是什么样的？
- 孩子的身体状况是否一直良好？
- 是否吃过与瘙痒有关的食物？
- 是否有过与瘙痒有关的感染？
- 是否存在情绪压力或精神疾病史？
- 儿童/父母使用哪些产品进行皮肤护理？孩子的洗澡习惯是什么（每周频率、温度、持续时间等）？
- 孩子服用药物吗？如果服用，服用哪种药物？服用已经多久了？
- 孩子穿的衣服的材质是（棉、丝、羊毛或其他）？
- 孩子周围环境是否出现过感染（幼儿园、学校等）？

儿童的临床检查与成人的临床检查也不同。这不仅要求要用不同的语言方式、在孩子能够理解的水平下与孩子进行交流，还包括孩子自己对瘙痒进行评估。在文献中已经有一些瘙痒评估量表可用于儿童瘙痒评估，例如儿科烧伤的瘙痒评估量表[10]。这种"瘙痒量表"与其他量表例如5D-瘙痒量表和视觉模拟评分量表是有相关性的。

此外，我们应该注意到，有些疾病只发生在儿童时期，或者至少是主要发生在儿童时期。这些疾病主要有婴儿嗜酸性脓疱性毛囊炎、婴儿脓疱病、Gianotti-Crosti综合征、水痘（鸡痘）和神经纤维瘤病。这些疾病和其他的疾病将在本章后面的部分进行讨论。

## 3　湿疹类疾病

儿童时期的湿疹类疾病都伴有瘙痒，这些疾病包括特应性皮炎、脂溢性皮炎、接触性皮炎和遗传性皮炎。此外，应该考虑到很多皮肤感染，并且在感染过程中表现出湿疹性感染，例如脓疱疮、疥疮或足癣。由于各种湿疹疾病瘙痒需要不同的治疗策略，因此它们的具体特征在本章后面的部分将详细论述。

### 3.1　特应性皮炎

特应性皮炎是一种慢性反复发作的炎症性皮肤病，强烈瘙痒感是此病的最显著的特征。

瘙痒常常会影响睡眠和降低注意力,还会带来羞耻感[11]。在婴儿出生的最初几天,特应性皮炎瘙痒有时是难以识别的。与年龄较大的儿童和成人相比,特应性皮炎在年幼的婴儿身上表现出不同的好发部位和形态。首先,头部和面部最易受到特应性皮炎的影响,然后是四肢的伸肌[4]。皮损部位有明显的液体渗出,还伴有明显的红斑、丘疹、脓疱、结痂。

特应性皮炎患者在童年后期常见到在四肢褶皱处存在典型的皮肤苔藓样变化,这与长时间的抓挠有关。特应性皮炎在儿童时期还有一种非常特殊的形式——皮癣性皮炎,这种皮炎可能会有显著的渗出性(图 25.1),并且与成人相比,不仅在四肢发病,还会在躯干发病(成人下肢是好发部位)。许多儿童患者的特应性皮炎发病很早,并且可能会发展为具有细屑的红皮病。在这种情况下,应考虑使用各种不同的鉴别诊断手段(表 25.1)。研究者建议从这些新生儿身上剪下一些头发(眼睫毛或眉毛),并对这些毛发的毛干进行微观分析,以排除以结节性脆发(竹毛)为诊断性特征的内瑟顿(Netherton)综合征。也可以通过基因分析技术来进行验证诊断 Netherton 综合征。SPINK 5 基因编码 LEKTI(LEKTI 是一种丝氨酸蛋白酶抑制剂[12])与 Netherton 综合征密切相关,基因分析技术可以通过判断 SPINK 5 基因是否突变对 Netherton 综合征进行诊断。Netherton 综合征有许多特应性皮炎和其他特应性疾病类似的症状,例如过度瘙痒[4,13]。广泛性皮肤脱皮综合征与 CDSN 基因突变相关(图 25.2),也有很多症状与特应性皮炎类似。CDSN 基因突变导致皮肤中的角化粒素完全丢失,表现为表皮屏障的严重缺陷。临床上,红皮病是广泛性皮肤脱皮综合征的典型症状,表现为全身性脱屑和难以治愈的瘙痒[14]。

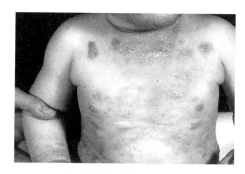

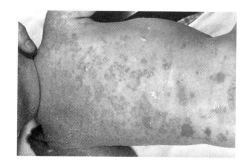

**图 25.1 钱币样特应性皮炎,存在严重渗出**　　**图 25.2 广泛性皮肤脱皮综合征**

另一种婴儿期湿疹性疾病是脂溢性皮炎,类似婴儿早期常见的特应性皮炎一样。脂溢性皮炎的瘙痒较轻微,或者没有瘙痒。与特应性皮炎相比,该疾病好发部位在尿布区域。尿布区域通常不会引起特应性皮炎,因为尿布区比较湿润,保湿程度高,并且通常不与外界环境接触。此外,还要对其他不同的疾病进行鉴别诊断[15],包括比较严重的炎症性皮肤病,如银屑病、免疫缺陷病如奥门(Omenn)综合征、威斯科特-奥尔德里奇(Wiskott-Aldrich)综合征、恶性肿瘤如朗格汉斯细胞增多症和感染如疥疮等。这些不同疾病的诊断都需要不同的诊断测量方法。

定期使用润肤剂修复存在缺陷的表皮屏障是特应性皮炎患者最重要的治疗方法[16]。润肤剂可以防止特应性皮炎的继续恶化并延长皮质类固醇作用效应[17-18]。此外,润肤剂还有助于减轻瘙痒感[19]。

除了使用保湿剂外,局部外用抗炎药(外用皮质类固醇和钙调神经磷酸酶抑制剂)也是特应性皮炎患者标准治疗方法的组成部分。局部外用抗炎药既可用于保守疗法也可用于积极疗法,通过它们可控制皮肤炎症。这些方法治疗儿童特应性皮炎效果较好[20]。

尽管局部外用皮质类固醇是治疗儿童特应性皮炎的主要疗法[21],但神经钙蛋白抑制剂也被认为适用于治疗儿童特应性皮炎。神经钙蛋白抑制剂具有止痒作用,研究者推荐它们用于敏感区域,例如面部、褶皱和生殖器肛门等区域[22]。此外,它们也适用于对皮质类固醇不耐受的患者,可以使患者避免使用皮质类固醇。最近,研究的结果再次强调钙调神经磷酸酶抑制剂是安全的,可适用于儿童特应性皮炎的治疗。

**表 25.1　瘙痒性湿疹类疾病**

| 疾病名称 | 临床表现 | 发病年龄 |
| --- | --- | --- |
| **皮炎** | | |
| 特应性皮炎 | 四肢湿疹、哮喘、过敏性鼻炎、食物过敏 | 主要在 1 岁前 |
| 接触性皮炎 | 接触部位湿疹 | 任何时候 |
| 婴儿脂溢性皮炎 | 腋窝、腹股沟、尿布区 | 几周龄 |
| **感染** | | |
| 疥疮(婴儿) | 丘疱疹、散发性湿疹(包括面部和头部)、脓疱 | 任何时候 |
| 头虱病 | 头颈部丘疹、脓疱、湿疹 | 主要是在学龄时期 |
| **遗传性皮肤病** | | |
| 奥门综合征 | 湿疹、发干异常、脱发、腹泻和感染 | 出生时 |
| 迪格奥尔格综合征 | 湿疹、心脏异常、腭裂、新生儿胸腺发育不良或发育不全 | 新生儿时期 |
| 威斯科特-奥尔德里奇综合征 | 湿疹、瘀点、感染 | 出生时 |
| 内瑟顿综合征 | 湿疹、过敏性疾病、感染 | 出生时 |
| 肠病性肢端皮炎 | 以肢端和口腔周围皮炎、秃发和腹泻三联征为特征 | 断奶后 2 周 |
| IPEX 综合征(一种伴有 X 染色体隐性遗传的,综合了免疫功能失调,多内分泌病以及肠病的疾病) | 湿疹、过敏性、糖尿病、肠病、食物过敏 | 出生后几个月 |
| **肿瘤** | | |
| 婴儿期的朗格汉斯细胞增多症 | 褐色丘疹、丘疹泡、腋下和腹股沟叶柄样病变,头皮上常有出血性、脂溢性病变 | 2 岁前 |

尽管在许多国家(包括德国),禁止在儿童两岁之前使用钙调神经磷酸酶抑制剂,但是已经有许多研究表明其在婴儿期使用具有有效性和安全性[23-24]。

如果已经考虑了瘙痒的触发因素,但是患者对局部治疗药物还是没有反应,那么需要进行全身性治疗。环孢霉素(2016 年后获得许可)是德国唯一有止痒使用说明的药物,霉酚酸酯、甲氨蝶呤和硫唑嘌呤都是属于使用说明外的药物,但是它们都具有止痒特性。

最近,一个加拿大研究组[25]指出可乐定(肾上腺素能受体激动剂)和曲美嗪(吩噻嗪)联合使用具有非常好的止痒效果,他们用此法治疗了一位患有严重特应性皮炎和难治性瘙痒症的 6 岁男孩,效果很好。目前,还有其他一些新颖的止痒药物正在研发中。Draelos 等人[11]通过 4 项研究的数据发现,局部给予磷酸二酯酶-4 抑制剂 Crisaborole 对患有轻度至中度特应性皮炎的儿童和青少年具有较好的止痒作用。如果用评分来评估瘙痒严重程度,磷酸二酯酶-4 抑制剂使用后的第 8 天和第 29 天分别进行测量,结果在统计学上有显著降低。此外,有许多新药已经进入临床试验阶段,尤其是生物制剂[26]。这些试验除了对瘙痒的严重程度进行评分,也会对瘙痒患者进行评估,先进行成人研究,随后进行儿童研究。例如,白细胞介素(IL)-4/IL-13α 受体单克隆抗体 Dupilumab 的研究已经在儿童中开始进行[27]。

有许多已知的因素可引发特应性皮炎,而且这些因素与瘙痒也有关。接触性过敏原是其中一个因素。De Waard-van der Spek 和 Oranje 的研究显示[28],55% 患有特应性皮炎的儿童对一种或多种接触性过敏原有阳性反应。他们建议对特应性皮炎患儿尤其顽固性特应性皮炎患儿进行斑贴试验。其他研究者的研究也发现对难治性特应性皮炎进行斑贴试验具有重要的诊断意义[29]。

### 3.2　接触性皮炎

当下,儿童患过敏性接触性皮炎比以前更频繁了,甚至是非常小的孩子也有相似的情况出现[30]。从 2002 年到 2008 年,研究者对 321 名 3 岁以下疑似过敏性接触性皮炎的患儿进行了接触敏感性的斑贴测试。患儿对金属、椰油酰胺丙基甜菜碱、新霉素和甲基氯异噻唑啉酮/甲基异噻唑啉酮等会出现最常见的阳性反应。但是,特应性皮炎儿童和没有特应性皮炎的儿童相比较,他们接触致敏的发生率没有差异。

在儿童这个特殊时期,我们必须考虑可疑的过敏来源的物质或者是引起接触性皮炎的刺激性、毒性物质:短时接触的指甲文身剂和染发剂(常见触发因素:对苯二胺、对甲苯二胺),游戏机(常见的触发因素:橡胶成分),护垫和绷带(常见触发因素:橡胶部件、焊接部位、摩擦),手机和平板电脑(常见的触发因素:镍)和化妆品(常见触发因素:香水、防腐剂如甲基异噻唑啉酮、化妆品中的天然成分)[31]。

## 4　皮疹

婴儿的早期,会出现一些不明原因的极度瘙痒的皮疹疾病。这类皮疹疾病包括婴儿嗜酸性脓疱性毛囊炎和婴儿脓包症(表 25.2)。

**表 25.2　瘙痒性皮疹类疾病**

| 疾病名称 | 临床表现 | 发病年龄 |
| --- | --- | --- |
| 儿童皮疹 | | |
| 婴儿嗜酸性脓疱性毛囊炎 | 慢性复发性头皮水泡脓疱皮损 | 婴儿时期 |
| 婴儿脓疱病 | 慢性复发性手足脓疱皮损 | 婴儿时期 |
| 病毒直接感染的皮疹 | | |
| 水痘 | 侵及头皮和口腔的继发性脓疱、多形性皮疹 | 主要是婴儿时期 |
| 副病毒性疹 | | |
| 丘疹紫癜性手套和短袜样综合征 | 手足腕踝部的红肿、紫癜、丘疹性皮疹 | 青春期 |
| Gianotti-Crosti 综合征 | 脸颊、四肢和臀部的单形丘疹 | 婴儿和学龄前儿童 |

### 4.1　婴儿嗜酸性脓疱性毛囊炎

婴儿嗜酸性脓疱性毛囊炎是一种典型但罕见偶发的婴儿期皮疹[32]。此病常常发病的部位是头皮,发展成极痒的水泡脓疱性病变。此病具有一项特征,发病时间长,会演变成慢性的反复发作的疾病,发病可持续长达 3 年。在这个年龄阶段,我们必须慎重鉴别诊断与此病类似的其他疾病,因为有些疾病也会出现瘙痒的水泡性脓疱性皮疹。其中,与年龄较大的儿童和成人相比,在这个年龄段最常见的是婴幼儿疥疮,这个疥疮发病的部位也包括头皮。其他一些非常罕见的疾病,如婴儿脓疱病(见下文),色素失调症(沿 Blaschko 线排列,通常不痒)和朗格汉斯细胞增多症,都需要利用组织学或免疫组化方法进行活组织检查[33]。婴儿嗜酸性脓疱性毛囊炎是否是成人典型 Ofuji[34] 嗜酸性脓疱性毛囊炎的变种仍然存在争议。特殊形式的嗜酸性脓疱性毛囊炎常常是由艾滋病、药物、硅胶注射和白血病引起[35]。在成人中发病的比例比在儿童中更多[35]。

如果嗜酸性脓疱性毛囊炎造成的瘙痒无法忍受,就会给患者造成巨大的压力。此病选择的疗法是局部外用皮质类固醇和抗组胺药的联合用药[36],也可以局部使用钙调神经磷酸酶抑制剂[37-38]。

### 4.2　婴儿脓疱病

婴儿脓疱病主要常见于出生时间较长的婴儿[39],黑人患病率比白人高[40]。与婴儿嗜酸性水疱脓疱性毛囊炎一样,此病比较罕见,会出现强烈瘙痒感,也会反复出现水疱脓疱性皮疹。但是,它发病的部位不在毛囊,通常位于手和脚上(图 25.3)。一些研究者认为,出现这种皮疹是因为成功治疗了疥疮感染后婴儿免疫系统持续超敏反应所造成的[40-43]。但是这个假说还存在争议。无菌性的角层下脓疱症含有嗜中性粒细胞和嗜酸性粒细胞,可能与免疫系统相关。诊断婴儿脓疱病的时候要注意区别疥疮等相关疾病的感染,如脓疱病、念珠菌病和短暂性新生儿脓疱性黑变病皮疹[44]。此外,当手和脚上有无菌性脓疱时,应考虑是否是局部形式的 DIRA(IL - 1 受体拮抗剂缺失症)[45]。

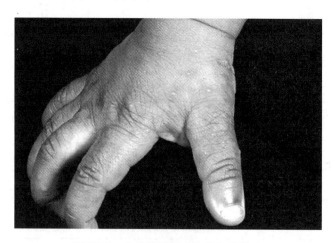

**图 25.3　小儿肢端脓疱病伴多发脓疱**

由于非常痒导致患有婴儿脓疱病的儿童躁动,应进行适当的治疗。可以局部给予皮质类固醇,皮质类固醇具有抗炎和止痒的作用。如果皮质类固醇的治疗效果不佳,就可以与抗组胺药联合使用。有一些罕见病例则需要进行全身性治疗。可以选择氨苯砜进行治疗,氨苯砜可以减轻瘙痒,但是使用氨苯砜也可能出现罕见的副作用,如溶血性贫血和高铁血红蛋白血症。

　　一般来说,在儿童期出疹是非常常见的,主要是与病毒感染有关。在致病原因上,我们必须要区分出疹原因,是病毒直接引起的(例如水痘)还是病毒感染后免疫系统应答引起的(例如 Gianotti-Crosti 综合征)? 病毒感染后免疫系统应答引起的被称为副病毒性出疹[46]。

### 4.3　水痘(水痘带状疱疹病毒对皮肤和黏膜的直接作用引起的出疹)

　　水痘(鸡痘)是水痘带状疱疹病毒(HHV-3)引起的最初症状,在儿童期发病的情况很多。但是,现在水痘发病已经转向青少年和年轻人。瘙痒性多形性疹(新出现的风疹,从斑块到丘疹、囊泡、脓疱和结痂)发病的范围从发际线到腰骶部和下肢,通常也涉及头皮和口腔黏膜。头皮和口腔黏膜的受累是这个疾病的一个特征。而且,这种疾病还伴有体温升高和轻度疲劳。

　　抓挠会导致继发感染化脓性链球菌和葡萄球菌。并发症包括局部和全身感染及神经系统病变。

　　预防继发感染的并发症在治疗上具有重要意义。这意味着可通过减弱症状来缓解瘙痒,例如可通过联合使用干燥剂如鞣制剂或炉甘石洗剂与抗组胺药来缓解瘙痒症状。在严重的情况下,特别是那些免疫功能低下的儿童,可以使用抗病毒药物如阿昔洛韦,也可以用泛昔洛韦和伐昔洛韦进行治疗[47]。

### 4.4　丘疹紫癜性手套和短袜样综合征(副病毒性疹)

　　丘疹紫癜性手套和短袜样综合征主要与细小病毒 B 有关,较少与其他病毒如巨细胞病毒、柯萨奇病毒 B6 以及麻疹病毒有关[48]。丘疹紫癜性手套和短袜样综合征出疹主要发生在青少年和年轻人身上,其特征是手脚的水肿和红斑,可能出现明显的紫癜和瘀斑。此病的皮肤损伤还伴有强烈的瘙痒和灼热感。此外,许多患者还表现出瘀斑和糜烂症状。发烧和关节痛通常与这种疾病相关。另外,该疾病是自限性的疾病,仅需要对症治疗就好。

### 4.5　玫瑰糠疹(副病毒性疹)

　　玫瑰糠疹是一种常见的皮疹疾病,主要影响青少年。该病主要与人类疱疹病毒 6 型(HHV-6)和 7 型(HHV-7)有关[49]。临床上,玫瑰糠疹发病存在典型的模式:最初出现圆形斑,随后是沿着皮肤皱纹线(Langer 线)出现皮疹。卵红褐色斑块是该病原发性和继发性病变表现,具有典型的皱褶卷缩(玫瑰花样)(图 25.4)。玫瑰糠疹主要发病部位位于躯干和近端。患者的皮肤极度敏感,易受刺激,在洗澡过后尤其明显,而且易导致湿疹和严重的瘙痒[50]。因此应避免刺激皮肤,如不要过度洗浴和使用过多的肥皂。如果患者遵循该建议,大部分人不需要特定的治疗。对于病情严重的患者,可选择以下的治疗方式:外用少量的糖皮质激素和低剂量 UVB 辐射(12 岁及以上的患者)[50],红霉素[51]以及阿昔洛韦[52]联合治疗。

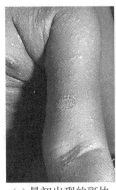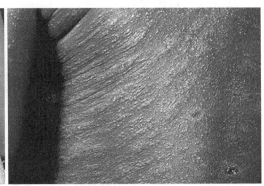

(a) 最初出现的斑块　　　　(b) 沿皮肤皱纹（郎格氏）线的皮疹

图 25.4　玫瑰糠疹

### 4.6　Gianotti-Crosti 综合征（副病毒性疹）

Gianotti-Crosti 综合征是一种特别的婴儿疹，主要与 Epstein-Barr 病毒有关。此病好发于脸颊、四肢和臀部(图 25.5)。患儿表现为单型皮疹，表现为小丘疹或丘疹泡，皮疹伴有瘙痒。一般而言，此病都应使用润肤剂。如果出现严重瘙痒，可考虑使用具有镇静作用的组胺拮抗剂[53]。在难治性病例中，也可选择利巴韦林进行治疗[54]。

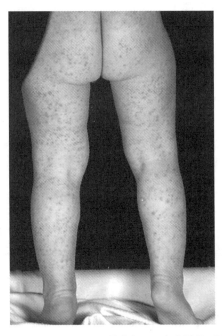

图 25.5　Gianotti-Crosti 综合征，丘疹泡的单型皮疹

## 5　感染

### 5.1　疥疮

疥疮是一种在每个年龄层都非常常见的感染性疾病。在 2～3 周的感染阶段过后，原发

性感染皮肤损伤常会出现在一些好发部位,例如手腕的弯曲面,腋窝皮肤褶皱和手指交叉部位。疥疮会出现丘疹和结节。疥疮与疥螨以及它们的虫卵和粪便的细胞免疫反应有关。免疫反应也是造成夜间严重瘙痒的原因[55]。此病的特异性特征是雌性螨会在皮肤角质层中挖出洞穴。与年龄较大的儿童和成人相比,较小婴儿患者的面部和头部也会发病。此外,婴儿更容易出现多形性湿疹病变,病变会导致出现囊泡、丘疹、脓疱和鳞屑[56]。而且,婴幼儿在足底区域也常常出现典型的脓疱。疥疮的临床诊断可以通过显微镜检查和皮肤检查判断是否存在疥螨或者它们的卵以及皮肤洞穴来进行确诊。区分疥疮与特应性皮炎(也是多形性湿疹病变)是最重要的区别诊断,但是其他的包括婴儿脓疱病、婴儿嗜酸性粒细胞性脓疱病和朗格汉斯细胞增多症也容易与疥疮混淆。疥疮标准的治疗方法是使用 5％氯菊酯。此病成功治疗后,一些患者会出现非常痒的红褐色丘疹/结节,但是这些丘疹已经没有疥螨。红褐色丘疹/结节是后发性肉芽肿,局部外用少量皮质类固醇就可以治疗,在某些情况下,使用润肤剂就足够了。

### 5.2　头虱

头虱疾病主要因为头虱寄生于头部而引起,头虱是最常见的一种虱子,主要传染学龄儿童。传染的方式从一个孩子的头部到另一个孩子的头部,其他传播途径如梳子、刷子或毛巾等很少见。瘙痒是该病最常见的临床症状,这是由于人体对虱子唾液蛋白的细胞免疫反应所引起的。患者对头虱的抓挠行为,还会增加感染金黄色葡萄球菌或化脓性链球菌的风险,可能导致脓疱化和颈部、枕下淋巴结肿大[57]。治疗头虱的方法是局部使用拟除虫菊酯如苄氯菊酯或硅油。最近,有研究发现欧洲头虱对拟除虫菊酯出现了耐药性[58]。虽然分子耐药性(突变电压门控钠通道 α-亚基基因,即所谓的敲减耐药性基因)与使用氯菊酯或除虫菊酯治疗德国儿童头虱的失败没有相关性[58]。但是,应该时刻牢记存在药物耐药性的可能性。

### 5.3　尾蚴性皮炎

尾蚴性皮炎("游泳者瘙痒症")是人的皮肤对非人类血吸虫属寄生虫侵入产生的超敏反应。尾蚴性皮炎一般发生在湖泊或池塘中游泳或浸泡水中行走的人身上,寄生虫通过释放蛋白水解酶促进尾蚴性皮炎的发病[59]。与尾蚴性皮炎最相关的寄生虫是包氏毛毕吸虫[60]。包氏毛毕吸虫实际的宿主是水鸟,它们将粪便和寄生虫的卵一起释放到水中。寄生虫的幼虫(尾蚴)从卵孵化并侵入水生蜗牛体内(中间宿主)。尾蚴发育以后,它们会离开蜗牛并再次寻找它们的实际宿主。但是,如果它们错误地感染人类,人类将是它们最终的宿主。因为无法到达血管,尾蚴会死在角质层。

在与尾蚴接触几小时后,尾蚴性皮炎患者在皮肤暴露的区域会出现非常痒的丘疹和丘疹水泡(图 25.6)。治疗尾蚴性皮炎可以使用抗组胺药和外用皮质类固醇,它们都有助于缓解瘙痒症状。

还有许多其他瘙痒性的皮肤病需要我们关注:昆虫叮咬、人类血吸虫病(特别是在非洲、亚洲和南美洲)、接触性皮炎(特别是来自毒藤),以及海水浴皮炎。

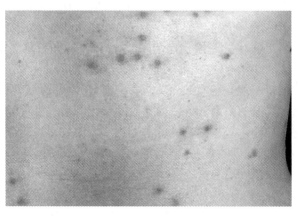

图 25.6 尾蚴性皮炎：多发侵入性丘疹水泡

# 6 儿童尿布区瘙痒

在儿童尿布区域发病的许多皮肤病都伴随有瘙痒症状。这些疾病包括炎症性皮肤病（例如银屑病）、感染/寄生虫病（例如大疱性脓疱病、念珠菌病）、代谢紊乱（例如肠炎性痤疮）、自身免疫性疾病（例如硬化性苔藓）和肿瘤（例如朗格汉斯细胞增多症）。这些疾病列于表 25.3 中。以下部分重点介绍硬化性苔藓。

**生殖器硬化性苔藓**

生殖器硬化性苔藓是一种罕见的自身免疫性疾病，此病主要在成年女性身上发病。女孩子月经初潮之前受到此病的影响程度会比较少，男孩子也会患上此病，而且可能与后天的包皮过长有关[61]。此病的显著性特征是患病后存在难以忍受的瘙痒，瘙痒对生活的质量产生巨大的负面影响[62]。生殖器硬化性苔藓典型发病区域涉及外阴和肛门周围的区域[63]。皮肤上主要的特征是出现瓷白色丘疹和斑块。硬化性苔藓的皮肤非常脆弱，如果摩擦或抓挠就会引起出血和皮肤裂隙[62]。此病的出血性皮肤病变与性虐待的症状类似。需要进一步与此病进行鉴别诊断的疾病包括感染和湿疹（接触性湿疹、特应性皮炎）[63]（表 25.1）。

临床医生对此疾病认识很少而且容易误诊[64]。正确诊断的时间平均需要一年，在确诊之前的这段时间，孩子们通常接受抗真菌药物治疗[63]。有证据表明青春期后硬化性苔藓将无法治愈[64]。一项研究针对 1989—2010 年诊断为硬化性苔藓的 36 名月经初潮前女童（确诊的平均年龄为 7 岁）进行了回顾性图表分析以及随访电话调查[65]。平均随访时间为 5.3 年。通过局部使用外用皮质类固醇，33 名女孩在平均 14 周（范围：2 周至 2 年）内症状得到改善。虽然 83% 的患者在初步治疗后症状就得到了缓解，但 16 名患者此病复发，需要进一步治疗。建议孩子的治疗至少一直到青春期[66]。萎缩性硬化性苔藓需要用强效皮质类固醇或钙调神经磷酸酶抑制剂治疗[63]。上述药物可以缓解瘙痒、疼痛和炎症[67]。硬化性苔藓后遗症外阴狭窄或鳞状细胞癌等在儿童期非常罕见[63]。

# 7 大疱性和荨麻疹性皮肤病

## 7.1 大疱性表皮松解症

大疱性表皮松解症是由机械创伤引发的异质性大疱性皮肤病,会出现严重的瘙痒。大疱性表皮松解症有获得性和遗传性两种类型,后者又分为瘢痕型(营养不良)和非瘢痕型(表皮内和交界分离)。不同亚型可以根据临床特征、遗传方式、组织病理学和分子生物学测量来分型。该病的治疗策略是针对症状治疗,主要是预防感染。

**表 25.3　尿布区瘙痒疾病及其病因**

| 疾病名称 | 临床表现 | 发病年龄 |
|---|---|---|
| 炎症性疾病 | | |
| 银屑病 | 全身的斑块、鳞屑 | 任何年龄 |
| 特应性皮炎 | 头面部和四肢的湿疹,过敏性皮肤病,尿布覆盖区域,儿童后期皮疹可能在生殖器和肛门区域 | 1 岁前 |
| 自身免疫性疾病 | | |
| 生殖器硬化性苔藓 | 瓷白色丘疹和斑块,常伴有瘀斑 | 主要发生在成年女性身上,初潮前的女孩(少),少发于学龄前男孩,与包茎有关 |
| 线状 IgA 皮肤病 | 腿脚躯干的环状或圆形损害 | 学龄前儿童 |
| 感染 | | |
| 大疱性表皮松解症 | | 取决于出生时或童年早期 |
| 念珠菌感染 | 灰白色伪膜、糜烂 | 婴儿、经期前女性和青春期女性(外阴阴道炎) |
| 肛周链球菌(或葡萄球菌)皮炎 | 肛周红斑、渗出,肛周和直肠瘙痒,排便疼痛 | 青春期前的儿童 |
| 疥疮 | 丘疱疹、疱疹 | 任何年龄 |
| 代谢性疾病 | | |
| 肠病性肢端皮炎 | 以肢端和口腔周围皮炎、秃发以及腹泻三联征为特征 | 断奶后 2 周 |
| 肿瘤 | | |
| 婴儿期的朗格汉斯细胞增多症 | 褐色丘疹、丘疹泡、腋下和腹股沟脓疱样病变,头皮上常有出血性、脂溢性病变 | 2 岁前 |

很多研究关注大疱性表皮松解症患者的瘙痒症。以下是基于临床研究的最重要的信息[68]:

1. 瘙痒是大疱性表皮松解症患者常见且负担沉重的症状。
2. 平均每日瘙痒频率随着大疱性表皮松解症的严重程度增加而增加。
3. 睡眠时段常出现瘙痒并干扰睡眠。
4. 加剧瘙痒的因素包括伤口愈合、皮肤干燥、感染伤口、压力、热、干燥和湿度。

对大疱性表皮松解症患者的治疗需要跨学科合作(眼科医生、消化科医生、耳鼻喉科医生、整形外科医生、牙医和物理治疗师)以解决皮肤受累的问题。

大疱性表皮松解症的预防措施包括避免皮肤的创伤以及防治皮肤和黏膜的感染。其次,需要穿适当的衣服和使用适合的伤口敷料,这样可以帮助保持皮肤水分不易丢失,同时也可以允许无痛的绷带换用。此外,对患者的教育也应纳入治疗的管理中。为了应对难缠的瘙痒症状,应该对患者如何具备更好的自我控制能力提供指导和帮助[68]。

最近有研究表明,使用盐水浴可以显著改善大疱性表皮松解症患者的生活质量[69]。研究者通过使用标准化调查问卷发现,开始使用盐水浴后患者的疼痛、皮肤气味和皮肤分泌物都显著减少。此外,另一项使用问卷进行调查的研究[70]侧重于评估不同的治疗方式。问卷中的问题涉及沐浴产品、保湿产品、外用产品、口服药物、敷料和替代疗法。按照使用频率顺序,高脂的软膏、乳液、乳膏和口服羟嗪(39.0%)是最常用的治疗瘙痒症的方法。最有效的药物是外用皮质类固醇、口服羟嗪、局部使用苯海拉明和汽化喷剂(薄荷脑、樟脑、桉叶油)。研究还注意到全身性阿片类药物、贴壁的绷带和漂白浴会略微增加瘙痒。

### 7.2 肥大细胞增多症

婴幼儿患者的肥大细胞增多症(肥大细胞积聚)主要表现为肥大细胞瘤(图 25.7)和荨麻疹性色素瘤。其他亚型的肥大细胞增多症(例如大疱性、弥漫性)可能会在胃肠道、骨骼和骨髓等皮肤以外器官或者系统等发病,但是与成人相比,婴幼儿患此病很少[71]。此病通过形态学和阳性毛囊角化征来进行确诊。特别是,对于毛囊角化征引起的机械性刺激,婴儿的反应强烈,这不仅会导致荨麻疹和大疱的形成,而且会导致红肿。除了机械触发因子外,还有极端的温度(热、冷)、运动、食物、药物和毒液,都可能导致肥大细胞脱颗粒。与成人相比,儿童肥大细胞增多症的预后良好,瘙痒症状常常也容易得到缓解。治疗策略主要针对瘙痒症状进行,包括避免触发因素和给予抗组胺 1 型受体阻断剂。

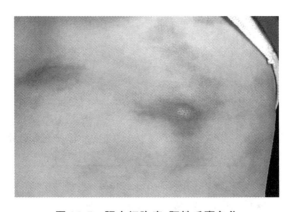

**图 25.7 肥大细胞瘤:阳性毛囊角化**

还有一个有用的评估系统,叫做 SCORMA。这个评估系统对血清中类胰蛋白酶的水平进行评估,同时也对皮肤受累的表面积、皮肤病变损伤的程度以及主观症状感受如瘙痒进行评估[72-73]。

### 7.3 荨麻疹

荨麻疹被定义为一种突然出现且非常痒的风团疾病,大部分发病可持续数小时到 24 小时。根据病程和病因,荨麻疹分为以下几种:自发急性荨麻疹、自发慢性荨麻疹、物理性荨麻疹和其他荨麻疹类型[74-75]。这些类型的荨麻疹需要不同的治疗方案。

荨麻疹在儿童时期非常常见,并且通常表现为急性荨麻疹(持续时间少于 6 周),儿童患此病通常与病毒感染有关。Sackesen 等人对 54 名荨麻疹患儿的研究发现 68.5% 是急性荨麻疹[76]。大约一半的患者患病的原因是感染(48.6%),而身体因素则是慢性荨麻疹患者患病的主要原因(52.94%)。作者建议为了准确诊断,除了需要了解详细的病史外,还要对某些感染因子进行诊断性测量。统计学上,能够诊断出慢性荨麻疹患儿的发病病因的概率为 20%～50%[77]。但是,在这些儿童中,30%～47% 患者的荨麻疹发病与自身免疫反应有关(通过阳性自体血清的皮肤测试进行验证),这种自身免疫反应是由与 IgE 受体(FcεRIα)有高亲和力的 IgG 抗体引起的[78]。

治疗荨麻疹主要是用抗组胺药物,第二代抗组胺药物是主要的治疗药物[75,77]。奥马珠单抗被推荐用于难治性的病例,尤其是患有自身免疫性疾病的慢性荨麻疹儿童[79]。

# 8　肿瘤引起的局部瘙痒

局部瘙痒也可能是由于神经系统的肿瘤引起的。Soltani-Arabshahi 等人建议如果儿童在没有任何其他原因引起瘙痒的情况下出现持续局部瘙痒,就需要进行神经系统检查和神经影像学检查[80]。Soltani-Arabshahi 等人对文献的研究结果表明,星形细胞瘤和胶质瘤是儿童群体中与瘙痒相关的最常见的髓内肿瘤。此外,他们还注意到,有 6 篇文章指出,由于脑干或脊髓的肿瘤影响,儿童头部和颈部或上肢出现持续性的局部瘙痒[80]。在这些孩子中,有 5 个孩子出现了与神经纤维瘤病相关的咖啡色斑。下文我们将重点介绍神经纤维瘤病 1 型,其与瘙痒性真皮神经纤维瘤相关,很可能是由肥大细胞引起的。这些肿瘤一般不会在青春期之前出现。

神经纤维瘤病 1 型(冯·雷克林豪森病)

神经纤维瘤病 1 型是一种常染色体显性疾病,造成此病的原因是 NF1 肿瘤抑制基因(17q11.2)发生了突变。NF1 肿瘤抑制基因是编码 Ras-GTP 激活酶神经纤维瘤蛋白的基因,神经纤维瘤蛋白在整个神经系统中都表达,因此神经系统会受累[81]。肿瘤抑制基因的失活与由胚胎神经嵴引起的某些类型肿瘤有很高的相关性。确诊神经纤维瘤病 1 型必须至少满足 7 个临床标准中的 2 个:(1)至少有 ≥6 个牛奶咖啡斑,每个 >0.5 cm;(2)腋窝和腹股沟区存在雀斑;(3)至少有 ≥2 个神经纤维瘤或 1 个丛状神经纤维瘤;(4)2 个或者 2 个以上 Lisch 结节(虹膜错构瘤);(5)视神经胶质瘤;(6)特殊的骨病变(假关节或蝶窦发育不良);(7)有跟 NF1 有关的家庭一级亲属[82]。

大约每 5 位神经纤维瘤病 1 型患者中就有一位患有瘙痒症[83]。Brenaut 等人[81]通过调查问卷评估了 40 名患有 NF1 的患者(成人)的瘙痒症特征。研究者最重要的发现是,1/3 的患者每天都会出现瘙痒,在晚上出现瘙痒的次数更频繁。只有 5 名患者接受了瘙痒症治疗(润肤剂、抗组胺药),患者的瘙痒强度通过视觉模拟评分量表(0～10 分)进行评估。在这些患者中评分最糟糕是 6.7 分/10 分,最轻的是 1 分/10 分,瘙痒的平均强度为 3.8 分/10 分。23.5% 和 17.6% 的患者还报告出现疼痛感和灼热感。此外,一半的患者的瘙痒发病于神经纤维瘤区域。

在一项针对成人和儿童患者大样本队列单变量分析研究中,研究者发现儿童发生面神经丛神经纤维瘤和瘙痒与病死率存在显著的相关性[83]。研究建议必须对皮下神经纤维瘤患者进行密切的随访。

# 9 系统性疾病和药物

与成人相比,童年时期出现因全身性疾病引起的瘙痒或药物副作用引起的瘙痒并不常见。但是,如果这两种类型的瘙痒发病,涉及的器官、系统与成人是相同的。不同之处在于这些疾病是典型的儿童期疾病,主要包括基因皮肤病[84]。Weisshaar 等人[84]对儿童全身性疾病引起的瘙痒进行了总结和概述。

表 25.4　治疗儿童瘙痒的局部用药方法

| 药物/允许使用年龄 | 使用剂量 | 适应证 | 副作用/特性 |
|---|---|---|---|
| 5%～10%尿素药物/婴儿不适用 | 2～3 次/天 | 1. 湿疹类疾病<br>2. 鱼鳞病<br>3. 寻常型银屑病 | 在婴儿期和急性病变中出现"刺痛" |
| 钙调神经磷酸酶抑制剂/2 岁之后 | | | |
| 吡美莫司 | 2 次/天 | 轻-中度特应性皮炎,可用于硬化性苔藓 | 皮肤应用时需要防晒 |
| 他克莫司 | 2 次/天 | 中-重度特应性皮炎<br>可以用于硬化性苔藓 | |
| 皮质类固醇 | | | |
| 丙酮酸甲泼尼龙/3 岁以后 | 1 次(必要时2 次)/天 | 特应性皮炎或者其他加重的炎症性皮肤病 | 如果使用得当没有副作用/有皮损伤口不可使用 |
| 莫米松糠酸酯/2 岁之后 | 1 次(必要时2 次)/天 | 特应性皮炎或者其他加重的炎症性皮肤病 | 如果使用得当没有副作用/有皮损伤口不可使用 |
| 泼尼甲酸盐/婴儿的使用应慎重考虑 | 1 次(必要时2 次)/天 | 特应性皮炎或者其他加重的炎症性皮肤病 | 如果使用得当没有副作用/有皮损伤口不可使用 |
| 抗寄生虫药 | | | |
| 10%苄基苯甲酸酯/早产不适应 | 1 次/天,为期 3天,第 4 天冲洗 | 疥疮 | 皮肤和黏膜发炎/可能致敏,早产儿喘息综合征 |
| 克罗米通/没有年龄限制 | 1 次/天,为期3～5 天 | 疥疮 | 效力低于其他杀螨剂 |
| 氯菊酯 5%/没有年龄限制 | 疥疮:1 次/天,1 次 8 小时;头虱病:洗完头发30～45 分钟后1 次 | 疥疮、头虱病 | 指导治疗 1 天后可以去幼儿园、学校 |
| 二甲硅油 | 不同的药品有不同的用法,请参阅使用说明 | 头虱病 | 指导治疗 1 天后可以去幼儿园、学校 |

注:参考 Lucas 等人[1]以及 Eichenfield 等人[85]。

**表 25.5　治疗儿童瘙痒的全身性用药方法**

| 药物/允许使用年龄 | 使用剂量 | 适应证 | 副作用/特性 |
| --- | --- | --- | --- |
| 抗组胺 $H_1$ 受体药 | | | |
| 阿伐斯汀/12～18 岁 | 12～18 岁:8 毫克,3 次/天 | 荨麻疹 | 列出的 $H_1$ 抗组胺药(全部为第二代)最常见的副作用:乏力、头晕、口干、头痛/没有心脏血管副作用 |
| 西替利嗪/1～18 岁 | 1～2 岁:250 微克/千克,2 次/天;2～6 岁:2.5 毫克/千克;6～12 岁:5 毫克/千克,2 次/天;12～18 岁:10 毫克/千克,1 次/天 | 荨麻疹、特应性皮炎、婴儿肢端脓疱病 | |
| 地氯雷他定/1～18 岁 | 1～6 岁:1.25 毫克,1 次/天;6～12 岁:2.5 毫克,1 次/天;12～18 岁:5 毫克,1 次/天 | 荨麻疹 | 皮肤应用时需要防晒 |
| 非索非那定/6～18 岁 | 6～12 岁:30 毫克,2 次/天;12～18 岁:120 毫克,1 次/天 | 荨麻疹 | |
| 左西替利嗪/溶液:2～18 岁;片剂:6～18 岁 | 2～6 岁:1.25 毫克,2 次/天;6～18 岁:5 毫克,1 次/天 | 荨麻疹 | |
| 氯雷他定/2～18 岁 | 2～12 岁:(≤30 千克)5 毫克,1 次/天;(>30 千克)10 毫克,1 次/天 12～18 岁:10 毫克,1 次/天 | 荨麻疹 | |
| 环孢霉素（微乳）/16 岁起 | 3～5 毫克/(千克·天) | 特应性皮炎、难治性荨麻疹 | 常见于儿童的副作用:胃肠道症状,头疼,高血压,肾毒性,牙龈增生,多毛症,肌痛,高脂血症,和其他药物的相互作用 |
| 氨苯砜(砜类)/未批准用于儿童。建议:不要在婴儿早期使用 | 0.5 毫克/(千克·天) | 对外用糖皮质激素和 $H_1$ 抗组胺药标准治疗无效的婴儿肢端脓疱病,自身免疫性疾病 | 头痛,溶血性贫血,高铁血红蛋白血症,恶心,过敏反应/血细胞减少和葡萄糖-6-磷酸脱氢酶异常 |
| 伊维菌素(抗寄生虫药) | 单次 150～200 微克/千克,8～10 天后重复给药 | 难治性寄生虫病(其中包括头虱病、疥疮) | 发热,瘙痒,皮疹,与其他药物的相互作用 |

注:参考 Lucas 等人[1],Cuvillo 等人[86]和 Fitzsimons 等人[87]。

以下问题有助于对儿童全身性疾病引起的瘙痒进行正确的诊断:

- 是否存在任何系统性疾病的病史?

- 遗传性疾病和/或家族性疾病是否已知与肝脏疾病相关，如胆道闭锁或发育不全、Alagille 综合征（没有小叶间胆管）、胆总管囊肿和家族性高胆红素血症综合征，如致死性肝内胆汁淤积综合征（Byler 病）和溶血性黄疸[84]？
- 孩子患有多囊肾病吗？
- 血清铁水平是否在正常范围内？
- 孩子是否患有淋巴结病（例如霍奇金病）？
- 血细胞计数是否在正常范围内（即白血病或真性红细胞增多症）？
- 是否存在艾滋病的迹象，如复发性病毒（主要是传染性软疣）、细菌和真菌感染或脂溢性皮炎？
- 孩子是否服用过药物，特别是抗生素、抗惊厥药物、非类固醇消炎药或吗啡？

表 25.4 和表 25.5 整理了儿童时期最常用的局部和全身性用药的药物。

（马静，梁坚强　译，伍冠一　校）

**参考文献**

[1] Lukas A, Wolf G, Fölster-Holst R: Special features of topical and systemic dermatologic therapy in children(in German). J Dtsch Dermatol Ges 2006;4:658 - 678.

[2] Stamatas G N, Nikolovski J, Mack M C, Kollias N: Infant skin physiology and development during the first years of life:a review of recent findings based on in vivo studies. Int J Cosmet Sci 2011;33:17 - 24.

[3] Nikolovski J, Stamatas G N, Kollias N, Wiegand B C: Barrier function and water-holding and transport properties of infant stratum corneum are different from adult and continue to develop through the first year of life. J Invest Dermatol 2008;128:1728 - 1736.

[4] Fölster-Holst R: Management of atopic dermatitis: are there differences between children and adults? J Eur Acad Dermatol Venereol 2014;28(suppl 3):5 - 8.

[5] Fölster-Holst R, Dähnhardt-Pfeiffer S, Dähnhardt D, Proksch E: The role of skin barrier function in atopic dermatitis:an update. Expert Rev Dermatol 2012;7:247 - 257.

[6] Fernandes J D, Machado M C, Oliveira Z N: Children and newborn skin care and prevention. An Bras Dermatol 2011; 86:102 - 110.

[7] Ronayne C, Bray G, Robertson G: The use of aqueous cream to relieve pruritus in patients with liver disease. Br J Nurs 1993;2:527 - 528.

[8] Lodén M: Role of topical emollients and moisturizers in the treatment of dry skin barrier disorders. Am J Clin Dermatol 2003;4:771 - 788.

[9] Fölster-Holst R: Management of atopic dermatitis: are there differences between children and adults? J Eur Acad Dermatol Venereol 2014;28(suppl 3):5 - 8.

[10] Morris V, Murphy L, Rosenberg M, Rosenberg L, Holzer C, Meyer W: Itch Assessment Scale for the Pediatric Burn Survivor. Itch assessment scale for the pediatric burn survivor. J Burn Care Res 2012; 33:419 - 424.

[11] Draelos Z D, Stein Gold L F, Murrell D F, Hughes M H, Zane L T: Post hoc analyses of the effect of crisaborole topical ointment, 2% on atopic dermatitis: associated pruritus from phase 1 and 2 clinical studies. J Drugs Dermatol 2016;15:172 - 176.

[12] Raghunath M, Tontsidou L, Oji V, et al: SPINK5 and Netherton syndrome: novel mutations, demonstration of missin g LEKTI, and differential expression of transglutaminases. J Invest Dermatol 2004;123:474 - 483.

[13] Fölster-Holst R, Swensson O, Stockfleth E, Mönig H, Mrowietz U, Christophers E: Comèl-Netherton syndrome complicated by papillomatous skin lesions containing human papillomaviruses 51 and 52 and plane warts containing human papillomavirus 16. Br J Dermatol 1999; 140:1139-1143.

[14] Oji V, Eckl K M, Aufenvenne K, et al: Loss of corneodesmosin leads to severe skin barrier defect, pruritus, and atopy: unraveling the peeling skin disease. Am J Hum Genet 2010; 87:274-281.

[15] Jenneck C, Foelster-Holst R, Hagemann T, Novak N: Associated diseases and differential diagnostic considerations in childhood atopic eczema(in German). Hautarzt 2007; 58:163-174; quiz 175-176.

[16] Fölster-Holst R, Dähnhardt-Pfeiffer S, Dähnhardt D, Proksch E: The role of skin barrier function in atopic dermatitis: an update. Expert Rev Dermatol 2012; 7:247-257.

[17] Daehnhardt-Pfeiffer S, Surber C, Wilhelm K P, Daehnhardt D, Springmann G, Boettcher M, Foelster-Holst R: Noninvasive stratum corneum sampling and electron microscopical examination of skin barrier integrity: pilot study with a topical glycerin formulation for atopic dermatitis. Skin Pharmacol Physiol 2012; 25:155-161.

[18] Gahli FE: Improved clinical outcomes with moisturization in dermatologic disease. Cutis 2005; 76:13-18.

[19] Oszukowska M, Michalak I, Gutfreund K, Bienias W, Matych M, Szewczyk A, Kaszuba A: Role of primary and sec ondary prevention in atopic dermatitis. Postepy Dermatol Alergol 2015; 32:409-420.

[20] Werfel T, Heratizadeh A, Aberer W, Ahrens F, Augustin M, Biedermann T, Diepgen T, Fölster-Holst R, Gieler U, Kahle J, Kapp A, Nast A, Nemat K, Ott H, Przybilla B, Roecken M, Schlaeger M, Schmid-Grendelmeier P, Schmitt J, Schwennesen T, Staab D, Worm M: S2k guideline on diagnosis and treatment of atopic dermatitis-short version. J Dtsch Dermatol Ges 2016; 14:92-105.

[21] Fröschl B, Arts D, Leopold C: Corticos teroid therapy in the treatment of pediatric patients with atopic dermatitis. GMS Health Technol Assess 2007; 20; 3:Doc09.

[22] Ständer S, Luger T A: Antipruritic effects of pimecrolimus and tacrolimus (in German). Hautarzt 2003; 54:413-417.

[23] Cury Martins J, Martins C, Aoki V, Gois A F, Ishii H A, da Silva E M: Topical tacrolimus for atopic dermatitis. Cochrane Database Syst Rev 2015; 7:CD009864.

[24] Sigurgeirsson B, Boznanski A, Todd G, Vertruyen A, Schuttelaar M L, Zhu X, Schauer U, Qaqundah P, Poulin Y, Kristjansson S, von Berg A, Nieto A, Boguniewicz M, Paller A S, Dakovic R, Ring J, Luger T: Safety and efficacy of pimecrolimus in atopic dermatitis: a 5-year randomized trial. Pediatrics 2015; 135:597-606.

[25] Genois A, Haig M, Des Roches A, Sirard A, Le May S, Mc Cuaig C C: Case report of atopic dermatitis with refractory pruritus markedly improved with the novel use of clonidine and trimeprazine. Pediatr Dermatol 2014; 31:76-79.

[26] Montes-Torres A, Llamas-Velasco M, Pérez-Plaza A, Solano-López G, Sánchez-Pérez J, Barbarot S: Biological treatments in atopic dermatitis. J Clin Med 2015; 4:593-613.

[27] Notaro E R, Sidbury R: Systemic agents for severe atopic dermatitis in children. Paediatr Drugs 2015; 17:449-457.

[28] De Waard-van der Spek F B, Oranje A P: Allergic contact dermatitis: a prospective study and review of the literature patch tests in children with suspected allergic contact dermatitis. Dermatology 2009; 218:119-125.

[29] Akan A, Toyran M, Vezir E, Azkur D, Kaya A, Erkoçoğlu M, Civelek E, Misirlioğlu E D, Kocabaş C N: The patterns and clinical relevance of contact allergen sensitization in a pediatric population with atopic dermatitis. Turk J Med Sci 2015; 45:1207-1213.

[30] Belloni Fortina A, Romano I, Peserico A, Eichenfield L F: Contact sensitization in very young children. J Am Acad Dermatol 2011;65:772-779.

[31] Fölster-Holst R:Eczematous disorders in adolescence(in German). Hautarzt 2016;67:287-292.

[32] Hernández-Martín Á, Nuño-González A, Colmenero I, Torrelo A:Eosin ophilic pustular folliculitis of infancy:a series of 15 cases and review of the literature. J Am Acad Dermatol 2013;68:150-155.

[33] Fölster-Holst R, Höger P:Pustular diseases of the newborn(in German). J Dtsch Dermatol Ges 2004; 2:569-579.

[34] Ofuji S, Ogino A, Horio T, Oseko T, Uehara M: Eosin ophilic pustular folliculitis. Acta Derm Venereol 1970;50:195-203.

[35] Rotoli M, Carlesimo F, Cavalieri S:Eosin ophilic pustular folliculitis and Ofuji disease. A case report (in Italian). Recenti Prog Med 1995;86:386-390.

[36] Darmstadt G L, Tunnessen W W Jr, Swerer R J:Eosin ophilic pustular folliculitis. Pediatrics 1992; 89:1095-1098.

[37] Zitelli K, Fernandes N, Adams B B:Eosin ophilic folliculitis occurring after stem cell transplant for acute lymphoblastic leukemia:a case report and review. Int J Dermatol 2015;54:785-789.

[38] Patel N P, Laguda B, Roberts N M, Francis N D, Agnew K:Treatment of eosin ophilic pustulosis of infancy with topical tacrolimus. Br J Dermatol 2012;167:1189-1191.

[39] Antaya R J:Infantile acropustulosis; in Irvine AD, Hoeger PH, Yan AC(eds):Harpers Textbook of Pediatric Dermatology, ed 3. Hoboken, Wiley-Blackwell, 2011, pp 1-4.

[40] Laude T A:Skin disorders in black children. Curr Opin Pediatr 1996;8:381-385.

[41] Jarratt M, Ramsdell W:Infantile acropustulosis. Arch Dermatol 1979;115:834-836.

[42] Prendiville J S:Infantile acropustulosis-how often is it a sequela of scabies? Pediatr Dermatol 1995;12: 275-276.

[43] Good L M, Good T J, High W A:Infantile acropustulosis in internationally adopted children. J Am Acad Dermatol 2011; 65:763-771.

[44] Mazereeuw-Hautier J:Infantile acropustulosis(in French). Presse Med 2004;33:1352-1354.

[45] Aksentijevich I, Masters S L, Ferguson P J, Dancey P, Frenkel J, van RoyenKerkhoff A, et al:An autoinfla mmatory disease with deficiency of the interleukin-1-receptor antagonist. N Engl J Med 2009;360:2426-2437.

[46] Lipsker D, Saurat J H:A new concept:paraviral eruptions. Dermatology 2005; 211:309-311.

[47] Paller A S, Mancini A J:Exanthematous diseases of childhood; in Paller AS, Mancini AJ(eds): Hurwitz Clinical Pediatric Dermatology:A Textbook of Skin Disorders of Childhood and Adolescence. Amsterdam, Elsevier, 2016, p 384.

[48] Smith P T, Landry M L, Carey H, Krasnoff J, Cooney E:Papular-purpuric gloves and socks syndrome associated with acute parvovirus B19 infection:case report and review. Clin Infect Dis 1998;27:164-168.

[49] Drago F, Broccolo F, Ciccarese G, Rebora A, Parodi A:Persistent pityriasis rosea:an unusual form of pityriasis rosea with persistent active HHV-6 and HHV-7 infection. Dermatology 2015; 230:2326.

[50] Fölster-Holst R, Kreth H W:Viral exanthems in childhood. Part 3:parainfectious exanthems and those associated with virus-drug interactions. J Dtsch Dermatol Ges 2009;7:506-510.

[51] Sharma P K, Yadav T P, Gautam R K, Taneja N, Satyanarayana L:Erythromycin in pityriasis rosea: a double-blind, placebo-controlled clinical trial. J Am Acad Dermatol 2000;42:241-244.

[52] Rassai S, Feily A, Sina N, Abtahian S:Low dose of acyclovir may be an effective treatment against pityriasis rosea:a random investigator-blind clinical trial on 64 patients. J Eur Acad Dermatol Venereol

2011;25:24 - 26.

[53] Chuh A A T:Pediatric viral exanthems; in Thiers B(ed):Yearbook of Dermatology and Dermatologic Surgery. Mosby, Elsevier, 2005, pp 16 - 43.

[54] Zawar V, Chuh A: Efficacy of ribavirin in a case of long lasting and disabling Gianotti-Crosti syndrome. J Dermatol Case Rep 2009;2:63 - 66.

[55] Leone P A:Scabies and pediculosis pubis:an update of treatment regimens and general review. Scabies and pediculosis pubis:an update of treatment regimens and general review. Clin Infect Dis 2007;44 (suppl 3):S153 - S159.

[56] Panzer R, Fölster-Holst R:Eczematous skin lesions of a suckling(in German). J Dtsch Dermatol Ges 2009;7:913 - 914.

[57] Paller A S, Mancini A J:Viral diseases of the skin; in Paller AS, Mancini AJ(eds):Hurwitz Clinical Pediatric Dermatology: A Textbook of Skin Disorders of Childhood and Adolescence. Amsterdam, Elsevier, 2016, pp 436 - 439.

[58] Bialek R, Zelck U E, Fölster-Holst R:Permethrin treatment of head lice with knockdown resistan ce-like gene. N Engl J Med 2011;364:386 - 387.

[59] Fölster-Holst R, Disko R, Röwert J, Böckeler W, Kreiselmaier I, Christophers E:Cercarial dermatitis contracted via contact with an aquarium:case report and review. Br J Dermatol 2001; 145:638 - 640.

[60] Paller A S, Mancini A J:Infestations, bites, and stings; in Paller AS, Mancini AJ(eds):Hurwitz Clinical Pediatric Dermatology: A Textbook of Skin Disorders of Childhood and Adolescence. Amsterdam, Elsevier, 2016, pp 445 - 446.

[61] Becker K:Lichen sclerosus in boys. Dtsch Arztebl Int 2011;108:53 - 58.

[62] Jensen L S, Bygum A:Childhood lichen sclerosus is a rare but importan t diagnosis. Dan Med J 2012; 59:A4424.

[63] Fölster-Holst R, Held I:Lichen sclerosus et atrophicus. Monatsschr Kinderheilkd 2011;159:468 - 474.

[64] Dendrinos M L, Quint E H:Lichen sclerosus in children and adolescents. Curr Opin Obstet Gynecol 2013;25:370 - 374.

[65] Focseneanu M A, Gupta M, Squires K C, Bayliss S J, Berk D, Merritt D F:The course of lichen sclerosus diagnosed prior to puberty. J Pediatr Adolesc Gynecol 2013;26:153 - 155.

[66] Ellis E, Fischer G:Prepubertal-onset vulvar lichen sclerosus:the importan ce of maintenance therapy in long-term outcomes. Pediatr Dermatol 2015;32:461 - 467.

[67] Boms S, Gambichler T, Freitag M, Altmeyer P, Kreuter A:Pimecrolimus 1% cream for anogenital lichen sclerosus in childhood. BMC Dermatol 2004;4:14.

[68] Danial C, Adeduntan R, Gorell E S, Lucky A W, Paller A S, Bruckner A, Pope E, Morel K D, Levy M L, Li S, Gilmore E S, Lane A T:Prevalence and characterization of pruritus in epidermolysis bullosa. Pediatr Dermatol 2015;32:53 - 59.

[69] Petersen B W, Arbuckle H A, Berman S: Effectiveness of saltwater baths in the treatment of epidermolysis bullosa. Pediatr Dermatol 2015;32:60 - 63.

[70] Danial C, Adeduntan R, Gorell E S, Lucky A W, Paller A S, Bruckner A L, Pope E, Morel K D, Levy M L, Li S, Gilmore E S, Lane A T:Evaluation of treatments for pruritus in epidermolysis bullosa. Pediatr Dermatol 2015;32:628 - 634.

[71] Paller A S, Mancini A J:Viral diseases of the skin; in Paller AS, Mancini AJ(eds):Hurwitz Clinical Pediatric Dermatology: A Textbook of Skin Disorders of Childhood and Adolescence. Amsterdam, Elsevier, 2016, pp 215 - 218.

[72] Heide R, van Doorn K, Mulder P G, van Toorenenbergen A W, Beishuizen A, de Groot H, Tank B, Oranje A P: Serum tryptase and SCORMA (SCORing MAstocytosis) Index as disease severity parameters in childhood and adult cutan eous mastocytosis. Clin Exp Dermatol 2009;34:462 - 468.

[73] Carter M C, Clayton S T, Komarow H D, Brittain E H, Scot t L M, Cantave D, Gaskins D M, Maric I, Metcalfe D D: Assessment of clinical findings, tryptase levels, and bone marrow histopathology in the management of pediatric mastocytosis. J Allergy Clin I mmunol 2015;136:1673 - 1679.

[74] Zuberbier T, Asero R, Bindslev-Jensen C, Walter Canonica G, Church M K, Gimenez-Arnau A, et al: EAACI/GA(2) LEN/EDF/WAO guideline: definition, classification and diagnosis of urticaria. Allergy 2009;64:1417 - 1426.

[75] Pite H, Wedi B, Borrego L M, Kapp A, Raap U: Management of childhood urticaria: current knowledge and practical reco mmendations. Acta Derm Venereol 2013;93:500 - 508.

[76] Sackesen C, Sekerel B E, Orhan F, Kocabas C N, Tuncer A, Adalioglu G: The etiology of different forms of urticaria in childhood. Pediatr Dermatol 2004;21:102 - 108.

[77] Choi S H, Baek H S: Approaches to the diagnosis and management of chronic urticaria in children. Korean J Pediatr 2015;58:159 - 164.

[78] Paller A S, Mancini A J: Hypersensitivity syndromes; in Paller AS, Mancini AJ(eds): Hurwitz Clinical Pediatric Dermatology: A Textbook of Skin Disorders of Childhood and Adolescence. Amsterdam, Elsevier, 2016, p 468.

[79] Poddighe D, De Amici M, Marseglia GL: Spontan eous(autoi mmune?) chronic urticaria in children: current evidences, diagnostic pitfalls and therapeutical managemen. Recent Pat Infla mm Allergy Drug Discov 2016, Epub ahead of print.

[80] Soltani-Arabshahi R, Vanderhooft S, Hansen C D: Intractable localized pruritus as the sole manifestation of intramedullary tumor in a child: case report and review of the literature. JAMA Dermatol 2013;149: 446 - 449.

[81] Brenaut E, Nizery-Guermeur C, AudebertBellange S, Ferkal S, Wolkenstein P, Misery L, Abasq-Thomas C: Clinical characteristics of pruritus in neurofibromatosis 1. Acta Derm Venereol 2016;96: 398 - 399.

[82] National Institutes of Health Consensus Development Conference. Neurofibromatosis: conference statement. Arch Neurol 1988;45:575 - 578.

[83] Khosrotehrani K, Bastuji-Garin S, Riccardi V M, Birch P, Friedman J M, Wolkenstein P: Subcutan eous neurofibromas are associated with mortality in neurofibromatosis 1: a cohort study of 703 patients. Am J Med Genet A 2005; 132A:49 - 53.

[84] Weisshaar E, Diepgen T L, Luger T A, Seeliger S, Witteler R, Ständer S: Pruritus in pregnancy and childhood-do we really consider all relevant differential diagnoses? Eur J Dermatol 2005;15:320 - 323.

[85] Eichenfield L F, Tom W L, Berger T G, Krol A, Paller A S, Schwarzenberger K, Bergman J N, Chamlin S L, Cohen D E, Cooper K D, Cordoro K M, Davis D M, Feldman S R, Hanifin J M, Margolis D J, Silverman R A, Simpson E L, Williams H C, Elmets C A, Block J, Harrod C G, Smith Begolka W, Sidbury R: Guidelines of care for the management of atopic dermatitis: sec tion 2. Management and treatment of atopic dermatitis with topical therapies. J Am Acad Dermatol 2014;71:116 - 132.

[86] Del Cuvillo A, Sastre J, Montoro J, Jáuregui I, Ferrer M, Dávila I, Bartra J, Mullol J, Valero A: Use of antihistamines in pediatrics. J Investig Allergol Clin I mmunol 2007;17(suppl 2):28 - 40.

[87] Fitzsimons R, van der Poel L A, Thornhill W, du Toit G, Shah N, Brough H A: Antihistamine use in children. Arch Dis Child Educ Pract Ed 2015;100:122 - 131.

# 第26章　老年性瘙痒的治疗与管理

Tabi Anika Leslie

Department of Dermatology, Royal Free Hospital, London, UK

**摘要**　瘙痒是65岁以上老年人的常见症状,通常表现为持续6周以上的慢性瘙痒。瘙痒对各个年龄层的人都有着显著的影响,瘙痒对老年人的影响更为显著。瘙痒会影响人们的一般健康状态和生活质量,比如影响日常活动和导致睡眠不足,某些情况下也会导致抑郁或焦虑。引起老年人慢性瘙痒的原因常常是复杂多样的:有可能是因为皮肤老化导致的生理上的变化,例如皮肤屏障功能受损;也有可能是随年龄增长,免疫功能(免疫衰老)、神经系统功能和心理功能的下降所导致。老年皮肤慢性瘙痒的常见原因包括干皮症(干性皮肤)、皮肤病(湿疹、银屑病、扁平苔藓)、系统性疾病(肾、肝、内分泌),神经退行性疾病和心理疾病。老年人多存在并发症,导致需要多种药物治疗,这种治疗方式增加了药物副作用的潜在风险,可导致老年患者出现瘙痒症状或瘙痒加剧。因此对于老年皮肤瘙痒治疗非常重要一点就是必须获得详细的病史,包括曾使用的药物、彻底的临床检查及随后必要的随访。老年慢性瘙痒的治疗策略包含局部给药以及全身性给药治疗。局部给药治疗,采用润肤剂及其他缓解瘙痒症状的药物。全身治疗则针对可能的皮肤或全身性疾病的病因进行给药。然而,老年人瘙痒的病因常常无法找到,只能通过一些全身治疗药物对瘙痒的症状进行控制,这些药物包括抗组胺药、加巴喷丁和选择性抗抑郁药。老年皮肤瘙痒的治疗是一项挑战,需要采取针对每一个个体制定整套治疗方案去缓解他们的慢性瘙痒。

## 引言

　　由于病因复杂,在临床上治疗老年瘙痒需要综合考虑各方面的因素。老年瘙痒的治疗是老龄化进程当中重要的组成部分。本章将回顾和总结65岁以上的老年人皮肤瘙痒的治疗策略。在本书的其他章节已经详细地讨论了其他特定条件下引起瘙痒的病理生理学机制以及治疗方法,本章将不再过多论述。对于老年人群而言,瘙痒的治疗应针对瘙痒产生的皮肤和中枢机制,与其他年龄组别的人群一样,目前并没有治疗老年瘙痒的标准或常规的治疗指南[1]。瘙痒的治疗必须针对个人情况及已知的瘙痒病因量身定制,无论是皮肤病性质的瘙痒、系统疾病瘙痒、神经病理性瘙痒还是心因性瘙痒。我们一般将持续发作时间超过6周的瘙痒定义为慢性瘙痒症,它是老年人的常见症状之一[2]。在65岁以上的人群中,慢性瘙痒的患病率估计约为12%,而在85岁以上的患者中约为20%[3]。皮肤干燥症是一种不舒服且时常令人感到痛苦的疾病,在老年人中很常见,其症状包括皮肤瘙痒、皮肤干燥和皮肤鳞屑,并伴随有皮肤皲裂[4]。因为人体表皮水屏障的功能和修复率会随着年龄的增长而下降,所以超过50%的65岁及以上的老人常常受到皮肤干燥的影响[5]。

　　瘙痒通常是一种使人每况愈下的症状,它会对人的生活质量造成重大影响,影响人们的日常活动和睡眠,尤其是老年人。老年人慢性瘙痒的病理生理机制可能是多因素、复杂的,因为人体的皮肤会随着年龄的增长而出现包括屏障功能受损、免疫衰退(免疫衰老)和神经退行性改变的生理变化[6]。老年人瘙痒的另一个常见原因是有皮肤疾病,例如湿疹、银屑病、扁平苔藓、荨麻疹和大疱性类天疱疮。还有系统性疾病也是老年人瘙痒的原因之一,例如肾、肝和内分泌疾病以及神经和心理障碍[7-9]。老年瘙痒患者通常有并发症,这可能需要多种药物共同治疗[10]。不同药物的代谢和药代动力学对老年人可能会造成影响,导致对老年人的副作用增加,最后会引起瘙痒或加剧瘙痒。对于特定的老年人群,噻嗪类(氢氯噻嗪)和钙通道阻滞剂会导致瘙痒[11]。在老年人当中,瘙痒的频繁发作可能不伴有皮疹或明确的病因,因此需要局部和全身疗法来缓解症状。

# 1 瘙痒的治疗

## 1.1 老年瘙痒的一般治疗方法

治疗瘙痒的一般原则在本书 Misery 负责的第 7 章节中有讨论,但是对于老年人瘙痒需要一些特别的考虑。对于老年瘙痒的治疗,比较重要的是获得详细的病史包括药物史,同时进行详细的临床检查。0 临床医生需要进行有针对性的检查(表 26.1),应该明确老年瘙痒的病因,是皮肤源性的还是系统性疾病造成的(表 26.2),并根据病因进行相应的治疗,同时密切警惕神经病理性瘙痒和心因性瘙痒也是老年人常见的瘙痒[9]。如果早期已经发现瘙痒的一个潜在原因,我们还是应该对该患者进行全面评估,因为老年人瘙痒的病因通常是多因素的。了解病因后,针对性的局部治疗(表 26.3)和全身治疗(表 26.4)可直接缓解瘙痒症状。慢性瘙痒患者也会患有相关的皮肤疾病,通常在老年人群中更普遍,例如皮肤干燥和皮炎,尤其是患有痴呆和其他神经系统疾病的老年患者。在养老院养护的老年人常常容易患上疥疮,手指腹部、手腕、生殖器和足底常会出现瘙痒和皮肤损伤[12]。引起老年瘙痒的系统性疾病通常包括慢性肾脏、肝脏和内分泌疾病(如甲状腺疾病),铁和维生素缺乏症也是导致老年瘙痒的常见原因。老年患者常用的药物也可能导致瘙痒症,包括非甾体消炎药、可待因产品(阿片类镇痛药)以及抗高血压药。另外,我们还要面对老年人接受多种药物治疗的特殊挑战,因为不同药物诱发瘙痒的病理生理机制可能是多因素的,在临床上表现差异也很大[13]。药物引起的老年瘙痒可能会在药物使用的第一剂或是在特殊治疗后多年发生。如果瘙痒症是药物诱发的,即使停止使用可疑药物,瘙痒症状仍可能持续存在[14]。我们应该对所有老年瘙痒患者使用过的药物治疗方案进行审查。老年人出现慢性皮肤瘙痒也有可能是恶性肿瘤的征兆,比如骨髓增生异常疾病,这可能还需要进一步研究。对于超过了 6 个月的老年皮肤瘙痒患者应该进行与瘙痒相关癌症的检查和筛查。癌症患者出现慢性瘙痒症状有多种诱因,包括皮肤干燥和心因性因素,以及原发疾病的影响。因此,针对这种类型的慢性瘙痒可能需要联合局部和全身性药物(如选择性 5-羟色胺再摄取抑制剂等)进行对症治疗[15]。对于老年瘙痒症的治疗,老年人明显的局限性意味着,一旦决定治疗策略,必须认真规划和推进治疗的实施。在进行治疗的时候,充分考虑多种药物作用以及药物和药物之间相互作用对治疗的影响是非常重要的一点。此外,同时治疗用药还要考虑老年人因年龄大、手脚不灵活可能面临的行动不便。例如,沐浴油和浸泡剂可能会增加跌倒的风险,或者药物可能难以应用于身体某些区域等。润肤剂的应用对于某些老年患者就比较困难,尤其是患有关节炎的老年人。他们可能需要护理人员或伴侣子女的帮助,或者使用设备(如奶油器或棍棒),来帮助滋润难以触及的身体部位。此外,药品的包装也应易于打开,药物也要方便取得。另外,可能还会出现的问题是,当老年人的认知功能有障碍时,会影响 33 老年人按时服药以及配合完成治疗方案。在这些情况下,护理人员就必须要了解治疗的计划。一般情况下,老年人会根深蒂固地认为肥皂可以帮助清洁他们的身体,要求他们放弃这种观念是很困难的,如果不使用肥皂,他们会认为不干净。所以护理人员或者医护人员要理解他们的想法,耐心说服他们,并强调润肤剂也会在不干燥的情况下清洁皮肤。如果老年人对细菌残留在皮肤上有焦虑,就用含抗菌药物氯己定的润肤剂替代肥皂或沐浴露。对患者进行教育具有重要意义,研究发现对其他年龄层的人群进行瘙痒治疗相关知识的教育能显著降低痒觉以及抓挠的频率和强度[16]。老人和他们的护理人员应该被教会并知晓瘙痒—抓挠是一个恶性的循环,同时知道如何用简单的措施打断抓挠,例如保持指甲短、穿着宽松的衣服等。

**表 26.1　瘙痒的常见病因调查[39]**

**病史**

建立瘙痒或皮疹病史,确定相关的全身性疾病,既往病史包括精神疾病、吸毒史、过敏史、家族史;不伴有皮疹的瘙痒

**检查**

皮肤疾病或是系统性疾病的信号应该能通过相关检查找到证据支持:检查所有区域,包括手指网(疥疮)、头皮(虱子/真菌感染)和黏膜;寻找荨麻疹的证据(有病),症状性皮肤病,胆碱能性荨麻疹(可诱发小丘疹)和感冒性荨麻疹(冰块试验),建议根据病史进行测试

**基础检查**

全血细胞计数、红细胞沉降率、铁、血清铁蛋白、肾功能、肝功能、甲状腺功能、血糖、胸部 X 光片

**适当的其他检查**

钙、血清电泳和尿液检测、大便卵、囊肿和寄生虫、HIV 检测、乙型肝炎、丙型肝炎、癌症筛查、血清 C 反应蛋白、自身抗体、抗核因子

**诊断调查**

皮肤活检,组织病理学并考虑直接免疫荧光染色

**问卷评估**

视觉模拟评分量表,生活质量测量

**表 26.2　瘙痒症的分类和常见原因[39]**

**皮肤**

大多数炎症性皮肤病

　特应性皮炎、单纯性苔藓、扁平苔藓、荨麻疹、药物过敏、疥疮、皮肤干燥症、真菌病

系统性

肝脏
    原发性胆汁性肝硬化、胆道梗阻、孕期胆汁淤积、乙型和丙型肝炎
肾脏
    慢性肾功能衰竭、透析
内分泌
    甲状腺功能减退
恶性肿瘤
    淋巴瘤、骨髓瘤、中枢神经系统肿瘤
血液学
    真性红细胞增多症、副蛋白血症、铁不足

神经病学

多发性硬化症、肱桡瘙痒、感觉异常性背痛、疱疹后神经痛

心因/心身

恐惧症

混合的

多种疾病共存

其他

来源不明的瘙痒

**表 26.3　瘙痒症的常见局部治疗[1]**

| 药物 | 适应证 | 主要不良反应 |
| --- | --- | --- |
| 冷却剂:薄荷醇、樟脑、苯酚 | 大部分瘙痒的情况 | 皮肤刺激 |
| 辣椒素 0.025%~0.1% | 神经性瘙痒<br>结节性瘙痒病<br>水源性瘙痒症<br>尿毒症瘙痒症 | 最初有灼烧感 |
| 麻醉药 | 神经源性瘙痒 | 麻木 |
| 钙调神经磷酸酶抑制剂 | 湿疹(各种类型)和肛门生殖器瘙痒 | 短暂的灼烧感 |
| N-棕榈酰乙醇胺 | 特应性皮炎、皮肤干燥 | 皮肤刺激 |
| 多虑平 | 特应性皮炎<br>局部瘙痒 | 25%的患者嗜睡,过敏性接触性皮炎 |
| 阿司匹林和水杨酸盐 | 慢性单纯苔藓 | 短暂灼烧感 |

    由于皮肤干燥是老年人瘙痒的最常见原因,因此重要的一点就是教育患者如何有效地治疗并预防皮肤干燥这种状况。防止皮肤干燥主要有两点:治愈角质层内已经存在的损伤并防止皮肤屏障进一步退化[11]。患者应该用温水洗澡,使用无刺激性的清洁剂,避免使用

高 pH 的肥皂或含有酒精的肥皂。相反,建议患者使用 pH 为酸性的洗浴产品。洗澡后皮肤应轻轻擦干,然后立即大量涂抹保湿霜,以便最大限度地提高其屏障功能。患者应该避免让自己处于温度和湿度波动很大的环境中,因此,生活在有空调和除湿装置的环境中可能会有所帮助。如果皮肤干燥症比较严重或是继发于系统疾病(HIV、甲状腺疾病、糖尿病),就需要进行全身性给药治疗[4]。如果老年患者是因为药物导致的皮肤干燥,那么停药可能不一定管用,除非这个药物导致的皮肤干燥是非常严重的[8]。如果难治性的瘙痒是因皮肤干燥症或其他炎症性皮肤病引起的,那么可以通过"浸泡和涂抹"等补水手段来减轻瘙痒[17]。患者可以在沐浴 10～20 分钟后涂抹保湿霜,然后用厨房保鲜膜遮盖皮肤。另外,特别是行动不便的患者可能会更喜欢使用湿敷方法,沐浴和保湿后穿着湿的衣服,再穿干衣服遮盖[2]。

对于治疗慢性瘙痒,单一的止痒药物并不会有长时间的止痒效果,特别是老年患者,每个人的病情不同,应针对每个人制定个性化治疗方案[7]。无论是皮肤病性质的瘙痒还是系统性疾病瘙痒,它们的治疗都必须根据个体的病因进行调整和设计。瘙痒的局部和全身性治疗策略,在 Metz 和 Staubach 的撰写第 8 章节和 Pongcharoen 和 Fleischer 撰写第 9 章节中有详细的讨论。本章主要讨论针对老年人用药的相关问题。

### 1.2 局部给药治疗老年瘙痒

如果老年人的瘙痒是单纯性,没有其他慢性疾病,那么润肤剂止痒可能是有效的。对于干皮症,包括润肤剂在内的局部治疗药物(表 26.3)是首选的治疗方案,因为它们有助于防止经皮的水分流失和改善皮肤屏障功能[1]。患者在选用洗护用品时应选用低 pH 的保湿剂和清洁剂,避免选用碱性肥皂,这样可以减少致痒的丝氨酸蛋白酶在皮肤表面的分泌[18]。对于干皮症的治疗,保湿剂应每天使用 1～3 次,并在沐浴后立即使用,可以保持皮肤持续的湿润[19]。局部应用胶体燕麦片可有效减轻瘙痒感觉,因为燕麦含有抑制炎症细胞因子释放的燕麦蒽酰胺[20]。用燕麦片洗澡也可能是治疗老年患者瘙痒的有效疗法[11]。还可以用凉爽剂如薄荷醇和水性乳膏缓解老年人的瘙痒,尤其在姑息治疗的时候,这种方法可以用来短时间缓解瘙痒,其效果可持续 70 分钟。炉甘石也可以用来止痒,它的成分里含有苯酚可以让皮肤冷却和麻醉。还可以推荐老年患者局部使用钙调神经磷酸酶抑制剂如吡美莫司和他克莫司,这些药物可以减轻炎症性皮肤病引起的瘙痒,在症状缓解后可以局部继续使用钙调神经磷酸酶抑制剂[8]。

对普通人群有效的一些其他止痒治疗很少适用于老年人,使用的时候必须小心谨慎。12％乳酸、氢氧化铵和 1％盐酸普莫卡因做成的制剂在临床中已被证明能有效保湿并减轻皮肤干燥引起的瘙痒[21],但如此高浓度的乳酸可能会刺激老年人的炎症皮肤,导致瘙痒症状恶化。因此这种药物在老年人中的使用还有待商榷。辣椒的主要成分辣椒素对慢性瘙痒也有局部止痒作用[22]。尽管初始使用辣椒素会在应用部位产生持续 2 周的灼烧感,并可能会降低依从性,但是神经性瘙痒的老年患者仍然觉得辣椒素可帮助他们止痒[23]。局部外用皮质类固醇也可以控制炎症性瘙痒,但由于存在副作用,因此应该严格控制治疗时间,切不可延长给药时间[23]。如果长期局部使用皮质类固醇,老年患者的皮肤特别容易变薄,长期使用的话要密切监控用药情况[11]。5％多虑平乳膏是一种局部外用抗组胺药,不建议老年人使用这种药物,因为这种药物在使用时会增加致敏风险,同时伴有灼热和刺痛感,通过皮肤吸收后还会引起嗜睡[1,23]。

### 1.3　全身性药物(口服)治疗老年瘙痒

第二代非镇静抗组胺药如非索非那定、西替利嗪和氯雷他定可能对荨麻疹引起的瘙痒有效[24]。虽然第一代镇静抗组胺药如羟嗪会加重老年人的睡意,但是它对影响睡眠的夜间瘙痒有效[25]。多虑平是一种具有 $H_1$ 和 $H_2$ 拮抗剂效应的三环类抗抑郁药,口服多虑平具有止痒作用,而且一般情况下,它的耐受性也很好。然而,多虑平具有抗胆碱能的副作用,抗胆碱能副作用包括意识模糊、口干和便秘,这些副作用在老年人身上更明显,而且还会增加低血压和低钠血症等发病的风险,因此对于老年人必须谨慎使用多虑平[2,26]。非肥大细胞介导的瘙痒症不推荐使用抗组胺药[9,24],但可以用它们的镇静特性来帮助打破瘙痒—抓挠恶性循环。尽量避免给老年患者长期使用皮质类固醇类药物系统性治疗,因为这特别容易引起药物并发症和破坏免疫监控系统,且会导致包括头痛、胃肠道问题和神经病变等潜在副作用,并且还存在感染、恶性肿瘤和带状疱疹再次被激活的风险[8]。

加巴喷丁和普瑞巴林是抗癫痫药物,可用来治疗神经性疾病,包括神经性瘙痒或疼痛[27]。尽管这些药物具有相当好的耐受性,但是存在剂量依赖性副作用,这可能对老年人有伤害,例如头晕、视力模糊和镇静[8,27]。因此,在给予加巴喷丁治疗的时候,应该根据老年患者虚弱程度,一开始以 100～300 毫克为宜,剂量逐渐增加,有些个体可能会增量到 1 800 毫克,这样的做法才是比较明智的[28]。同样的,普瑞巴林的停药要逐渐减量,这样可以避免戒断症状的出现[11]。

米氮平是一种选择性去甲肾上腺素再摄取抑制剂,可有效减轻白血病、淋巴瘤、胆汁淤积、慢性肾病和特定性皮炎等疾病引起的夜间瘙痒[29]。每日固定一次服用15毫克低剂量的米氮平能提高老年患者的依从性。帕罗西汀和氟伏沙明是选择性5-羟色胺再摄取抑制剂,尽管帕罗西汀具有某些副作用,如失眠和性功能障碍,但是帕罗西汀和氟伏沙明已被用于改善特应性皮炎、全身性淋巴瘤和实体癌相关疾病引起的瘙痒[30],不过老年人服用此药的副作用更大[31]。舍曲林作为治疗胆汁淤积症的有效药物可能比较适用于老年人,且具有良好的耐受性。阿米替林和多虑平适合用来治疗神经性和心因性瘙痒[1]。但是,阿米替林具有抗胆碱能副作用,这提示给予老年人群的阿米替林剂量应该从低水平开始并逐渐减少[9,11,28]。

阿片 $\mu$ 受体拮抗剂和阿片 $\kappa$ 受体激动剂也可以减轻瘙痒[32-33]。阿片受体药物存在潜在不良反应,如恶心、头晕和眩晕等,特别是阿片 $\mu$ 受体拮抗剂可能与肝毒性、腹泻和镇痛逆转相关[11]。因此,治疗老年人的瘙痒,阿片受体药物应该从较低的初始剂量开始,谨慎实施。布托啡诺是一种阿片 $\kappa$ 受体激动剂/弱 $\mu$ 受体拮抗剂,属于抗偏头痛药物。研究报道,通过鼻内给药(初始剂量为 1 毫克/天),布托啡诺对不同类型的难治性夜间瘙痒均有效[1,34]。对于老年人群而言,布托啡诺可能是一种不错的治疗选择,其副作用的危害比阿片 $\mu$ 受体拮抗剂更少,也易于使用。沙利度胺是一种免疫调节剂和神经调节剂,已经明确具有止痒作用,当老年患者使用其他药物瘙痒症状不能缓解的时候,可以考虑作为老年患者的替代药物,或与其他治疗如光疗联合使用[35]。

### 1.4　物理疗法治疗老年瘙痒

包括窄频 TL01 UVB 光疗法在内的各种物理疗法已经在 Chan 和 Murrell 撰写的第 10 章中充分讨论了。目前,已知这种治疗方式可以有效治疗不同类型的慢性瘙痒症,对老年人而言,这种方法具有避免药物不良反应的优势[9,36]。由于老年人常常要面对多种药物进行治疗,因此光疗法是一种特别有吸引力的选择,它可避免进一步的全身性用药。一般对老年人采用光疗治疗瘙痒是安全有效的,但是在治疗过程中必须小心谨慎,尤其老年人在服用多种药物的情况下,采用光疗可能会导致持续更长时间的光敏性和光毒性以及更多的严重红斑[9,11,37]。如果正在服用光敏药物,那么在治疗开始前检查最小红斑剂量是很重要的[38]。虽然光疗法与其他疗法相比,能够解决因老年人的身体和认知导致的依从性差的问题,但在治疗中仍要求老年患者能够参加常规治疗、遵循操作指示,例如在光疗室里站立几分钟。如果站立困难,就可以使用日光浴床进行紫外线治疗。

其他类型的治疗方法例如针灸可能对老年人某些类型的慢性瘙痒也具有止痒作用。研究表明针灸有助于治疗慢性肾病相关的瘙痒。虽然没有强有力的证据证明针灸这种治疗方式的有效性,但是在一线治疗药物对老年患者无效的情况下,针灸作为一种无副作用的治疗方法提供给老年患者也是合理的[39]。

表 26.4 目前瘙痒症的全身性治疗[1]

| 药物分类 | 药物和剂量 | 主要适应证 | 主要副作用 |
|---|---|---|---|
| 抗组胺 | 第一代由于其镇静作用通常只在晚间使用<br>羟嗪<br>成人:30~100 毫克/天,3 次/天<br>苯海拉明<br>成人:25~50 毫克/次,2 次/天<br>马来酸氯苯那敏<br>成人:4 毫克/次,3 次/天 | 夜间瘙痒 | 镇静剂 |
| | 第二代<br>氯雷他定<br>成人和≥12 岁的未成年人:10 毫克/次,1 次/天<br>西替利嗪<br>成人和≥6 岁的未成年人:10 毫克/次,1 次/天或 5 毫克/次,2 次/天<br>肾或肝功能不全:剂量减半<br>非索非那定<br>成人和≥12 岁的未成年人:60 毫克/次,2 次/天或 180 毫克/次,1 次/天<br>肾功能不全:考虑 60 毫克/次,1 次/天 | 荨麻疹、肥大细胞增多症、昆虫叮咬反应 | 不常见:嗜睡、口干 |
| 抗惊厥 | 加巴喷丁<br>300~3 600 毫克/天,3 次/天<br>肾功能不全者减少剂量<br>透析患者,每次透析后 100~300 毫克<br>普瑞巴林<br>150~450 毫克/天,2~3 次/天<br>肾功能不全者减少剂量 | 神经性瘙痒<br>尿毒症瘙痒症<br>结节性瘙痒病<br>烧伤后瘙痒 | 嗜睡<br>腿肿胀<br>视野模糊<br>便秘<br>共济失调 |
| 阿片 $\mu$ 类受体拮抗剂 | 纳曲酮<br>25~50 毫克,早上给药 | 与胆汁淤积相关的瘙痒、特应性皮炎、慢性荨麻疹 | 恶心和呕吐<br>失眠<br>阿片类药物逆转止痛药<br>肝毒性很少 |

续表

| 药物分类 | 药物和剂量 | 主要适应证 | 主要副作用 |
|---|---|---|---|
| 阿片 κ 类受体激动剂 | 布托啡诺<br>　鼻内给药 1～4 毫克,晚上给药<br><br>纳氟拉芬<br>　2.5～5 微克,早上给药 | 尿毒症瘙痒 | 嗜睡<br>恶心<br>呕吐<br>失眠 |
| 抗抑郁药 | 米氮平<br>　初始剂量 7.5～15 毫克,早上给药;最大剂量 45 毫克,早上给药 | 恶性肿瘤相关性瘙痒<br>特应性皮炎引起的夜间瘙痒 | 嗜睡<br>体重增加 |
| | SSRIs[①]<br>　帕罗西汀<br>　　10～40 毫克/次,1 次/天<br>　舍曲林<br>　　75～100 毫克/次,1 次/天<br>　氟伏沙明<br>　　25 毫克,持续 3 天,然后 50～150 毫克/天 | 考虑与抑郁和/或焦虑相关的瘙痒,与血液学恶性肿瘤和实体瘤相关的瘙痒(帕罗西汀),胆汁淤积性瘙痒(舍曲林) | 睡意<br>失眠<br>性功能障碍 |
| | 三环类抗抑郁药<br>　多虑平 10～100 毫克,早上给药<br>　阿米替林 25～75 毫克,早上给药 | 慢性特发性荨麻疹(多虑平)<br>神经性瘙痒(阿米替林) | 抗胆碱作用:<br>嗜睡<br>眼睛和嘴巴干燥<br>视野模糊<br>尿潴留<br>心血管作用:<br>立位<br>低血压<br>传导性<br>骚动 |
| 沙利度胺 | 100～200 毫克/次,1 次/天 | 结节性瘙痒症<br>尿毒症瘙痒<br>光化性瘙痒症 | 致畸性<br>周围神经病变<br>嗜睡 |
| 神经激肽 - 1 受体拮抗剂 | 阿瑞匹坦 80 毫克/次,1 次/天 | 与血液恶性肿瘤、实体瘤、生物抗癌药、结节性瘙痒病有关的瘙痒 | 恶心<br>眩晕 |
| 光疗 | UVB,宽频和窄频 UVA<br>合并 UVA 和 UVB<br>PUVA,口服和局部 | 特应性皮炎<br>银屑病<br>尿毒症瘙痒<br>胆汁淤积性瘙痒 | 晒黑<br>瘙痒增加<br>皮肤恶性肿瘤 |

注:①SSRIs＝选择性 5 -羟色胺再摄取抑制剂家族。

# 2 结论

老年患者瘙痒的治疗仍然面临挑战。医生都应根据每个患者详细的病史,包括在老年人群中很常见的并发症及用药史等来制定整体的治疗方案。对患者进行彻底的临床检查和评估将有助于指导临床医生对瘙痒症开展必需的调查。对于老年患者瘙痒症的治疗,应考虑与皮肤老化有关的一些变化,包括屏障皮肤功能的变化、免疫系统(免疫衰老)及神经和心理衰退等。无论是皮肤源性瘙痒,还是系统性疾病造成的瘙痒,都应该通过给予局部外用药物以及全身性药物进行针对性的治疗,来缓解老年患者的瘙痒症状。对于老年患者瘙痒症的治疗需要有针对性的个性化护理方案,单一的治疗干预措施并不可行。

(杨妞妞 译,伍冠一 校)

**参考文献**

[1] Leslie T A, Greaves M W, Yosipovitch G:Current topical and systemic therapies for itch. Handb Exp Pharmacol 2015; 226:337 - 356.

[2] Berger T G, Shive M, Harper G M:Pruritus in the older patient:a clinical review. JAMA 2013;310: 2443 - 2450.

[3] Yalcin B, Tamer E, Toy G G, Oztas P, Hayran M, Alli N:The prevalence of skin diseases in the elderly:analysis of 4099 geriatric patients. Int J Dermatol 2006;45:672 - 676.

[4] Norman R A:Xerosis and pruritus in the elderly:recognition and management. Dermatol Ther 2003;16: 254 - 259.

[5] Paul C, Maumus-Robert S, MazereeuwHautier J, Guyen C N, Saudez X, Schmitt A M:Prevalence and risk factors for xerosis in the elderly:a cross-sec tional epidemiological study in primary care. Dermatology 2011;223:260 - 265.

[6] Berger T G, Steinhoff M:Pruritus in elderly patients-eruptions of senescence. Semin Cutan Med Surg 2011;30:113 - 117.

[7] Leslie T A:Itch. Medicine 2013;41:367 - 371.

[8] Garibyan L, Chiou A S, Elmariah S B:Advanced aging skin and itch:addressin g an unmet need. Dermatol Ther 2013; 26:92 - 103.

[9] Patel T, Yosipovitch G:The management of chronic pruritus in the elderly. Skin Therapy Lett 2010;15: 5 - 9.

[10] Farage M A, Miller K W, Berardesca E, Maibach H I:Clinical implications of aging skin:cutan eous disorders in the elderly. Am J Clin Dermatol 2009;10:73 - 86.

[11] Valdes-Rodriguez R, Stull C, Yosipovitch G:Chronic pruritus in the elderly:pathophysiology, diagnosis and management. Drugs Aging 2015;32:201 - 215.

[12] Suwandhi P, Dharmarajan T S:Scabies in the nursin g home. Curr Infect Dis Rep 2015;17:453.

[13] Reich A, Stan der S, Szepietowski J C:Drug-induced pruritus:a review. Acta Derm Venereol 2009;89: 236 - 244.

[14] Joly P, Benoit-Corven C, Baricault S, et al:Chronic eczematous eruptions of the elderly are associated with chronic exposure to calcium channel blockers:results from a case-control study. J Invest Dermatol 2007;127:2766 - 2771.

[15] Weisshaar E:Intractable chronic pruritus in a 67 - year-old man. Acta Derm Venereol 2008;88:488 - 490.

[16] van Os-Medendorp H, Ros W J, Eland-de Kok P C, et al:Effectiveness of the nursin g progra mme 'Coping with Itch':a randomized controlled study in adults with chronic pruritic skin disease. Br J

Dermatol 2007;156:1235 - 1244.

[17] Gutman A B, Kligman A M, Sciacca J, James W D:Soak and smear:a stan dard technique revisited. Arch Dermatol 2005;141:1556 - 1559.

[18] Steinhoff M, Neisius U, Ikoma A, et al:Proteinase-activated receptor - 2 mediates itch:a novel pathway for pruritus in human skin. J Neurosci 2003;23:6176 - 6180.

[19] Elmariah S B, Lerner E A:Topical therapies for pruritus. Semin Cutan Med Surg 2011;30:118 - 126.

[20] Sur R, Nigam A, Grote D, Liebel F, Southall M D:Avenanthramides, polyphenols from oats, exhibit anti-infla mmatory and anti-itch activity. Arch Dermatol Res 2008;300:569 - 574.

[21] Grove G, Zerweck C:An evaluation of the moisturizing and anti-itch effects of a lactic acid and pramoxine hydrochloride cream. Cutis 2004;73:135 - 139.

[22] Boyd K, Shea S M, Patterson J W:The role of capsaicin in dermatology. Prog Drug Res 2014;68: 293 - 306.

[23] Weisshaar E, Szepietowski J C, Darsow U, et al:European guideline on chronic pruritus. Acta Derm Venereol 2012;92:563 - 581.

[24] O'Donoghue M, Tharp M D:Antihistamines and their role as antipruritics. Dermatol Ther 2005;18: 333 - 340.

[25] Patel T, Ishiuji Y, Yosipovitch G:Nocturnal itch:why do we itch at night? Acta Derm Venereologica 2007;87:295 - 298.

[26] Greaves M W:Itch in systemic disease:therapeutic options. Dermatol Ther 2005;18:323 - 327.

[27] Ehrchen J, Stan der S:Pregabalin in the treatment of chronic pruritus. J Am Acad Dermatol 2008; 58(2 suppl):S36 - S37.

[28] Yosipovitch G, Bernhard J D:Clinical practice. Chronic pruritus. N Engl J Med 2013;368:1625 - 1634.

[29] Hundley J L, Yosipovitch G:Mirtazapine for reducing nocturnal itch in patients with chronic pruritus: a pilot study. J Am Acad Dermatol 2004;50:889 - 891.

[30] Ständer S, Bockenholt B, SchurmeyerHorst F, et al:Treatment of chronic pruritus with the selective serotonin re-uptake inhibitors paroxetine and fluvoxamine:results of an open-labelled, two-arm proof-of-concept study. Acta Derm Venereol 2009;89:45 - 51.

[31] Gareri P, Castagna A, Francomano D, Cerminara G, De Fazio P:Erectile dysfunction in the elderly:an old widespread issue with novel treatment perspectives. Int J Endocrinol 2014;2014:878670.

[32] Phan N Q, Bernhard J D, Luger T A, Stan der S:Antipruritic treatment with systemic mu-opioid receptor antagonists:a review. J Am Acad Dermatol 2010;63:680 - 688.

[33] Phan N Q, Lotts T, Antal A, Bernhard J D, Stan der S:Systemic kappa opioid receptor agonists in the treatment of chronic pruritus:a literature review. Acta Derm Venereol 2012;92:555 - 560.

[34] Dawn A G, Yosipovitch G:Butorphanol for treatment of intractable pruritus. J Am Acad Dermatol 2006;54:527 - 531.

[35] Sharma D, Kwatra S G:Thalidomide for the treatment of chronic refractory pruritus. J Am Acad Dermatol 2016;74:363 - 369.

[36] Steinhoff M, Cevikbas F, Ikoma A, Berger T G:Pruritus:management alg orithms and experimental therapies. Semin Cutan Med Surg 2011;30:127 - 137.

[37] Gloor M, Scherotzke A:Age dependence of ultraviolet light-induced erythema following narrow-band UVB exposure. Photodermatol Photoi mmunol Photomed 2002;18:121 - 126.

[38] Powell J B, Gach J E:Phototherapy in the elderly. Clin Exp Dermatol 2015;40:605 - 610.

[39] Combs S A, Teixeira J P, Germain M J:Pruritus in kidney disease. Semin Nephrol 2015;35:383 - 391.

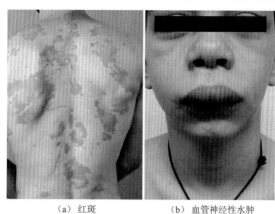

（a）红斑　　　　　　　　（b）血管神经性水肿

图 13.1　荨麻疹的临床诊治

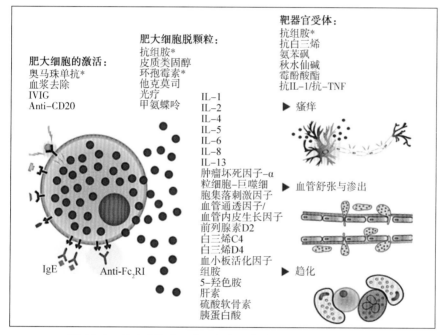

图 13.2　荨麻疹的病理生理学以及全身治疗药物作用的机制

IVIG＝静脉注射免疫球蛋白。＊标量作为药物治疗慢性荨麻疹的证据充分

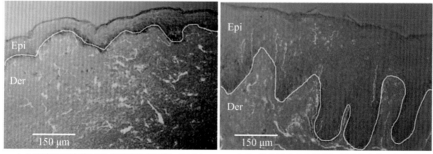

（a）蛋白基因产物9.5免疫反应神经纤维（绿色）　　　（b）特应性皮炎皮肤神经纤维密度高（绿色）
　　　主要分布于正常皮肤的表皮真皮边缘（白线）

图 14.1　正常皮肤以及特应性皮炎皮肤的神经纤维分布
（通过蛋白基因产物 9.5 抗体对正常皮肤以及特应性皮炎皮肤进行染色）

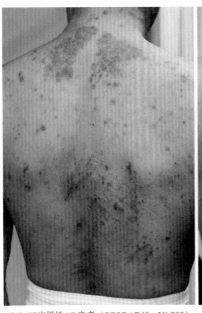
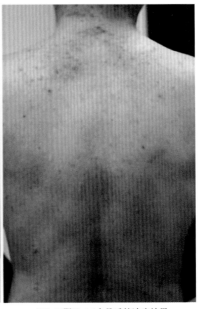
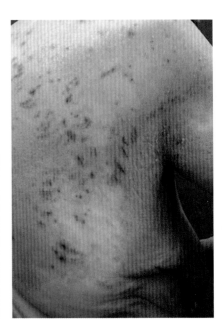

（a）35岁男性AD患者（SCORAD43，VAS80）

（b）口服CyA 1个月后的治疗效果
（每天3毫克/千克）CyA显著降低VAS评分
和改善SCORAD（SCORAD 18,VAS 15）

图 16.3 银屑病患者严重瘙痒引起的
大面积抓挠损伤

图 14.2 CyA 对 AD 患者的治疗效果

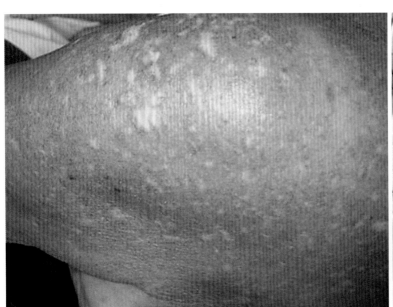
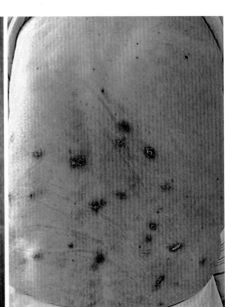

（a）血液透析患者肩膀上的深瘢痕

（b）腹膜透析患者背部结节性痒疹

图 20.1 尿毒症瘙痒患者皮肤变化

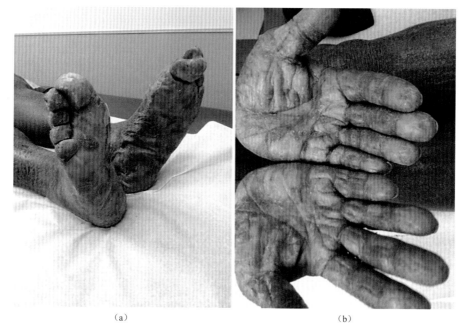

（a）　　　　　　　　　　　（b）

图 22.1　一位 71 岁老人腿上出现色素沉积的斑块,被诊断为蕈样真菌病,随后发展成为掌跖角化病。患者报告全身出现强烈瘙痒,这是蕈样真菌病继发产生的副肿瘤性瘙痒,通过全皮肤电子束放射治疗后病情获得好转

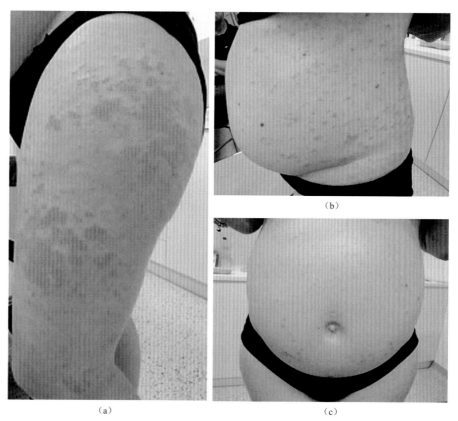

（a）　　　　　　　　　　　（c）

图 24.1　PEP 皮疹在脐带区域发病少

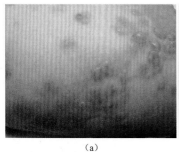
（a）

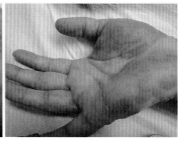
（b）

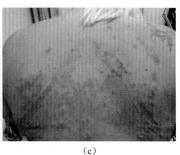
（c）

图 24.2　妊娠期天疱疮

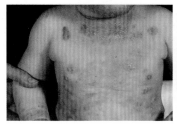

图 25.1　钱币样特应性皮炎,存在严重渗出

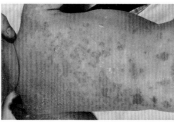

图 25.2　广泛性皮肤脱皮综合征

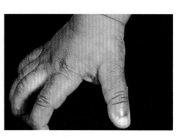

图 25.3　小儿肢端脓疱病伴多发脓疱

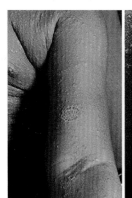

（a）最初出现的斑块

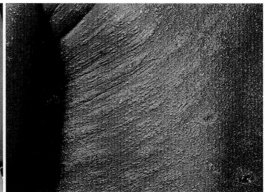
（b）沿皮肤皱纹（郎格氏）线的皮疹

图 25.4　玫瑰糠疹

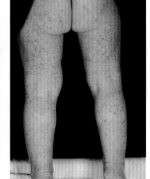
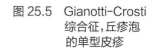

图 25.5　Gianotti-Crosti综合征,丘疹泡的单型皮疹

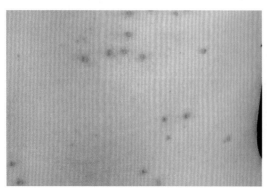

图 25.6　尾蚴性皮炎:多发侵入性丘疹水泡

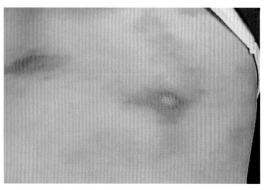

图 25.7　肥大细胞瘤:阳性毛囊角化